严重人格障碍的：治疗

攻击性的解决
与
爱的修复

（美）奥托·科恩伯格（Otto F. Kernberg）著

段锦矿 译

Treatment of Severe Personality Disorders

Resolution of Aggression
and
Recovery of Eroticism

化学工业出版社

·北京·

Treatment of Severe Personality Disorders: Resolution of Aggression and Recovery of Eroticism by Otto F. Kernberg.

ISBN 9781615371433

First Published in the United States by American Psychiatric Association Publishing, Washington, DC. Copyright © 2018 American Psychiatric Association. All rights reserved.

First Published in The People's Republic of China by Chemical Industry Press Co., Ltd. Chemical Industry Press Co., Ltd. is the exclusive publisher of Treatment of Severe Personality Disorders, First Edition, Copyright ©2018, authored by Otto F. Kernberg, M.D. in simplified character Chinese for distribution Worldwide.
Permission requests for use of any material in the translated work must be made to the American Psychiatric Association.

本书中文简体字版由The American Psychiatric Association授权化学工业出版社独家出版发行。

北京市版权局著作权合同登记号：01-2025-1818

图书在版编目(CIP)数据

严重人格障碍的治疗：攻击性的解决与爱的修复 / （美）奥托·科恩伯格（Otto F. Kernberg）著；段锦矿译. -- 北京：化学工业出版社，2025.7. -- ISBN 978-7-122-47932-7

Ⅰ. R749.910.5

中国国家版本馆CIP数据核字第2025CU0045号

责任编辑：赵玉欣 姚璇琛
责任校对：王 静
装帧设计：尹琳琳

出版发行：化学工业出版社
　　　　　（北京市东城区青年湖南街13号 邮政编码100011）
印 　装：中煤（北京）印务有限公司
787mm×1092mm　1/16　印张18$\frac{1}{2}$　字数246千字
2025年6月北京第1版第1次印刷

购书咨询：010-64518888
售后服务：010-64518899
网　 址：http://www.cip.com.cn
凡购买本书，如有缺损质量问题，本社销售中心负责调换。

定　　　价：128.00元　　　　　版权所有　违者必究

免责声明

译者前言

作为 Otto Kernberg 的受督者，我很荣幸能够翻译他的这本著作《严重人格障碍的治疗：攻击性的解决与爱的修复》。在多年来接受 Kernberg 督导的过程中，我逐渐体会到了他的理论在临床工作中的具体运用，特别是关于爱与性，在此希望和读者略作分享。

成熟爱情的要素

在督导涉及亲密关系的案例时，Kernberg 经常会直接问："你的来访者爱他（她）的伴侣吗？"这个问题不那么容易回答，因为爱作为一种感觉，其内涵非常复杂。例如，有的来访者会说"我们更像搭伙过日子的队友"，这可能提示咨询师注意其伴侣关系在性与激情层面上的困难。

在不同的著作中，Kernberg 反复对"成熟的爱与性"所包含的要素做了阐述。例如本书中写道，成熟的爱包括三个方面：（1）性自由，即能够体验适当的性愉悦；（2）深入的客体关系，包括热烈的爱的能力、对矛盾心理的容忍、对伴侣人格的兴趣、对对方享受日常生活的关心，以及对关系稳定的幸福感；（3）共同的价值体系。

在督导中，Kernberg 也谈到良好的爱情关系所包含的维度：

（1）伴侣双方应该一起享受性爱。这意味着伴侣双方都应该能够被对方性唤起，即双方都对性亲密感兴趣，能够进行各种性亲密的动作，包括达到高潮。

（2）享受在一起的日常生活。伴侣双方有喜欢一起做的事情、共同的外出活动等，在一定程度上对彼此的日常生活方式感到舒服，乐意将彼此的生活方式结合起来。

（3）相同的价值观和伦理观。它首先体现在对爱的感受上，即想给伴侣提供爱，为伴侣做好的事情。双方达成了一致，包括怎样生活在一起，如何与孩子相处，如何与自己的父母以及配偶的父母相处。这是爱情得以持久的一个重要因素。

（4）相同的理想，或互补的理想。这些理想可能是关于宗教、政治、体育、文化，或者任何他们感兴趣的。这并不意味着他们必须对同一件事感兴趣，但他们必须能够参与到对方的兴趣中，并与对方分享。双方可以容忍对方有不同的兴趣。你可以对爱你的人生气，对方也会生你的气，但同时你知道你们仍然爱着对方，这一点不受影响。

（5）共同拥有孩子的愿望。这是指伴侣双方希望创造一个新的家庭，希望有自己的孩子。新的家庭取代了自己的原生家庭，而不是必须遵循原生家庭。伴侣们不再是原生家庭的一员，而是建立了自己的家庭。

以上这些都是良好爱情关系的要求和期望。咨询师需要了解伴侣双方在这些方面是否感到快乐，这预示着未来他们的爱情关系会怎样。他们可能在某一个领域有问题，这并不意味着他们不能成为好伴侣。伴侣之间应该有足够的吸引力，这样即使他们在某一方面发生冲突，也不会威胁到整体的伴侣关系。

性自由

我想更详细地对性这一重要领域做阐述，因为即使在当今时代，性依然常常受到污名化。当人们谈论性时，它常常与肮脏和不忠挂钩，人们对性既感到好奇，又可能感到厌恶或羞耻。

性自由是指一个人不仅能够在普通性交中达到性唤起、性兴奋和性高潮，而且能够自由地尝试多形态的性活动，至少，这些动机和相应的活动可以在自由、强烈、激情和游戏性的性关系中得到表达。性自由是一种能力，它体现在伴侣关系中，并建立在对爱的感受上——这包括对伴侣人格的欣赏、对亲密关系的感激，以及对伴侣这个人及其身体的温柔表达和理想化。性自由还表现在性兴趣的强度、性交的频率、唤起 - 兴奋 - 高潮 - 放松循环的频繁程度，以及在亲密关系中完全摆脱羞耻感的能力。

有时候，我会困惑于 Kernberg 为何如此重视性领域。在他的督导中，即便是尚未进入亲密关系的青少年，他也会探讨他们是否有自慰、性幻想等。这本书给了我更多答案，例如书中写道：

"性狂喜代表了一种不同的体验状态，具有无限感、主体性和对普通限制和界限的超越，这与稳定的现实经验中的适应性界限形成鲜明对比……如果缺乏激情世界，会使生活沦为一种枯燥乏味和受限的现实功能主义，而完全沉浸于激情的主观世界则会导致自我毁灭，失去与现实的界限。"

我们看到，性不只是一种欲望的满足，它为人们提供了一个应对枯燥现实的空间。此外，性对于提升伴侣的亲密感具有重要作用，Kernberg 在伴侣案例的督导中提到"性是最方便和省钱的共享活动"，这句话虽然直接，但道理表达得却很到位。

亲密关系中的自恋病理

Kernberg 一直专注于研究自恋病理对亲密关系的影响，而在当今自恋文化盛行的时代，这个研究显得尤为重要。自恋问题首先伤害了伴侣之间的相互依赖，从而影响了关系的深入。书中写道：

"自恋者无法忍受自己依赖于所爱的客体，因为依赖意味着羞辱性的低人一等。他们的安全感和幸福感取决于能否通过贬低他人的价值或拥有的东西，来保持一种优越感，或避免对伴侣产生嫉羡。

同时，他们也无法让其他人依赖自己：如果伴侣依赖自己，便意味着伴侣是低人一等的，这会让他们感到失望；而且，自恋者还会认为这是对他们的剥削。实际上他们把自己的贪婪剥削倾向投射到伴侣身上，认为伴侣的依赖是对他们的危险限制和剥削。"

另外，对伴侣的贬低是关系中的一个毒瘤。由于自恋者爱的是一个理想化的客体形象，他们往往很快就对最初迷恋的伴侣感到不满意，健康的亲密关系往往能够经受这种理想化破灭的考验，但自恋者往往会揪住伴侣的弱点（可能是符合现实的或被放大的）进行贬低，并试图改变伴侣，让对方按照自己的期望行事。

这可能会形成"自恋 - 自恋"的关系组合，即双方会相互贬低，要知道每个人都有弱点，"相互揪小辫子"只会导致双方的冲突加剧。另一种可能是伴侣接收了自恋者的投射性认同，即真的觉得自己一无是处（细思极恐），这就是"自恋 - 受虐"的关系组合。

后者会造成一种极大的矛盾和悲哀，因为自恋者会一方面贬低伴侣，以此获得自恋满足；另一方面，被贬低的伴侣在自恋者眼中变得无价值，这导致他们无法感知和吸收伴侣的爱和关心（因为自恋者往往感觉这些爱和关心太普通），因此自恋者会感觉空虚、孤独和"没有人可以依靠"。

爱与性、爱与攻击是人类永恒的话题。由于篇幅有限，我只能在这里简单介绍，希望读者能通过阅读 Kernberg 的著作深入探索。

在此，我还要特别感谢化学工业出版社的赵玉欣编辑，她独具慧眼，这几年组织出版了几本 Kernberg 及移情焦点疗法的重要著作，为国内咨询领域的发展做出了重要贡献。

段锦矿

原著前言

本书概述了我最近在正常人格和人格障碍的结构、发展和功能的神经生物学和心理动力学决定因素方面所做的工作。它更新了康奈尔大学威尔医学院精神病学系人格障碍研究所的研究成果，这些研究成果来自我们对严重人格障碍的实证研究和临床调查，以及关于移情焦点治疗（transference-focused psychotherapy, TFP）有效性的相关经验，TFP 是我们研究所针对这些人格障碍开发的一种特定的心理动力学治疗方法。在本书中，我特别强调了精神分析衍生出的各种疗法所共有的一组基本技术，并阐明了各种心理动力学疗法的相应区别特征。本书的第一部分和第二部分介绍了这些内容。

本书的第三部分是我对严重自恋病理所做的最新述评，在第四部分中，我对情欲方面的病理和严重人格障碍病人爱情生活中的问题进行了综述。在最后一部分，即第五部分，我探讨了与应对这些病人所经历的生活任务挑战相关的一般生存议题、哀悼能力的影响，以及最后，我阐述了心理动力学治疗师培训中的一些基本前提，以帮助治疗师在这一领域开展具有挑战性的、复杂的心理治疗工作。

以下是本书各章节的背景概要。

本书第一部分"人格障碍"涉及人格障碍的概念。第 1 章探讨了当代的人格概念，这一概念既考虑到了人格功能的遗传和体质决定因素（表现为中枢神经系统组织的变化），也考虑到了心理内部发展（它是人格功能第二层次的结构决定因素）的衍生影响。简而言之，本章试图将遗传学和神经生物学的影响与心理动力和环境对人格组织和功能的影响结合起来。

第 2 章探讨了美国精神病学协会目前对人格障碍的分类。在此过程中，我论述了各种观点在相互对抗中产生的后果，包括 DSM-Ⅲ 和 DSM-Ⅳ 中的传统分类法的产生，以及在最新研究发现的影响下 DSM-5 所使用的新的分类方法。

后一种方法更公正地反映了我们目前对人格结构的理解，同时也说明了过去阻碍人格障碍分类的科学和政治因素之间的冲突。

第 3 章较为详细地说明了我们目前对神经生物学结构和神经递质的认识是如何与那些组织心理体验的心理动力学决定因素相结合的。在这一过程中，神经生物学特征和心理动力学特征（这些特征决定了心理组织）之间复杂的相互作用被清晰地呈现出来。

这三章共同阐述了我们对人格功能、人格与人格障碍之间的关系以及严重人格障碍的发展方面的最新认识。

本书第二部分"精神分析性心理治疗的连续谱"涉及心理动力学疗法以及该领域的当代发展和争议。

第 4 章介绍了 4 种基本的精神分析技术，它们是标准精神分析以及所有衍生的精神分析性疗法的共同基础，这些基本技术包括：诠释、移情分析、技术性中立和反移情运用。

第 5 章阐述了如何在严重人格障碍的 TFP 治疗中应用"诠释"这一关键技术，我通过一个临床案例证明，与以往的假设不同，严重人格障碍病人能够从"诠释"这一重要技术工具中获益。

第 6 章介绍了第 4 章所述的那些基本技术在心理动力学治疗中的不同程度的应用。从本质上讲，第 4 章和第 6 章的结合反映了精神分析和所有精神分析性心理治疗所共有的一套完整的心理治疗技术手段。

第 7 章简要介绍了人格障碍研究所（Personality Disorders Institute）开发的治疗严重人格障碍的特定心理动力学疗法 TFP，并根据最新的临床和研究成果对该疗法进行了更新。本章还介绍了 4 种基本的精神分析技术——诠释、移情分析、技术性中立和反移情运用，这四种技术是标准精神分析以及所有衍生的精神分析性心理治疗的共同基础。

第 8 章是本部分的最后一章，总结了当代支持性心理动力学疗法，从而完成了从精神分析到支持性疗法的整个连续谱。

本书第三部分"自恋病理"涉及严重的自恋病理、诊断、预后和治疗。第 9 章概述了自恋性人格障碍的临床综合征和相应的治疗方法。它反映了近年来临床和研究成果的快速发展，这些发现阐明了自恋性人格障碍在其特有的共同、特殊组织下所具有的不同严重程度和临床表现，以及这种复杂性所蕴含的不同预后标准和治疗技术。

第 10 章描述了在自恋病人的治疗互动中常见的言语沟通上的特殊扭曲。接受心理治疗的自恋病人在尝试进行自由联想时，往往会表现出这些扭曲。

第 11 章强调了反社会行为的鉴别诊断，这是制约自恋病人能否被治疗的最重要指标。本章还澄清了广义的自恋病理与特定的反社会人格障碍（病理性自恋的最严重形式）之间的关系，这个议题仍然存在争议。这种鉴别诊断对所有涉及自恋病理的心理健康工作者都具有重要的现实意义。

本书第四部分"移情中的情欲"涉及对性方面的病理的诊断和治疗，并探讨了严重人格障碍病人的情感生活的变迁。第 12 章探讨了对人格障碍病人在爱情生活和性生活方面的障碍的评估诊断过程，以及治疗师相应的移情发展。本章还探讨了不太严重的人格障碍病人在神经症性人格障碍层面上的典型的性方面的冲突。

第 13 章专门探讨了边缘人格组织病人治疗中的情欲移情和反移情议题。本章反映了我们对这些病人因严重的性抑制和对亲密关系的投入能力限制而产生的不同症状和人际关系问题的全面看法。简而言之，本章探讨了一个重要的、仍未被探索的人格障碍难题，以及相应治疗的技术方法。

本书第五部分"否认现实、哀悼与心理治疗师的培训"集中体现了我所关注的严重人格障碍引发的特殊难题。第 14 章重点讨论了严重人格障碍病人的一个重要生存议题——否认现实，对病人盲目的自毁行为保持临床警惕的重要性，以及澄清和处理病人否认现实所带来的后果的必要性。这个议题已经成为对这些病人进行长期心理治疗的一个主要挑战，而解决病人对现实的否认可能会开启重要的、新的生命体验和成功。

第 15 章是我对正常哀悼过程作为处理生活现实的一部分所产生的影响的思考，我强调的是这样一个事实，即哀悼过程构成了人格功能的一个永久方面，它不是严重客体丧失或必须面对死亡的暂时后果。本章还强调，哀悼是否认现实的一种对立面，是对情感生活的一种潜在的丰富。

第 16 章论述了理想的精神分析培训机构的概念，在这种机构中我们可以教授和发展心理动力学疗法，我以精神分析学院为例说明了这种机构的特点。我含蓄地批评了当今的精神分析教育，并描述了发展和教授心理动力疗法（这是精神分析机构的一项任务）的最佳方式。

总之，本书尝试对人格障碍知识、人格障碍的神经生物学和心理动力学决定因素，以及一种特定的心理动力学疗法（TFP）进行综合更新，以解决这些疾病的核心病理问题，即身份认同弥散综合征及其对病人的情感健康和与重要他人建立满意关系的能力的影响。本书重点探讨了严重人格障碍的两个具体方面：自恋病理的本质及其治疗，以及传统上被忽视的探索和治疗严重人格障碍病人（尤其是有严重自恋病理的病人）受损的爱情生活的至关重要性。我希望所有致力于帮助这些病人的临床医生能够从本书中获益。

奥托·科恩伯格
（Otto F. Kernberg）

致谢

近年来，Betty Joseph 博士和 André Green 博士的去世对当代精神分析思想而言是一大损失，他们对我的精神分析理论和技术探索产生了深远影响。其他欧洲同仁的工作也一直激励着我，其中包括英国的 Anne-Marie Sandler 博士和已故的 Joseph Sandler 博士以及 Ronald Britton 博士。

在德国，Peter Buchheim 博士、Horst Kächele 博士、已故的 Irmhild Kothe-Meyer 博士以及 Rainer Krause 博士、Ernst Lürssen 博士、Gerhard Roth 博士、Almuth Sellschopp 博士和 Peter Zagermann 博士对我的思考产生了影响，尤其是在当代精神病学和心理治疗工作与精神分析思想之间的界限方面。意大利的 Anna Maria Nicolò 博士和 Paolo Migone 博士以及西班牙的 Miguel Angel Gonzalez Torres 博士也对我产生了类似的影响和互动。在美国，我非常感谢与已故的 Martin Bergmann 博士、Harold Blum 博士、Robert Michels 博士、已故的 Robert Wallerstein 博士、Robert Tyson 博士和 Robert Pyles 博士进行的许多科学和个人交流。我的精神分析教育思想深受以下诸位博士的影响：巴西的 Claudio Eizirik 博士和 Elias Mallet da Rocha Barros 博士，阿根廷的 Sara Zac de Filc 博士和 Isidoro Berenstein 博士，以及墨西哥的 Cesar Garza Guerrero 博士。

如果没有康奈尔大学威尔医学院人格障碍研究所的朋友和同事们的通力合作，本书是不可能完成的。我衷心感谢该研究所的资深成员，特别是 Eve Caligor 博士、Monica Carsky 博士、Diana Diamond 博士、Eric Fertuck 博士、Catherine Haran 博士、Kenneth Levy 博士、Michael Stone 博士、Mallay Occhiogrosso 博士、Barry Stern 博士和 Frank Yeomans 博士。我们团队的另一位资深成员 Jill Delaney 女士对本书所有章节进行了认真、严谨的编辑，她的工作值得我特别感谢。

我们与美国的 Mark Lenzenweger 博士、Michael Posner 博士、David Silbersweig 博士和 B.J.Casey 博士开展的研究合作，以及我们专门的青少年人格障碍研究小组（包括纽约的 Alan Weiner 博士、加拿大的 Lina Normandin 博士和 Karin

Ensink 博士以及德国的 Marion Braun 博士、Werner Köpp 博士和 Maya Krischer 博士）的积极协作，极大地推动了我们在心理治疗方法和研究方面的共同努力的发展。类似的富有启发性和创造性的贡献来自德国的 Peter Buchheim 博士、Susanna Hörtz 博士、Mathias Lohmer 博士、Manfred Lütz 博士、Philipp Martius 博士、Almuth Sellschopp 博士和 Agnes Schneider-Heine 博士，来自奥地利的 Stephan Doering 博士、Melitta Fischer-Kern 博士、Peter Schuster 博士、Anna Buchheim 博士和 George Brownstone 博士，以及来自瑞士的 Gerhard Dammann 博士。

最重要的是，我要向康奈尔大学威尔医学院人格障碍研究所的联合主任 John Clarkin 博士表示深深的谢意，他是将我们的理论和临床假设转化为可行的研究设计的策划者。他使我们的研究工作在与专业和财务基础架构相关的行政挑战中得以成功发展。在这方面，我要向 Alvin Dworman 先生和 Michael Tusiani 夫妇表示深深的谢意，感谢他们对我们在严重人格障碍方面的工作给予的信任和慷慨支持。他们的关心和理解对我们的研究和教育工作起到了至关重要的促进作用。如果没有威尔康奈尔医学院精神病学系主任、教授 Jack Barchas 博士始终如一的关心、有效和鼓舞人心的领导支持，所有这些工作都不会取得如此丰硕的成果。

我还要衷心感谢 Janie Blumenthal 女士，她辛勤地打字并整理了本书的各个章节；我还要衷心感谢我的私人秘书、人格障碍研究所的长期前行政秘书 Louise Taitt 女士，多年来她一直支持我的工作并帮助我腾出更多时间，使我能够坚持不懈地投入本书以及之前所有著作的写作中。最后，我要感谢我的妻子 Catherine Haran 博士，她身兼双重身份，既是人格障碍研究所的资深临床医生和研究员，又是在各种专业机构风雨飘摇的情况下给予我无微不至的情感支持的爱人，她帮助我完成了这项任务。我将这本书献给她，以表达我对她深深的爱和感激。

目录

在蓄养力比多和蓄止攻击性中蓄聚客体关系

李孟潮
导读

配合相迎，利之四乡。昏以为期，明星煌煌。
欣喜㥦怿，所言得当。

——《焦氏易林·大畜之小畜》

1 导言

2025 年春天，某个黄昏，日落西山，天际一片暮色沉沉，我正在一边阅读 Kernberg 新书《恨、空虚与希望：人格障碍的移情焦点治疗》，一边痛恨身体日渐肥胖，年华竟是一无余剩，一边反思这是不是吸收了空虚感，造成了情绪性进食，并且希望可以实行苏东坡减肥法，所谓："无肉令人瘦，无竹令人俗。人瘦尚可肥，士俗不可医。"

此时恰好就收到了该书译者段锦矿老师来信，他说他这个"亏本人格障碍患者"又亏本出书了，这次是 Kernberg 2018 年的论文集，这本书的书名听着就带劲，《严重人格障碍的治疗：攻击性的解决与爱的修复》，用抖音喊麦文体来说，也就是："搞定攻击性，修复性生活，从此家中无孽种，夫妻鱼水两相和，家人们，掌声鲜花来一波！"

此书无论上不上视频号促销，大约销量也就全国的数千成熟咨询师，但是即便对咨询老手来说，此书仍然有一定阅读难度。要阅读此书，我们首先需要了解 Kernberg 此人的三十多本著作和移情焦点治疗（Transference-Focused Psychotherapy，TFP）的十多本手册之间的关系，读者们可以在文末附录的 Kernberg 著作目录和 TFP 手册目录中找到深入探索的脉络。

简而言之，TFP 操作手册，负责广度，针对的是心理咨询界的新手或者虽已经是成熟咨询师，但是才刚刚开始学 TFP 的人，而 Kernberg 的著作，则针对的是精深心理咨询师和全国那几十个精神分析师，以及潜伏在各种培训班中的精神分析骨灰级发烧友——他们就像摇滚乐迷布林肯，他不满足于在 apple music 上听听摇滚乐就好，他要去北京买窦唯的黑胶，他还要自己买一把 Stratocaster 的吉他，登台演唱 Bob Dylan 和 Neil Young 名曲。

Kernberg 的文集就是传说中的曲高和寡之作，类似窦唯近年来发布的专辑。此书与《恨、空虚与希望：人格障碍的移情焦点治疗》一起，展现了 Kernberg 从 2015 年到如今的思想变迁。这个阶段属于 TFP 流派的广泛扩展时期，也属于 Kernberg 对精神分析进行深度改革的时期。

本文延续了我既定的写法，对本书各章内容进行了梳理与评析，特别关注这些章节与 Kernberg 理论框架的内在关联，探讨其临床技术与理念的整合路径。同时，本文亦致力于挖掘这些理论与技能在未来发展中可能进一步拓展与深化的空间，以期为心理咨询领域的持续创新与专业化提供启示与方向。大言不惭、没羞没臊地说，就是不知轻重的李老师，又要为世界心理咨询发展指明前进方向，为全球心理咨询发展擘画蓝图，贡献中国智慧和中国方案，引领世界心理咨询迈向更加美好的未来。

2 本书各章节评述

"第 1 章 什么是人格"中，对"人格"进行了多维定义。人格被视为遗传、神经生物学与心理动力学因素动态交互的产物，包含气质、性格、身份认同、道德价值体系和智力五大组成部分。"气质"是基因决定的情绪反应倾向，如依恋、战斗 - 逃跑系统。"性格"是由内化客体关系形成的习惯性行为模式，兼具防御功能。"身份认同"是整合的自体概念及重要他人表征。道德价值体系大致相当于超我，而超我则分三层发展（原始禁令、自我理想、道德内化）。"智力"则是认知能力，它影响情感调节与病理应对。

这个章节重要之处在于，它对于弗洛伊德人格理论进行了更新迭代。弗洛伊德的人格理论可以总结为"一体三我"，一体是客体，三我是"自我 + 本我 + 超我"。

其中本我成分，被归纳为气质，主要是吸收了神经生物学的内容。

弗洛伊德理论中的自我，则被分化为自我身份认同和智力这两部分[①]。

这一章不足之处有二：

一是把自我功能的一个主要部分"防御机制"和客体关系一起，归类到了"性格"这个成分下面。这似乎是多此一举，不如把客体关系和防御机制分别列出。

二是他的人格理论中，居然把"死本能"这个弗洛伊德和克莱因学派的根基给删除了，他自己大概也发现了这个 bug，所以在《恨、空虚与希望：人格障碍的移情焦点治疗》这本书的中文版第 47 页补上了这个概念（李孟潮，2025a），但是这个问题要得到彻底解决还是要回去看他 2009 年的有关死本能的文章（Kernberg, 2009），从而我们能够理解，为什么"死本能"要被替换为"攻击性"，因为神经生物学家们认为在大脑中找不到"死本能"这种脑区，而"攻击性"则被确认，故而 Kernberg 把死本能看作是攻击性的极端形式，也就是爱本能受到

① 智力，在自我心理学家那里，归类为非防御性自我功能。自体（self）这个词和自我（ego）的关系，精神分析师们众说纷纭，有的人认为它们可以互换，有的人认为自体 = 自我 + 本我 + 超我，荣格派把 Self 大写，突出其灵性意义，国人多借用佛教术语，翻译为"自性"。

严重阻碍、极端创伤情境下出现的自我毁灭、自我攻击的取向。

"第2章 DSM-5人格障碍分类的概述与批判"，最适合的读者，是负责参与联合国卫生组织的疾病分类诊断系统（ICD）修订的精神科医生。它反映的是精神病学诊断系统的权力斗争。大体而言，就是有一派精神科医生，他们认为人格障碍的诊断系统中，应该纳入学院派心理学家的大五人格系统，然后把某几个人格障碍，比如"自恋人格障碍""抑郁人格障碍"等，踢出DSM这个系统，即便不能扫地出门，也要把它们关进小黑屋。而这些要被边缘化的人格障碍诊断名，就有几个是Kernberg及其师伯师姑、师祖师奶，从1895年来苦心经营、苦心编制的，故而Kernberg提出批评。

对精神科医生来说，阅读此文，就是要有一个历史视角，能够理解，先有Kernberg此人，才有DSM-3在1980年的成型，而DSM-3中的边缘人格障碍、自恋人格障碍、抑郁人格障碍等条目，就是Kernberg等精神分析师参与制定的[2]。

"第3章 客体关系理论的神经生物学基础"力图把客体关系理论的基础建立在神经生物学的基础上，情感系统又被分为五个亚系统，分别是依恋、战斗-逃跑、游戏-联结、分离-恐慌、情欲和寻求。它们都有对应的大脑分区，比如依恋、情欲等基本情感由边缘系统（如杏仁核、前扣带回）调控，积极与消极情感的分离与整合对应皮层下与皮层的功能差异。它们都可以归结到弗洛伊德的两大本能，爱本能对应着依恋、游戏-联结、情欲和寻求这三个系统，死本能或者说攻击性，对应的大概就是分离-恐慌这个系统，至于战斗-逃跑这个系统，对应的是弗洛伊德理论中的自我防御机制。

② 近年来世界卫生组织的ICD，在学术界和临床界的使用逐渐追平DSM，甚至有超过的势头。这和中国崛起不无关系。

他还使用了神经生物学来论证客体关系的发展心理学和心理病理学，

严重人格障碍的治疗：
攻击性的解决与爱的修复

简单地说，镜像神经元系统与心智化能力的发展促进自体 - 客体边界的确立，而边缘人格障碍患者的前额叶功能抑制加剧情感失调。那么TFP通过移情分析激活分裂的客体关系，促进前额叶对边缘系统的调控，最终实现神经可塑性改变。

本章的后续，就是《恨、空虚与希望：人格障碍的移情焦点治疗》一书的第二章和第五章。这个理论有一个最新的发展，就是2024年Kernberg与神经生物学界Solms等人的对话，精神分析界和神经生物学的对话起始于Solms对弗洛伊德的热情，他拉来了众多神经科学家，包括诺贝尔奖得主Eric Kandel，成立了神经精神分析这个学科。

而2024年的这场对话中，Solms大概是因为自己重新翻译了弗洛伊德全集，深度理解了弗洛伊德，他却认为弗洛伊德的死本能是最重要的概念，而且扎根于神经生物学之中（Solms et al., 2024）。而之前Solms等人却认为，生本能和死本能这种驱力系统不符合神经生物学家的七大驱力系统的构造，应该被废除，Kernberg却认为，七大驱力系统的理论没有临床实用性，还是应该保留爱本能和攻击性这两大术语作为更上一位的总结概念。

这种情况就像《头脑特工队》的角色塑造一样，他们第一部请的是保罗·艾克曼（Paul Ekman）和达切尔·凯尔特纳（Dacher Keltner）做心理学顾问，顾问们提出有六种基本情绪，艾克曼提出的六种跨文化普适基本情绪是：快乐、悲伤、愤怒、厌恶、恐惧、惊讶。但是编剧们认为"惊讶"难以改编为一个角色，所以就只有亮黄色皮肤乐乐（Joy），蓝色皮肤忧忧（Sadness），红色皮肤怒怒（Anger），绿色皮肤厌厌（Disgust），紫色皮肤怕怕（Fear）。

而到了第二部，却增加了四种情绪：橙色的焦焦（Anxiety），粉色的尬尬（Embarrassment），蓝紫色的丧丧（Ennui），蓝绿色的慕慕（Envy）。因为这一部的心理学顾问变成了青少年心理学家丽莎·达穆尔（Lisa Damour）。如果这些电影的心理学顾问是弗洛伊德，大概就变成了生本能军团和死本能军团在少年心中展开生死决战，电影也就拍成了"哪吒魔童"系列。

"第4章 精神分析技术的基本要素和衍生的精神分析性心理治疗"这一章的内容，是阐释精神分析的四大要素（包括诠释、移情分析、技术性中立和反移情运用）以及四大要素如何辩证组合构成了移情焦点治疗、标准精神分析和其他流派的精神分析性心理治疗。

本章的读者表面上看上去，是精神分析学院的教员和受训分析师们，因为只有这些老精神分析师，才会关心我们学院教授的是不是标准精神分析。如果我们学院教的，不是正法时代的标准精神分析，那我们教授的是不是像法时期的精神分析，也就是精神分析性心理治疗，标准精神分析的平替？

一旦发现某学院居然和祖宗家法大相径庭，那就是附佛外道、邪魔外道，维也纳精神分析的正统血脉不容玷污，某某某必须被清除出去。这个清除的名单从阿德勒、荣格，到霍妮、拉康，一直到自体心理学的科胡特，也差点被"开除"，要不是 Kernberg 主席为其说话的话。

但是，哪怕是初学者也可以从四大要素中获益良多，这其实是心理治疗界"共同要素"模型的精神分析版本。也就是 240 个心理治疗流派，每个流派都宣称自己有八万四千种技术，但是我们把这些技术一统计，就发现它们 99% 都是相同的，就像古往今来的歌手们，其实很多旋律和节奏都在彼此学习，所以你从《梁祝》中听出柴可夫斯基的几个音符，你从窦唯那里听到 Peter Murphy 的节奏，也不足为奇，这些微小差异

严重人格障碍的治疗：
攻击性的解决与爱的修复

不足以构成自恋或自卑。

作为咨询师当然就没有必要去一个一个流派地学习，只需要学习某一个流派的独门秘籍，也就是特异要素就好了。

此章就是把精神分析各种流派的核心配方、共同配方给总结出来了，可谓字字珠玑、一针见血。尤其是有关技术性中立的总结。

此章还有的优点是，在精神分析基础设置中，他设置了治疗师的任务，是"无忆无欲"，这比弗洛伊德的均匀悬浮注意又进步了，那么与"无忆无欲"配套的技术是正念，正念和精神分析的关系是什么呢？这就要回去看他在 2012 年的文集《爱欲攻击浑一旨要：临床与理论视角》（*The Inseparable Nature of Love and Aggression*：*Clinical and Theoretical Perspectives*）的第三章《心理化、正念、领悟、共情和解释》（Kernberg，2012）。

紧接着这一章阅读的，其实应该是第六章而不是第五章。

"第 6 章 精神分析技术的连续谱"，是第 4 章的升级版，因为你会发现第 4 章居然没有讲梦的分析，这不是相当于一个 Dire Straits 这种乐队上台却没有吉他手了吗？故而第 6 章加上了"梦的分析""性格分析"这两大要素。又加上了需要辩证组合这六大元素的技术主题，比如"辅助行动""躯体化""结案"等等。

这一章的亮点在于引入了比昂派的理论，一处是梦的分析，把梦看作是白天也在进行的内容，另外一处把比昂派的治疗场域理论和 Ogden的分析的第三方整合起来。这一章的后续，就是本书第 7 章和《恨、空虚与希望：人格障碍的移情焦点治疗》的第 3 章和第 4 章。在这些文章中，有一篇遗珠之作，2021年的《移情焦点治疗中的移情分析随想》（Thoughts on Transference Analysis in Transference - Focused Psychotherapy），也值得学习一下，这篇文章不但简短扼要，有较好的案例，而且有一节"It Is Not Only About the Transference"，让咨询师们避免出现理论反移情，拿着移情分析的锤子，在个案身上到处翻查移情的钉子，好满足自己锤击的快感（Kernberg,2021a）。

为什么要在高度密集的理论文章中，插入"第5章 对边缘病理的诠释——临床示例"呢？我的理解是编辑为了阅读的轻松感，也是为了理论联系临床的实用体验。此章展现了对一例小提琴手的第五次治疗逐字稿，明确说明了如何诠释投射性认同和快速角色反转，比如个案表现出"顺从小孩"和"贬低权威"之间的两极摆荡。好像所有音乐考级的小孩，尤其是古典音乐考级的小孩，长大后都容易出现这种"微小差异自恋"，比如有一位个案，就受不了韩国某明星，发现他小提琴十个音居然有九个拉不到位，质疑他是不是某著名音乐学院放水毕业的，这造成此个案很难和崇拜韩流的年轻人们交流。

第5章还有个特点，就是虽然只有一篇参考文献，但是却列出了一长条的扩展阅读名单，显然老先生假设，读者都是如饥似渴的好学型人格障碍患者，生怕把孩子们饿着了。

"第7章 移情焦点治疗的最新发展"，前半部分是对TFP的总结，比较有新意的部分来自本书98~99页，他把TFP和各个疗法做了一番"友商竞价对比"，尤其值得注意的是，他认为DIT这个疗法，是TFP的浓缩版、短程版和平替版。这从另外一个侧面，也看出了MBT和TFP的关系。

本书中所有关于精神分析基础理论和临床实践的建构，加上《恨、空虚与希望：人格障碍的移情焦点治疗》的相关章节，在2024年被进一步细化和升华，体现在《客体关系理论的神经生物学重构：情绪系统与驱力概念的再思考》（Psychoanalytic Object Relations Theory Revised: Affect Systems and the Notion of Drives）一文中，这是研究Kernberg的必读文章，也是这一主题总结得最为清晰明确的文章。尤其是神经生物学和临床应用得到了较好的对应（Kernberg，2024a）。

"第8章 支持性心理动力学疗法的新构想"，这一章提出了支持性心理动力学疗法（SPP）的新构想。SPP就是TFP的瘦身版。它针对治疗谱系的两端：一端是轻症患者，一周一次的常规频率就可以起效的；另一端是重症者，各种疗法都治疗无效的。

四大元素中，移情分析被减少了分量，正性移情基本完全不分析，负性移情也只是在非常明显的时候才干预，技术性中立则基本完全放弃，反移情运用则保持原分量。相反，还加入了大量的支持性技术，包括提供认知信息和情感支持、促进情感发泄，以及向病人或其辅助照料者提供指导和建议。与之相适应的，治疗的其他技术也都进行了微调。

本章的背景，是精神分析和认知行为这两大流派必须统一也必然统一的历史趋势，Kernberg在2022年，为Michael Garrett的书《精神病心理治疗：认知行为和心理动力学疗法的整合》（Psychotherapy for Psychosis : Intergrating Cognitive-Behavioral and Psychodynamic Treatment）写了书评，他高度评价、高度赞扬了这两大派统一的做法，认为这是精神分析发展的未来，并且号召其他精神分析学院引入这种学习和培训模式（Kernberg，2022）。

"第9章 严重自恋病理的治疗概览"和"第10章 自由联想扭曲中的自恋防御及其潜在焦虑"都是在讨论病理性自恋，第9章讨论了病理性自恋的分类，以及各种病理性自恋的临床表现和治疗预后。其中最值得关注的是"死妈妈综合征"③，可以说在我们临床案例中很常见，尤其是 80 后女孩。这有三个方面的文化无意识：一是儒家文化地区固有的重男轻女文化，在改革开放后有一些抬头；二是独生子女政策让人们一旦生了女孩就丧失了生男孩的机会；三是改革开放后，妈妈们有了较大的经济自由、婚姻自由和生育自由权。但是"死妈妈综合征"这样的病理自恋，也不是只有中国有，而是在全世界广泛存在，是工业化进程、妇女解放运动中难免要付出的代价。

而近年来心理治疗界的最大突破，就是自恋人格已经可防可治可操作了。这方面的配套读物，就是 2021 年，Kernberg 和同事们一起完成的自恋人格的 TFP 手册。（*Treating Pathological Narcissism with Transference-Focused Psychotherapy*）（Diamond et al., 2021）。

"第 11 章 反社会行为的鉴别诊断——一个临床方法"，阐述了反社会行为的鉴别诊断方法。他把反社会行为分为被动寄生型和攻击型，鉴别诊断需要考虑多种精神病理因素，从最严重的假性精神病态型精神分裂症，到反社会性人格障碍、恶性自恋综合征、具有反社会特征的自恋性人格障碍等，不同类型的病症具有不同的临床特征和治疗预后。本章的案例，可能会让从来没有接触过临床心理治疗的人兴奋不已又毛骨悚然——原来好莱坞悬疑片的情节在现实生活中是真实存在的。

此章更重要的临床意义在于，它可以让治疗师提高对反社会行为的鉴别力，一方面是鉴别个案，因为有一些反社会者遵守某名人的言论"我们撒谎、骗人、偷窃"，把它运用到治疗师身上，天真无邪的治疗师会被骗多年；另外一方面是鉴别同行，因为多个研究发现，心理咨询师群体中人格障碍可能患病率为 53%~73.4%，其中就有很多人具有反社会性人格障碍（Halewood & Tribe, 2003；Nachshoni et al., 2008）。

---

③ 死妈妈综合征，也被其他工作者称为"弃儿情结""死亡母亲原型"，其他流行的词语如"内在小孩""空心病""巨婴"和这种自恋人格都有类似之处。

学会了鉴别各种人格障碍的亲朋好友，你就领悟了"选择大于努力"这句老祖宗传下来的真理，这话在古代叫作"择人任势"，出自《孙子兵法·兵势篇》："故善战者，求之于势，不责于人，故能择人而任势……"

在本书的第 12 章和第 13 章，画风就从犯罪悬疑片变成了成人电影。

性爱问题，是精神分析的特色菜，也是起家之本。甚至我们应该说，整个心理咨询行业，就起源于维也纳中产贵妇人们的性压抑，需要被看见、被理解、被解决。

心理咨询的第一戒条，是对客户的忠诚保密。一大半原因也是因为客户们只有在这种契约的保护下，才能把自己最隐秘的性生活告诉咨询师。

心理咨询的第二戒条，防止双重关系，就是防止各种人格障碍的咨询师骗财骗色。

心理咨询的第三戒条，保持胜任力，具体到 Kernberg 这里，就是要学习情欲移情和反移情的分析，而这就是精神分析的特异要素。在其他学派的手册里没有这个内容。好像其他学派都假设个案不会产生性欲，一个人去听韩国歌手的音乐，就是去听此人音乐造诣如何的，不是去看小鲜肉意淫的。

"第 12 章 严重人格障碍病人的情欲移情与反移情（1）：性病理的评估"中，Kernberg 一开始就批评了精神分析的同行们，都违背祖训，逃避讨论性欲。他引用神经生物学理论，来说明所谓的依恋系统就是和性欲紧密连接的。母婴关系中有大量的性欲内容，所以所谓的依恋，其实就是弗洛伊德说的爱欲力比多在口欲期的表现。在本书第 190 页，他引用了法国哲学家 Bataille 的理论，指出情欲的世界带来了激情、活力、超越性和创造性，要是没有情欲，人生就变得枯燥乏味，只有一串串的现实的功利追求，另外一个极端是沉迷情欲，这会带来自我毁灭。那如何才能执其两端而用其中呢？他提出了"成熟爱情"的诊断标准：标准 1 是性自由，标准 2 是深入的客体关系，标准 3 是共同价值观。

接着他话锋一转，开始讨论心理治疗师自己的性生活了。在心理治疗师的自我关怀手册中，本来也有稳定的性生活一项，在 Kernberg 这里，得到了具体化，他建议"治疗师拥有完整的个人爱情生活，包括在满足、稳定的爱情关系中拥有一定程度的性幻想、性游戏和性探索自由的完全满足的性生活"。

除此之外，治疗师还要对性欲的气息比较敏感，能够及时捕捉到个案对自己的性欲，治疗师要能够"自如地意识到自己和他人对所有社会交往中的情欲成分的反应，意识到他人和自己在社交场合中发出或不发出的性'气息'"，治疗师下班后，还要"可以将自己沉浸在激烈、充满激情的性爱中，沉浸在对艺术品的狂喜中，沉浸在友谊的体验中"。

所以一个治疗师的修养，除了读书写作、禅修打坐、节食运动外，还有做爱作诗这一条。一个人似乎最好在年轻的时候是情场老手，阅尽人间风月，最终却以贾宝玉人到中年的心态，深爱着自己的伴侣，进入治疗室之前，写下苏东坡的诗句："花褪残红青杏小……枝上柳绵吹又少。天涯何处无芳草……多情却被无情恼。"

我们 Kernberg 老师，这位 97 岁的"纽约州苏东坡"，不但期望同行们有幸福美满的性爱婚姻，还期望同行们能够共情、理解体验个案们各种另类的性生活形式，从同性恋到施虐受虐不一而同。然后利用这些治疗师通过自己的反移情中产生的各种性幻想，来诊断个案、预测个案。在第 197~203 页他详细描述了这些治疗进程中，各种不同水平的人格组织者会出现什么样的性欲、激活治疗师什么样的性欲。

下面这段话，充分印证了一个江湖传说，"没有色移的分析，是假分析"。

"强化、长程的精神分析性心理治疗或精神分析代表着俄狄浦斯情境的象征性复现，它形成了一种持续的亲密关系，促进了病人与另一个人——治疗师——之间性爱欲望（sexual desire）的发展，尤其是随着这种亲密关系的发展，一方面是病人方面的性欲开放性（sexual openness）得以发展，而另一方面是完全地、隐含地禁止任何形式的性卷入（sexual involvement），这复现了原初俄狄浦斯场景的（乱伦）抑制。原初俄狄浦斯场景与治疗情境之间的区别在于，俄狄浦斯各种欲望是否有可能被充分探索？包括各种欲望所受挫折和相关冲突，失望反应的发展和探索，因俄狄浦斯客体不可避免的不可得性（nonavailability）而产生的怨恨，以及最终在对可替代的、现实性亲密性爱满足及承诺的开放和寻找中，通过升华解决冲突。"

在色情移情的分裂和投射性认同的作用下，治疗师就会陷入一种左右都是错，前后都是狼的被迫营业的困境。

这时候各位想要持戒严谨但是又很难把持分寸的治疗师就应该翻开我们这本书的第 13 章了。

"第 13 章 严重人格障碍病人的情欲移情与反移情（2）：治疗发展"总结了边缘人格组织者的三大类性爱模式，一种是边缘人格障碍的性滥交和性自由，Kernberg 认为这些行为反而蕴藏着个案有较好预后的指标；第二种是自恋人格障碍者的性爱模式，包括自慰代替性爱、开放婚姻、施虐受虐、长期一夫多妻等等；第三种是性灭绝，其中"死妈妈综合征"造成的无性夫妻，尤其值得关注。这章的结尾之处，特别提醒治疗师们，如果某个案让你长期没有情欲的反移情，也就是说他或她让你无法想象有人愿意和他或他做爱，你也看不到此人的性魅力，那么可能就要探索性魅力和性生活的问题。此章的不足是，参考文献只有4篇，都没有覆盖精神分析界的相关文献，何况这个问题还应该纳入性治疗界的很多技术和药物。

"第14章 对现实的否认"也是继承这个内容，个案没有性、爱、婚姻，可能是他或她的性爱自毁造成的，而这种自毁倾向也会表现为职业自毁。但是他或她往往否认现实的难题，怨天怨地怨政府，恨爸恨妈恨老公（婆），在怨恨童年的自由联想中度过一年又一年，治疗师需坚定而不含敌意地挑战其否认，及时澄清和处理其带来的后果。此章的后续进展是2024年的《治疗目标、记忆和欲望》（Treatment Objectives, Memory, and Desire）一文，Kernberg强调治疗双方在初始阶段明确共同目标的重要性，并提出治疗师需平衡自由联想与关注战略目标。治疗师需从多维度关注患者，包括共情主观体验、观察行为发展、评估潜在危险及考虑未来发展，以确保治疗有效推进。还讨论了移情反移情处理及治疗师价值观对治疗目标的影响，为临床实践提供理论支持（Kernberg，2024b）。

"第15章 哀悼过程的长期影响"，仔细一看你会发现，它其实专注于讨论丧偶创伤这个议题，一般是老年个案才有的议题。如果认真看参考文献，你就会发现它其实是2010年的一篇文章《哀悼过程之浅见数则》（Some Observations on the Process of Mourning）的延续。

如果你有一颗八卦的心，有一个外倾感知觉发达的灵魂，经常飞跃重洋，跑去美国参加学会会议，你就不难看到有一回Kernberg在台上痛哭，因为失去了妻子，原来这两篇文章，都是他在丧偶后，又遇到了共时性巧合事件，也就是他的个案也丧偶了，从而写下的作品，这种防御机制就是自我心理学家们鼓励大家使用的升华和利他（Kernberg，2010）。

他认为，丧失和哀悼会是一个持续终生的问题。丧失客体会成为一个"不在场的存在"，继续影响我们的客体关系。

有些人会体验到强烈的内疚感，它多是因为生前没有充分了解失去的对方，或者对方在世时被辜负，多见于自恋者。这种情况就是所谓白首如新，很多人生活了一辈子，并不了解对方是谁，对方的爱好是什么，对方的信仰、价值观是什么，对方的童年经历过什么，我们如果没有理解、倾听过对方，我们就只是在自恋性利用对方，把对方当作人形信用卡刷一下，当作人形抹布擦一下，当作人形马桶排泄一下。对方死了，突然发现我老爸老师和老公，其实被我当作信用卡、抹布和马桶利用了一辈子，他们就像上海菜里的烤麸、潮州菜里的卤水豆腐，因为吸满了我的情绪，承载了我的投射，所以如此美味，我却从来没有回报过别人，我当然就容易内疚了。

Kernberg 在一次访谈中提到，他最佩服的治疗师是"婚姻教皇"戈特曼（Gottman）（Lütz，2020），在戈特曼"幸福婚姻七法则"中，第一法则就是夫妻要问对方 100 个问题，防止你自恋性利用对方，白首如新，然后对方就只能找别人倾盖如故、赤裸相见了。

另外一种哀悼缺陷，表现为对"坏客体"的无法释怀，多见于边缘者，就是我老爸老师和老公，把我当作信用卡、抹布和马桶利用了一辈子，我恨这些渣男，可是现在他们真的变成渣渣了，变成泥土化为春泥去护花了，而且肯定不是来护我这个徐娘半老、残花败柳。这种情况治疗师需要帮助其耐受矛盾情感，接纳现实限制。

那么什么方式才是让人们这种哀悼过程可以顺利进行的呢？Kernberg 发现了宗教信仰的强大作用。所以我们在收录了《哀悼过程之浅见数则》的 2012 年的文集中，可以看到另外两篇 Kernberg 阐述灵性的文章 ——《精神分析宗教体验观》（Psychoanalytic Perspectives on the Religious Experience）和《灵域之肇现》（The Emergence of a Spiritual Realm），他认为具有宗教信仰、灵性智商是中老年人客体关系成熟、超我成熟的表象（Kernberg，2012）。

这和弗洛伊德的宗教观截然相反，甚至和 Kernberg 自己年轻时的信仰也背道而驰。他一直是无神论者，而人到晚年他居然信仰上帝了，这个信仰的大转换是怎么发生的？

本章的深刻脉络，隐藏在 2020 年出版的、德国分析师曼弗雷德·吕茨所著的《Kernberg 先生，心理治疗有何作用？著名心理治疗师的经验》（Was hilft Psychotherapie, Herr Kernberg? Erfahrungen eines berühmten Psychotherapeuten）一书中，原来除了他自己访谈个案、深入思考外，还有一个助缘，就是遇到了自己的第二任妻子，而且出现了一些灵性的巧合事件，也就是荣格说的共时性事件，恰好他的第一任分析师就是一个荣格分析师（Lütz，2020）。

有关宗教和灵性信仰对于心理疾病的危害和好处，2021 年的论文《灵性、宗教和心理健康：当今科学证据综述》（Spirituality, Religiousness, and Mental Health：A Review of the Current Scientific Evidence）已经明确，宗教信仰对于抑郁、自杀、双相障碍、物质依赖、创伤后障碍都有很好的保护作用，研究很多。对于精神病、焦虑障碍、饮食障碍等研究较少，研究结果也不一致，有些研究发现有负面作用（Lucchetti et al.,2021）。

精神分析的衰落，其中有个原因，就是它内隐的无神论立场，破坏了心理治疗师的价值观中立和实用主义的根本原则。

为了挽救衰落的精神分析，Kernberg 发表了一系列号召精神分析改革开放的论文，"第 16 章 关于精神分析教育创新的建议"就是其中之一。它继承了 2016 年的著作《十字路口的精神分析教育》（*Psychoanalytic Education at the Crossroads*）的内容，它的后续是《恨、空虚与希望：人格障碍的移情焦点治疗》第十二章。

Kernberg 这些文章万变不离其宗，都是号召精神分析界要开展刀刃向内，自我革命，改革开放。因为精神分析危机重重，精神分析师有没有强烈的自我革命精神，有没有自我净化的过硬特质，能不能坚持不懈地同自身存在的问题和错误作斗争，就成为决定精神分析兴衰成败的关键因素。

自我革命包括三点内容，第一是要让学员多学几种心理动力学治疗，比如 TFP、MBT 等；第二是要取消个人分析变成教学分析这种硬性挂钩；第三，也是最重要的，就是要进行民主改革，这在 2016 年那本书的"第四章：精神分析教育中的威权主义、文化和人格"有详细的论述，总结起来，就是把民主价值和理念转化为科学有效的制度安排，转化为具体现实的民主实践，找到正确的体制机制和方式方法，实现精神分析学院从招生选拔、培训学习、分析督导的全过程民主。

而精神分析学院的对外开放，也是三点：第一是要和各地的大学院系保持联系；第二是要学习和发展循证精神分析；第三是引入神经生物学等当代科学发展研究结果。

3 结语

被 Kernberg 强烈批评的美国精神分析学院培训模式，被称为艾廷顿模式。艾廷顿是维也纳的一位老师和精神分析师，是自体心理学创始人 Kohut 的启蒙老师。Kernberg 于 1928 年出生之时，离他们家不远的弗洛伊德，正在为了自己的书《一个幻觉的未来》颇受差评而苦恼，而这些差评有不少来自自己的那些可笑的，坚持要信仰犹太教、天主教、东正教和基督新教的弟子们，这些弟子中当然也有保皇党，他们在这一年提名弗洛伊德为诺贝尔生理学或医学奖候选人，希望爱因斯坦成为推荐者，没有想到爱因斯坦居然婉拒此事。这更让坚定的无神论者弗洛伊德苦恼不已。

而此时，远在苏黎世的逆徒荣格，正在阅读卫礼贤寄来的《金花的秘密》，惊喜地发现《太乙金华要旨》和《慧命经》中居然隐藏着他多年来找寻的心灵超越之道，更加坚定了精神分析应该走上灵性超越征程的理论自信、道路自信、文化自信和人格自信。

就在婴儿 Kernberg 在几条街外嗷嗷待哺的 1928 年 7 月，更加糟心的消息从艾廷顿那里传来，他告诉弗洛伊德，《一个幻觉的未来》在苏联也被禁止翻译和出版了。

1996 年之后的美国纽约，老人 Kernberg 参加了纽约精神分析学会第 1066 次科学会议，这次会议居然是线上会议，没有在大家熟悉的纽约市东 82 街 247 号举行线下会议。

会议的主题，后来发表为论文《衰老、垂亡与分析历程》（Aging, Dying, and the Analytic Process）（Olesker et al.，2024）。这是近年来开

始热论的主题，就是眼瞎耳聋、离死不远的精神分析师们，究竟是应该到站下车，到站不下车会不会引起翻车，还是应该老人当政，老而益壮，老而弥坚，老骥伏枥，老而不死？（Power，2015；Junkers，2013）

老年人的心理问题，被精神分析发展学家埃里克森归结为统整感和绝望感的辩证整合。一个老年人，需要形成两套客体自体势均力敌的自体-客体关系配对，一套是自体为统整老人，客体为抱持宇宙，这套产生了爱驱力，让人渴望死亡；另外一套自体为绝望老人，客体为无情宇宙，这套产生了死亡驱力，让人放手人间，觉得一个人死在东京公寓里也未曾不是最好的死亡。

这两套关系系统矛盾对立统一，达成平衡，这位银发老者，可以接受自己成为一个"幸福的老废物"，停止让子女为自己花费大量时间和金钱，他产生一种后克莱因学派 Grostein 命名的超越心态，回望人生，他超然台上看，半壕春水一城花，烟雨暗千家。

他穿越文明社会植入他脑海的线性时间线，迈步曾经经历的七个心理社会发展期，这些时空中经历了七套正性情绪和负性情绪的配对，这七套情绪又幻化出情爱驱力和死亡驱力两大系统的七次变化，它们演化出十四对自体-客体关系配对，分别对应马斯洛所言七大需要。

在回顾完本我和自体-客体关系发展后，他再回顾自我的发展，他把自我分为防御机制和非防御性自我功能两块，在自我防御机制的发展方面，着重于自我认同的发展，在非防御性自我功能的发展方面，他引进荣格学派的八种心理功能假设。

分析完自我后，他再回望超我的八阶段发展，超我分为自我理想和道德禁忌两块的发展。自我理想显然就和埃里克森的八阶段理论中的理想自体对应，而道德的发展则可以引入科尔伯格的道德发展八阶段理论，这样精神分析的元心理学理论就如附录三，它既保持了弗洛伊德和自我心理学、客体关系的理论基本框架，又和学院心理学、毕生发展心理学的理论匹配。服务于心理咨询和心理分析个案的终身发展的需求。[④]

然而，大部分精神分析师，既不愿意，也不敢做这样的整合。早在1941年，女权主义者卡伦·霍妮，被逐出纽约市东82街247号纽约精神分析学会，走在曼哈顿初冬的寒风中，这恐惧就埋下了种子。

35年后，1976年，Kernberg迈入纽约康奈尔大学医学院，成为这里的主治医师和精神病学的教授时，他听到人们向他介绍此医学院光荣的历史、伟大的征程。其中一项，便是早在68年前，1908年，它就成立了美国第一家心理治疗诊所，创始人之一，名为Beatrice M. Hinkle。她是比霍妮更早的女权主义者。

她受不了弗洛伊德派的威权主义，另立山头，成立了纽约荣格协会。荣格一生，数度在纽约演讲教学，足迹遍布东82街所在的曼哈顿。

除了给医生和教授们教课外，荣格还被Hinkle专门邀请去对着一群先锋艺术家和女权主义者发表了演讲（Sherry，2011；Wittenstein，1998）。演讲地在曼哈顿的下城格林威治村（Greenwich Village），纽约大学横亘此村，冬日清晨，女大学生从Strand书店买了一本荣格的《寻求灵魂的现代人》，穿过美剧《老友记》的取景地，Bedford街和Grove街交界处，来到Cafe Reggio，点一杯深烘美式加一份奶，开始慢慢品味荣格，恍惚中看到追逐GPA分数的人格面具，如何造成灵魂在阴影中垂头哭泣。

同样就在这片土地上，百年前，寻求灵魂的现代人之一，著名诗人纪

[④] 马斯洛1943年提出五层次需要，1954年改为七层次需要理论，1970年的《动机与人格》第三版，提出了八层次理论。Kernberg最为人熟知的是1969年提出的三水平六阶段道德理论，晚年也提出第七阶段，就是超越道德阶段，但是没有得到跨文化验证。James W. Fowler在他的基础上提出了信仰发展的七阶段。附录3的表，做出了微调。这是为了满足人们对"有常有我"的结构化心理治疗而作，心理分析也有无常无我的形式（李孟潮，2025b）。

严重人格障碍的治疗：
攻击性的解决与爱的修复

伯伦（Kahlil Gibran），在 Hinkle 的俱乐部遇见荣格，他当场给荣格画了一幅素描肖像。

纪伯伦的诗句"你的孩子，不是你的孩子。他们是'生命'的儿女，因'生命'那生生不息的渴望而来"，隔三岔五就要被心理咨询师们在微信朋友圈或者抖音视频中传播一次。

纪伯伦本人，和他的纽约老乡，无孩爱猫女 Taylor Swift 一样保持独身，没有结婚更没有生儿育女，甚至没有活到荣格派专治的中年危机来临，就撒手归西（Ejaz，2021）。

在咖啡渍与诗句的褶皱里，在这片土地上执业终生的 Kernberg，雍容讲道，以懿文德，帮助自己的个案们，蓄聚自体 - 客体关系，爱恨相磨而驱力见，蓄养力比多，察其机，持其要，蓄止攻击性，塞绝其本原，獡豕之牙，而观心胜进，无畏夙障，最终领悟，万事只求半称心，人间有味是清欢。

李孟潮

心理学博士
精神科医生
个人执业

附录 1 Kernberg 主要著作（书籍）列表

个人著作

1.Kernberg,O.F., Burstein,E.D., Coyne, L., Appelbaum, A.H., Horwitz,L., & Voth,H. 1972. Psychotherapy and psychoanalysis: Final report of the Menninger Foundation's psychotherapy research project. Menninger Clinic.

2. Kernberg, O. F. 1975. Borderline conditions and pathological narcissism. Jason Aronson.

3. Kernberg, O. F. 1976. Object relations theory and clinical psychoanalysis. Jason Aronson.

4. Kernberg, O.F. 1980. Internal world and external reality: Object relations theory applied. Jason Aronson.

5. Kernberg,O.F. 1984. Severe personality disorders: Psychotherapeutic strategies. Yale University Press.

6. Kernberg, O. F. (Ed.). 1989. Narcissistic personality disorder. W.B. Saunders.

7. Kernberg,O.F., Cooper, A., & Person, E. (Eds.). 1989. Psychoanalysis toward the second century. Yale University Press.

8. Kernberg,O.F., Selzer, M., Koenigsberg, H. W., Carr, A., & Appelbaum, A. H. 1989. Psychodynamic psychotherapy of borderline patients. Basic Books.

9. Kernberg, O.F. 1992. Aggression in personality disorders and perversions. Yale University Press.

10. Kernberg, O.F., Horowitz, M. J., & Weinshel, E. M. (Eds.). 1993. Psychic structure and psychic change. International Universities Press.

11. Kernberg, O. F. 1995. Love relations: Normality and pathology. Yale University Press.

12. Kernberg,O.F. 1998. Ideology, conflict, and leadership in groups and organizations. Yale University Press.

13. Kernberg, O.F., Clarkin, J. F., & Yeomans, F. E. 1999. Psychotherapy for borderline personality. Wiley.

14. Kernberg,O.F., Koenigsberg, H. W., Stone, M. H., Appelbaum, A. H., Yeomans, F. E., & Diamond, D. 2000. Borderline patients: Extending the limits of treatability. Basic Books.

15. Kernberg, O. F., Dulz, B., & Sachsse, U. (Eds.). 2000. Handbuch der Borderline-Störungen. Schattauer.

16. Kernberg,O.F. 2001. Otto Kernberg in Caracas: Papers on borderline personality organization, homosexuality, and love relations. Tropicos.

17. Kernberg, O.F., Yeomans, F. E., & Clarkin, J. F. 2002. A primer of transference-focused psychotherapy for the borderline patient. Jason Aronson.

18. Kernberg,O.F., Caligor, E., & Clarkin, J. F. 2007. Handbook of dynamic psychotherapy for higher-level personality pathology. American Psychiatric Publishing.

19. Kernberg, O.F., Remmel, A., Vollmoeller, W., & Strauss, B. 2006. Körper und Personlichkeit. Schattauer.

20. Kernberg,O.F., Clarkin, J. F., & Yeomans, F. E. (2006). Psychotherapy for borderline personality: Focusing on object relations. American Psychiatric Publishing.

21.Kernberg, O.F., & Hartmann, H.-P. (Eds.). 2006. Narzissmus. Schattauer.

22.Kernberg,O.F., Dulz, B., & Eckert, J. 2005. Wir: Psychotherapeuten über sich und ihren unmöglichen Beruf. Schattauer.

23.Kernberg,O.F. 2004. Aggressivity, narcissism, and self-destructiveness in the psychotherapeutic relationship. Yale University Press.

24. Kernberg, O. F. 2004. Contemporary controversies in psychoanalytic theory, technique, and their applications. Yale University Press.

25. Kernberg,O.F. 2012. The inseparable nature of love and aggression: Clinical and theoretical perspectives. American Psychiatric Publishing.

26. Kernberg, O. F. 2012. Hass, Wut, Gewalt und Narzissmus. Kohlhammer.

27. Kernberg, O.F., Yeomans, F. E., & Clarkin, J. F. 2015. Transference-focused psychotherapy for borderline personality disorders: A clinical guide. American Psychiatric Publishing.

28. Kernberg, O. F. 2016. Psychoanalytic education at the crossroads. Routledge.

29. Caligor, E., Kernberg, O. F., Clarkin, J. F., & Yeomans, F. E. 2018. Psychodynamic therapy for personality pathology: Treating self and interpersonal functioning. American Psychiatric Publishing, Inc.

30. Kernberg,O.F. 2018. Resolution of aggression and recovery of eroticism. American Psychiatric Association Publishing.

31. Normandin,L.,Ensink,K., Weiner,A., & Kernberg, O. F. 2021. Transference-focused psychotherapy for adolescents with severe personality disorders. American Psychiatric Pub Lishing.

32. Diamond, D., Yeomans, F. E., Stern, B. L., & Kernberg, O. F. 2021. Treating pathological narcissism with transference-focused psychotherapy. Guilford Publications.

33. Kernberg,O.F. 2023. Hatred, emptiness, and hope: Transference-focused psychotherapy in personality disorders. American Psychiatric Association Publishing.

Kernberg 传记（他人撰写）

1. Durieux, M.C. 2003. Otto Kernberg. Presses Universitaires de France.

2. 林万贵. 2008. 精神分析视野下的边缘性人格障碍：克恩伯格研究. 福建教育出版社.

3. Lütz, M. 2020. Was hilft Psychotherapie, Herr Kernberg? Erfahrungen eines berühmten Psychotherapeuten. Herder.

4. Yeomans, F. E., Diamond, D., & Caligor, E. 2025. Otto Kernberg: A contemporary introduction. Routledge. (Routledge introductions to contemporary psychoanalysis; Series editor: Aner Govrin).

附录 2 TFP 操作手册列表

1.TFP手册的雏形，包括了1999年以前所有的Kernberg著作内容，还有1992年其他几位TFP创始人合写的手册，见 Yeomans, F. E., Selzer, M. A., & Clarkin, J. F. (1992). Treating the borderline patient: A contract-based approach. Basic Books.

2.TFP手册核心版第一版（主要针对BPO）Clarkin, J. F., Yeomans, F. E., & Kernberg, O. F. (1999). Psychotherapy for borderline personality. John Wiley & Sons Inc.

3.核心版本配套问答手册 Yeomans, F. E., Clarkin, J. F., & Kernberg, O. F. (2002). A primer of transference-focused psychotherapy for the borderline patient. Jason Aronson.

4.TFP手册核心版第二版 Clarkin, J. F.,Yeomans, F. E., & Kernberg, O. F.(2006). Psychotherapy for borderline personality: focusing on object relations. American Psychiatry Publishing, Inc.

5.TFP手册扩展版本第一版（主要针对NPO，缩写为DPHP）Caligor, E., Kernberg, O. F., & Clarkin, J. F. (2007). Handbook of dynamic psychotherapy for higher level personality pathology. American Psychiatric.

6.TFP核心版第三版 Yeomans, F. E., Clarkin, J. F., & Kernberg, O. F. (2015). Transference-focused psychotherapy for borderline personality disorder: A clinical guide. American Psychiatric Publishing, Inc.

7.TFP综合医院和精神科医院应用版：Hersh, R. G., Caligor, E., & Yeomans, F. E. (2016). Fundamentals of transference-focused psychotherapy: Applications in psychiatric and medical settings. Springer International Publishing. https://doi.org/10.1007/978-3-319-44091-0

8.TFP扩展版本第二版（DPHP换名为TFP-E）Caligor, E., Kernberg, O. F., Clarkin, J. F., & Yeomans, F. E.(2018).Psychodynamic therapy for personality pathology: Treating self and interpersonal functioning. American Psychiatric Publishing, Inc.

9.TFP病理自恋版（缩写为TFP-N）Diamond, D., Yeomans, F. E., Stern, B. L.,

& Kernberg, O. F. (2021). Treating pathological narcissism with transference-focused psychotherapy. Guilford Publications.

10.TFP青少年版（缩写为TFP-A）Normandin, L., Ensink, K., Weiner, A., & Kernberg, O. F. (2021). Transference-focused psychotherapy for adolescents with severe personality disorders. American Psychiatric Pub lishing.

11. TFP原则在各种领域实施总结：Hersh, R. G., & De Panfilis, C.(2024). Implementing transference-focused psychotherapy principles springer.

严重人格障碍的治疗：
攻击性的解决与爱的修复

附录 3 本我－自我－超我心性发展表

发展分期	本我发展1（爱本能驱动自体－客体配对）	本我发展2（攻击性驱动自体－客体配对）	自我发展1（防御）	自我发展2（功能）	超我发展1（自我理想）	超我发展2（道德禁忌）
婴儿期	慈爱母亲－信任婴儿【生理需要】（安全感）	死亡母亲－恐惧婴儿（怀疑感）	战－逃－僵－讨、自恋性认同、分裂	内倾感知觉	信任婴儿	利己主义
幼儿期	规训父母－自主幼儿【安全需要】（自主感）	操纵父母－害羞幼儿（羞耻感）	投射性认同	外倾感知觉	自主幼儿	逃避惩罚
小儿期	相爱父母－主动小儿【爱与归属需要】（主动感）	敌对父母－内疚小儿（内疚感）	压抑，部分客体认同	内倾情感	主动小儿	乱伦禁忌（利益权衡）
少年期	民主老师－勤奋少儿【认知与了解需要】（勤奋感）	独裁老师－散漫少儿（散漫感）	转移、象征化，超我认同	外倾思维	勤奋少儿	他人中心
青春期	欣赏长辈－浪漫少年【美感需要】（充实感）	功利长辈－空心少年（混乱感）	理想化、幽默，自我身份认同	外倾情感	浪漫少年	遵纪守法
青年期	关爱社会－有为青年【尊重需要】（亲近感）	冷漠社会－隔绝青年（隔绝感）	升华，人格面具认同	外倾直觉	有为青年	社会契约
中年期	感恩家国－繁衍中年【自我实现需要】（繁衍感）	吸血家国－停滞中年（停滞感）	利他，家国认同	内倾思维	繁衍中年	普适价值
老年期	抱持宇宙－统整老人【超自我实现需要】（统整感）	无情宇宙－绝望老人（绝望感）	自性原型认同	内倾直觉	统整老人	超越道德

27

参考文献

李孟潮，2022《人格病理的精神动力性治疗》推荐序 //（美）Eve Caligor，Otto F. Kernberg，John F. Clarkin，Frank E. Yeomans et al.. 人格病理的精神动力性治疗：治疗自体及人际功能 . 仇剑崟，蒋文晖，王媛，王兰兰，等译 . 北京：化学工业出版社 .

李孟潮，2025a《恨、空虚与希望：人格障碍的移情焦点治疗》推荐序 //（美）奥托•肯伯格著 . 恨、空虚与希望：人格障碍的移情焦点治疗 . 罗萱，段锦矿，译 . 北京：东方出版社 .

李孟潮，2025b. 文学化的精神分析无常无我亦无他——Ogden《遐想与解释》推荐序 //（美）托马斯•H.奥格登著 . 遐想与解释：感知人性之光 . 孙启武，陈明，熊冰雪，译 . 重庆：重庆大学出版社 .

Diamond, D., Yeomans, F. E., Stern, B. L., & Kernberg, O. F., 2021. Treating pathological narcissism with transference-focused psychotherapy. New York：Guilford press.

Ejaz, S., 2021. A jungian psychoanalysis: Analyzing individuation in Gibran's the prophet. Critical Review of Social Sciences and Humanities, 1(1), 11–21.

Halewood, A., & Tribe, R., 2003. What is the prevalence of narcissistic injury among trainee counselling psychologists? Psychology and Psychotherapy: Theory, Research and Practice, 76(1): 87–102. doi:10.1348/14760830260569274.

Junkers, G. (Ed.)., 2013. The empty couch: The taboo of ageing and retirement in psychoanalysis.London: Routledge.

Lucchetti, G., Koenig, H. G. , & Lucchetti, A. L. G., 2021. Spirituality, religiousness, and mental health: a review of the current scientific evidence.World J Clin Cases, 2021 9(26):7620–7631.doi: 10.12998/wjcc.v9.i26.7620.

Lütz, M., 2020. Was hilft Psychotherapie, Herr Kernberg? Erfahrungen eines berühmten Psychotherapeuten. Freiburg : Herder.

Kernberg, O.F., 2010. Some observations on the process of mourning. The

International Journal of Psychoanalysis, 91(3): 601–619. https://doi.org/10.1111/ j.1745-8315.2010.00286.x

Kernberg,O.F., 2009. The concept of the death drive: A clinical perspective. Int. J. Psycho-Anal., 90:1009-1023.

Kernberg,O.F., 2010. Some observations on the process of mourning. The International Journal of Psychoanalysis, 91(3): 601–619. https://doi.org/10.1111/ j.1745-8315.2010.00286.x

Kernberg,O.F., 2012.The inseparable nature of love and aggression: Clinical and theoretical perspectives. Washington, DC: American Psychiatric Publishing.

Kernberg, O. F., 2016. Psychoanalytic education at the crossroads.London: Routledge.

Kernberg,O.F., 2021a.Thoughts on transference analysis in transference-focused psychotherapy. Psychodynamic Psychiatry ,49:178-187.

Kernberg, O.F., 2021b. Comments on the "New Project for a Scientific Psychology: General Scheme" by Mark Solms. Neuropsychoanalysis, 23:111-114.

Michael Garrett, 2019. Psychotherapy for psychosis: Integrating cognitive-behavioral and psychodynamic treatment. New York: Guilford Press.

Kernberg, O.F., 2024a. Psychoanalytic object relations theory revised: Affect systems and the notion of drives. International Journal of Psychoanalysis, 105:790-803.

Kernberg,O.F., 2024b. Treatment objectives, memory, and desire. Psychodynamic Psychiatry, 52:136-149.

Nachshoni, T., Abramovich, Y., Lerner, V., Assael-Amir, M., Kotler, M., & Strous, R. D., 2008. Psychologists' and social workers' self-descriptions using DSM-IV psychopathology. Psychological Reports, 102(2): 493-508. https://doi.org/10.2466/ pr0.102.2.493-508.

Solms, M., Busch, F., Rolnik, E., Kernberg, O., Kassouf, S., Ahlskog, G., Jacobs, C.,

Pahl, K. & Wagner, A., 2024. Conversation with Mark Solms. The Psychoanalytic Review, 111:385-412.

Olesker, W., Blum, H., Kernberg, O. & Oppenheim, L., 2024. Aging, dying, and the analytic process. The Psychoanalytic Review, 111:11-23.

Power, A., 2015. Forced endings in psychotherapy and psychoanalysis: Attachment and loss in retirement. London : Routledge.

Sherry, J., 2011. Faint voices from Greenwich Village: Jung's impact on the first American avant-garde. Journal of Analytical Psychology, 56(5): 692–707. https://doi.org/10.1111/j.1468-5922.2011.01918.x.

Wittenstein, K., 1998. The feminist uses of psychoanalysis: Beatrice M. Hinkle and the foreshadowing of modern feminism in the United States. Journal of Women's History, 10(2): 38-62. https://doi.org/10.1353/jowh.2010.0376.

严重人格障碍的治疗：
攻击性的解决与爱的修复

第一部分
人格障碍

第1章

什么是人格

在我看来（Kernberg and Caligor, 2005; Posner et al., 2003），"人格"这个概念指的是一个人所有主观体验和行为模式的动力性整合，包括有意识的、具体的、习惯性的行为，以及对自我和周围世界的体验；有意识的、显性的心理思维，以及习惯性的欲望和恐惧；无意识的行为模式、体验和观点，以及意图状态①（intentional states）。之所以说人格是一种动力性的整合，是因为它意味着多种特征和经验的有组织的、整合的联系，这些特征和经验相互影响，是多种倾向彼此协调的最终结果。从这个意义上说，人格是一个比其所有组成特征的简单总和更为复杂和精密的实体。

人格源于人类有机体体验自己的主观状态的能力，这种能力反映了有机体的内部状况以及对有机体运作的外部环境的感知。它包括了不同方面的心理功能，如情感、感知、认知、工具性记忆和陈述性记忆，以及不同水平的自我反思功能，从相对简单的对感知到的和预期的运动动作和感知到的感觉体验的反映，到对认知和情感状态的复杂的自我反思评价。

对激活和调节各种情感状态的神经递质的基因测定、对婴儿出生后与照料者之间互动关系的观察，以及对整个早期发展和成年期心理功能的观察等方面的科学进步，正在逐步促进对人格决定因素的综合认识。对与情感激活和控制有关的大脑结构的研究，以及对记忆和认知能力的工具性和陈述性发展的研究，结合对行为、动机状态、幻想和对社会心理现实的感知之间的心理内部关系的心理动力学研究，为我们的理解提供了更广阔的背景。我认为，对小团体的社会学研究、对教育和文化习俗的心理影响的研究，以及对特定类型的器质性疾病和人格病理

① 意图状态是一个哲学术语，指的是"我认为……""我希望……"这一类带有指向性的心理状态，它们往往指向一个命题。——译者注

的研究，共同为人格的主要特征及其在健康和患病个体中的正常或异常运作建立了一个总体参考框架。

人格研究者和专家已经达成共识，人格是由遗传和体质决定的，在心理发展过程中，它们与个体所处的环境尤其是社会心理特征相互作用。然而，在人格的关键决定因素、它们之间的相互影响以及评估方面，相关领域之间仍然存在巨大分歧（Konner, 2010; Widiger and Mullins-Sweatt, 2005）。我认为，人类在这一知识领域取得进步的主要障碍是在制定理论框架时受到还原论的诱惑，进而影响了相应的人格研究方法和工具的发展。

例如，在精神分析的临床实践中，通过对人格集群的精神分析研究，可以描述诸如自恋性人格障碍等主要人格障碍（Akhtar, 1992），并在描述整个人格障碍领域的特质集群方面取得了重大进展。然而，与此同时，由于忽视了动机系统和意图状态的神经生物学决定因素，以及人格特征的环境决定因素，这使得我们很明显地没有能力构建一个令人满意的、纯粹以精神分析为基础的人格和人格障碍理论。同样，将人格研究简化为人格特质的描述性反映和流行病学上占主导地位的性格特质群的因子分析，忽视了行为组织的深层结构，似乎也是不够的（Kernberg and Caligor, 2012b）。这反映在，有些研究者试图将这种特质心理学与特定的神经生物学结构和功能联系起来，这种努力是有问题的，因为它没有考虑行为的内部心理组织的复杂性。由反映特定遗传决定因素的神经生物学特征决定人格特质的简单化模型，似乎与基于无意识冲突集群的简单化心理动力学模型一样，都存在不足。我认为，同样的批评也可以适用于其他忽视神经生物学和心理内部结构复杂性的人格理论方法，比如正常或异常社会心理适应的简单化模型。

接下来，我将从多个视角来探讨人格的组织结构，我的论述与康奈尔大学威尔医学院人格障碍研究所（Personality Disorders Institute at Weill Cornell Medical College）过去30年的合作成果是一致的。该研究小组在身份认同和身份认同障碍（自我的障碍）方面的主要研究成果现已被纳入DSM-5的人格障碍分类中（APA, 2013）。这些论述并非是关于人格形成的全面理解，而只是想要公正地介绍目前能够帮助我们加深这一领域理解的各种基本的科学发展。

人格的组成部分

我们的基本建议是将人格视为一个伞状组织，其中包括少数几个主要的组成系统：气质、客体关系、性格、身份认同、道德价值体系和认知能力（智力）。

气质

我认为气质是人格的基本构成结构，由个体的一般心理反应能力，尤其是心理运动、认知和情感反应能力所代表（Kernberg, 1992; Panksepp, 1998）。情感反应能力是一个人心理运作的基本方面，构成了主要的动机系统，通过积极的、奖励性的或消极的、厌恶性的情感状态将个体与环境联系起来，特别是反映在高峰情感状态的激活上。神经生物性的情感系统会根据有机体的要求被激活，从而引发其中一些系统的替代或联合激活。我特别指的是依恋-分离恐慌系统、战斗-逃跑系统、游戏-联结系统、情色系统、进食系统和代理恐慌系统（Panksepp, 1998; Wright and Panksepp, 2012）。每个系统对个体机体需求的反应都是由特定的大脑结构和神经递质（尤其是特定的神经肽和神经胺情感神经递质）、血清素能系统、多巴胺能系统和去甲肾上腺素能系统的联合激活构成的。

依恋-分离恐慌系统在婴儿的早期发展中具有核心意义。它促使婴儿寻找母亲的乳房和母亲的身体接触，是与重要他人建立关系（"客体关系"）的原型。这个系统决定了婴儿在积极或消极的主导情感背景下，以由自我表征和"客体"表征构成的双向情感记忆单元的形式，建立与母亲互动的内化表征。

性格与自我认同（ego identity）

这些内化的情感记忆痕迹构成了与重要他人关系的内部表征（Kernberg, 1976）。极度愉快和极度不愉快，以及潜在的创伤性情感体验的重复激活，决定了靠近或远离某个客体的主要动机。在当代依恋理论中，这些动机结构形成了行为的内部模型。在精神分析理论中，这些主要的"理想"和"糟糕"的内化客体关系将围绕着两种相互分离的"理想化"或恐惧（迫害性）的早期体验部分而组织起来。从这些与重要他人关系的内化表征——内部行为模式——中，将衍生出习惯性行为模式，这些模式通过动力性整合，最终将形成一个人的**性格**。因此，性格是习惯性行为模式的动力性整合结构。与此同时，随着整合的自我表征的逐渐巩固，以及在关于重要他人的一系列整合表征的包围下，自我认同（ego identity 或 self-identity）逐渐变得巩固，即发展出总体上整合的自我概念，以及与重要他人的习惯性的关系特征。

总之，到目前为止，所有这些过程都可以归纳为：气质反映了人际行为的激活动机，由此产生的内化客体关系将决定性格和身份认同的发展；性格是客观的、个性化的习惯行为模式的整合，而身份认同则是性格的主观对应物。身份认同和性格是心理生活组织的两种互为补充的表现形式。

性格特征是基于内化的自我-客体表征单元所形成的内部行为模式的行为表现，它表达了过去的经验对现在的反映，大多体现为自动化运作的反应模式。这些性格特征在不同程度上取决于个体的气质倾向，这些气质倾向会影响一个人在与重要他人的适应性关系中，在情感上对自身需求和欲望感到满足或受挫。此外，性格特征还可能代表着一种保护性反应，以回避表达人际交往中被认为有风险或不可接受的深层需求。换句话说，性格特征可能具有防御目的，有时是在防御与性格特征所表达的行为相反的冲动。

例如，习惯性的胆怯可能是一种防御反应的表达，以对抗投射出去的攻击性趋势，个体将强烈的消极情感体验投射到他人身上，这种体验被认为在环境中表达过于冒险。但是，继续举这个例子，胆怯也可能是另一种防御反应，它对抗的是表达情欲的暴露冲动，而这种冲动同样是意识上无法被容忍的。一般来说，性格特征可以起到防御作用，抵御与早期婴儿期和童年经历有关的、无法忍受的原始攻击性和情欲冲动，这些冲动在人格的后期发展阶段无法被自由表达（Kernberg and Caligor, 2005）。

防御性性格特征具有僵化的特点，即无论在某一时刻是否适应，都会习惯性地激活，因此导致人格僵化，这是许多人格障碍的特征。它们可能预示着某些情感表达领域的抑制，通常与性或攻击性有关，或者，在一种自相矛盾的模式下，对恐惧本能冲动的反应可能导致过度的反恐惧（counterphobic）行为。简而言之，防御性性格特征可能是抑制性的、过度的或"反应形成"的，尤其是在严重人格障碍的情况下，抑制性和反应的结合使人格结构呈现出混乱的性质，这是这些障碍的典型特征。如前所述，有些特征可能反映了非冲突性的、基于气质的主导倾向，尤其是内向或外向。性格特征可能反映了影响原始情感系统激活的主要神经递质的变化，如血清素能系统功能下降导致的消极情感强度的增加，以及基因决定的杏仁核对嫌恶感觉的过度反应。

到这里，我已经把性格特征与自我-客体表征的二元单元所代表的内化行为模式在某些情感，尤其是高峰情感状态的支配下的行为激活联系起来。然而，在低情感状态下，越来越多的重要学习行为逐渐出现，个体此时对环境的直接感知和认知阐述促进了认知学习，使其相对不受情感激活所反映的有机体需求表达的影响。换句话说，性格的形成并不完全取决于高峰情感状态。然而，基本情感状态与基本动机倾向相对应，而这些动机倾向最终又会被基本的神经生物学系统所激活，这些系统旨在表达与依恋、进食、自我保护、同伴关系和性相关的本能需求。

到目前为止，我已经提到了自我和客体表征之间的二元关系。在此需要补充的是，自生命伊始，三元内化客体关系逐渐以更清晰的方式使最初的二元结构复杂化，并决定了更复杂的认同形成（identity formation）机制。当儿童学会接受和理解照料者与他的社会心理环境中其他重要的成年人和兄弟姐妹之间的关系时，他便开始能够评估重要他人之间的互动，并通过投射将它们与自己在二元关系中的体验联系起来。现在，内化的二元关系会受到个体所处环境中的二元关系（通常是父母关系）的影响。

换句话说，三元关系的出现，引发了精神分析发展理论中所描述的围绕婴儿期攻击性、性和依赖的重大冲突。我们之所以关注这种三元关系，是因为它有助于个体在人际和内化的客体关系世界中对自我和重要他人进行更现实的评估。这些发展促进了理想化而非现实性的自我表征的出现，父母的要求和禁止、表扬和批评都是这些自我表征的原型。随着对自我绝对"好"、力量和正义的原始幻想的破灭，以及对期望、要求和禁令的逐渐内化，一种对自我的"道德"评价逐渐形成，并在理想的自我概念和现实感知的自我之间产生了张力。这种张力的心理结构化代表了精神分析理论中超我的起源（Jacobson, 1964）。

正常的身份认同和身份认同弥散综合征

如前所述，性格动力性组织的主观方面是身份认同的发展。一个主要的发展过程从生命的最初 2~3 年延伸到童年晚期的关键发展，然后再次延伸到青春期。我指的是将自我表征逐渐整合为一个牢固的自我概念，以及将重要他人的多重表征逐渐整合为一个完整、独立的客体。这一发展过程有助于提高对他人的认识、关心和共情能力。在发展的早期阶段，与早期照料者的奖励性的、愉悦的高峰情感状态及其相应的内化客体关系，与消极的、嫌恶的高峰情感状态完全分离、解离（dissociated）或分裂开来，这导致了两种独立的心理体验部分的形成，一种是对内部和外部现实的理想或理想化的看法，另一种是令人恐惧的、威胁性的、潜在破坏性的和灾难性的体验世界。后一部分心理体验通过投射机制，大多被投射到外部，表现为一种弥漫的恐慌，最终形成一个幻想性的、原始的、迫害性的外部世界。

心理体验的这两个部分最初代表了理想化和迫害性二元单元的平行建立，与独立的通道和相应的认知 - 情感记忆相联系，这些记忆是由各自的自我 - 客体表征单元建立起来的。后来，防御压倒性恐惧的原始心理机制可能会使得这种分裂组织被防御性维持下来，从而形成一种依赖于分裂、投射性认同、否认、原始理想化、贬低和全能控制等原始防御的性格结构，正如 Melanie Klein（1946/1952, 1957）及其学派所描述的那样。在临床上，我们可以从严重人格障碍病人的人际行为、某些实验情境（如完全无组织的小型或大型研究团体）以及极度创伤性的社会环境中观察到这些原始的防御操作。

然而，在正常情况下，当积极经验占主导地位，婴儿对一个充满爱和可靠的客体关系世界产生基本信任时，这种经验和逐渐占主导地位的低情感激活学习环境就会促进婴儿将积极和消极、理想化和迫害性的自我和他人表征联系起来。积极经验占主导地位，使消极经验得以被吸收、整合和心智化。通常在生命的第三年到第五或第六年之间，一个整合的自我概念会在一个更现实、更整合的重要他人概念的背景下得到巩固，即发展出正常的身份认同（Kernberg and Caligor, 2012a）。

这一过程的失败构成了身份认同弥散综合征（identity diffusion syndrome）。在这里，理想化和迫害性的经验领域永久性地分裂开来，干扰了自我概念和重要他人概念的整合。身份认同弥散综合征在临床上表现为病人无法向观察者连贯、整合地描述自己和生活中重要他人的情况（Kernberg and Caligor, 2012a）。这种能力的缺乏在精神病理学上反映为一种混乱的行为模式、严重的不安全感、快速波动的自我评估和自尊程度，以及对自己主要兴趣和投入的不确定性。同样，这些病人在对工作或职业的投入，以及对亲密成熟关系的投入（其中性与爱不必相互割裂）方面也表现出极大的困难。这些病人与重要他人的人际关系不稳定且混乱，因为他们严重缺乏深入评估他人的能力，他们内心对自我和他人的感知会发生迅速转变。

正是这种结构上固化了的自我与重要他人表征的缺乏整合，代表了各种严重人格障碍原型的主要病因特征。我们将这些病人称为边缘人格组织（borderline personality organization）。与此不同的是，神经症性人格组织（neurotic personality organization）指的是那些虽然仍然表现出明显的僵化、防御性、病理性的性格特征，但却没有出现身份认同弥散综合征的人格障碍。因此，这种类型的人格组织代表了程度较轻的人格障碍。

从这个角度来看，DSM-5在人格障碍的分类中提出将身份认同病理（identity pathology）作为人格障碍严重程度的核心标准，其定义是缺乏自我整合和自我意志（self-determination），以及与他人关系异常，其特点是缺乏共情和亲密的能力，这显然与身份认同弥散综合征相对应（Kernberg and Caligor, 2012a）。

整合的道德价值体系（超我）

在探讨了以气质、性格形成和身份认同为代表的人格构成要素之后，我现在要回到内化的"道德"结构的建立上来，这体现在对道德价值观，以及在与重要他人的关系和一般社会生活中普遍接受的道德原则的承诺。这种价值体系和道德承诺和与周围人类社会直接互动的实际要求不同，并超越这些要求。人格的这个组成部分大致相当于弗洛伊德理论中的超我。同样，弗洛伊德理论中的本我或动力性无意识（dynamic unconscious）相当于原始的攻击性、性和依赖渴望所构成的整体，以及与之对应的渴望和恐惧的原始客体关系，随着自我认同的巩固，这些渴望和恐惧在意识中无法被接受。对这些无法忍受的欲望和恐惧的主动排斥，往往会通过压抑和其他依赖于自我认同的高级防御操作，将它们从意识中消除。从人格组织的角度来看，弗洛伊德的自我是以身份认同的功能为中心的，也就是说，它是由一个整合的自我及其周围内化的、整合的客体表征世界构成的。换句话说，自我及其内部的客体关系世界最终支配着性格特征的组织，这些性格特征使个体和谐地激活与重要他人之间有效、亲密、共情和稳定的关系。

超我是一个复杂的结构，它的病理是人格障碍严重程度和心理治疗预后的一个重要指标。从伦理价值体系相应内化的角度来看，我认为 Edith Jacobson（1964）的研究已经阐明了这部分人格形成的发展阶段。以下是她的总体结论的简要概述。Jacobson（1964）提出，超我最早的前身是亲子互动中的早期禁令的内化，其信号是母亲明确的、家长式的"不！"，这通常是对婴儿某些行为的回应，这些行为可能对婴儿构成危险（至少在母亲看来是这样）。这种早期禁令在消极高峰情感状态（这些消极情感属于早期经验中的迫害性部分）激活下，由于投射机制和外部挫折的结合，而被幻想性地扭曲。在这种投射机制的作用下，婴儿对禁令的错误理解和解读被放大了。内化禁令的早期消极层面激发了原始的、隐含着生命威胁的危险和惩罚幻想，主要围绕着在依恋-分离恐慌系统激活的影响下的被遗弃的威胁。这些禁令的内化意味着个体接受它们作为一种保护机制，以抵御更大的被抛弃甚至被毁灭的威胁。显然，在遭受严重创伤、身体虐待、性虐待或长期目睹身体虐待/性虐待的情况下，这种早期消极内化的基本生存威胁感可能会比普通情况下更为突出。

这第一层最早期、最原始的内化禁令开始影响婴儿早期经验中的积极和消极部分，随后在积极的高峰情感状态激活下，以及在部分低情感激活条件下，逐渐出现第二层经验，反映了环境对婴儿"好"行为的要求。父母对婴儿行为的赞赏（刺激、奖励和欣赏）会促进婴儿的这些行为，使他们认为这些行为是与奖励相关的理想行为。这一层构成了早期的自我理想（ego ideal），它既是对重要他人理想形象的要求和奖励的内化，也是在自我的理想化和迫害性部分逐渐淡化和整合的条件下，发展出更现实的"理想"自我表征的结果。

自我理想作为一种内化结构的建立，强化了一种安全感、内在的"好"以及与重要他人的温暖联系。这种结构逐渐能够中和超我中最原始、最具迫害性的经验部分。在生命的第二年和第三年，最原始的迫害性经验和次级的理想化经验，即现实的、幻想的、渴望的、恐惧的要求和禁令之间，会发生一个整合的过程。这种消极经验的中和往往会减少投射过程，并促进第三层要求和禁令的内化。这就是弗洛伊德所说的俄狄浦斯情结的高级发展状态，大约在生命的第四年到第六年之间得到巩固（Freud, 1923/1961）。

这第三层更现实的内化要求和禁令已经包含了许多来自家庭的期望，反映了直接社会环境的文化期望及其特定的民族、社会、国家、宗教或种族传统和偏见。到了学龄初期（传统精神分析理论中的潜伏期），在第三种更现实、更复杂的价值体系的主导下，这些内化价值体系已经充分整合，使儿童得以加入社会共享的价值体系。这个体系从正义、关心他人以及对自己的行为负责的角度来规范个体的行为。

在青春期之前的几年里，超我逐渐经历了去人格化、抽象化和个体化的过程。换句话说，价值体系的抽象/一般整合不再与任何特定父母形象的要求或禁令具体联系在一起（Jacobson, 1964）。现在，幼年时期的深层无意识倾向，以及后来在家庭、学校和社会群体中获得的对价值体系的前意识和有意识认同，都构成了青春期儿童的特征。最后，到了青春期早期，随着强烈的性冲动被激活，童年时期的性冲动、性幻想、性恐惧和性渴望被重新激活、深化和扩展，再加上第二性征发育的影响，一个深刻的转变发生了。现在，在本能欲望的综合影响下，为了使本能欲望与青少年的身份认同和性格形成相协调，以及与已发展和整合的超我所反映的有意识和无意识的价值体系相协调，婴儿期对性和攻击的禁令必须进行一定程度的修改，以符合亲密关系中更成人化的要求。简而言之，一套内化道德原则的形成源于内化客体关系的某些特定方面，在这些方面，各种不同水平的要求和禁令促使儿童对家庭和社会环境中的道德和伦理价值观产生认同。

在病理情况下，不同严重程度的人格障碍可能会影响这种内化道德价值体系的整合，进而影响不同程度的精神病理学的发展。在严重的攻击性冲动的支配下，身份认同的弥散可能会固化下来，这种攻击性冲动可能是由遗传决定的，也可能由气质决定的消极情感占主导，以及缺乏对情绪的认知控制和情境化，或者是严重病理性的依恋经历，或者是婴幼儿时期的创伤。身份认同的整合缺陷会对超我系统不同层次的整合产生消极影响。第一层超我——迫害性超我——被攻击性内化客体关系过度支配；自我理想层面的相对薄弱干扰了这两个层面的整合，导致第一层，即具有迫害性的超我层面持续占据主导地位。第三个更高层次的道德价值观的建立也受到了影响，这是早期超我的消极特征被过度投射的结果。在临床上，这种情况容易使个体产生自洽（ego-syntonic）的攻击性反社会行为。

事实上，反社会行为的发展是最严重的边缘人格组织的主要并发症，标志着心理治疗的不良预后。它损害了病人与他人建立关系的能力，也损害了病人对表达自己情感需求的正常调节。与此相反，在身份认同正常发展的情况下，超我的整合会受到积极的影响。在超我整合正常进行，但存在对本能冲动的过度内疚的情况下，早期的超我水平可能会"污染"自我理想，发展出施虐式的完美要求。在这种情况下，超我第三级发展过程中对婴儿期性行为的禁止可能会显得过于严厉，甚至是暴力的，因此，整合后的施虐超我可能会抑制性攻击性和依赖冲动，从而导致形成一种防御性的人格结构，这种结构是高水平人格障碍（神经症性人格组织）的特征。

我们可以用一种简化的方式来概括不同严重程度的人格障碍的主要病因特征，即在边缘人格组织中，围绕攻击性冲动的冲突（无论其起源如何）占主导地位。在更高的发展水平上，随着正常身份认同的建立，神经症性人格组织的病理主要是围绕婴儿期的性和依赖的冲突（Kernberg and Caligor, 2012a）。显然，这是一种非常笼统的说法，其中包含了个体在历史和发展方面的广泛差异。

智力

人格的最后一个主要组成部分是个体的认知能力，即智力，尤其表现在所达到的抽象水平上。人们普遍认为，智力水平取决于遗传和早期经历。对认知过程和语言发展的刺激，以及对儿童动机、思维过程和幻想发展的明确关注，对认知能力的发展有着根本性的影响。一般来说，高认知能力使儿童对环境产生更真实、更微妙的感知，并有能力对认知线索做出适当的反应。由基因决定的前额叶和眶前皮质、前皮质中线结构以及语言脑中枢的发育对意志控制（effortful control）和参与调节情感反应产生了强有力的影响（Silbersweig et al., 2007）。

在这方面，认知控制可能会减轻严重创伤环境的影响，但在严重病理性的情况下，智力甚至可能会通过对威胁环境的复杂扭曲认知解读，而放大创伤。相反，对病态性格特征进行合理化的认知系统可能会有力地强化严重人格障碍病人的错误适应策略。在临床实践中，我们发现在不同严重程度的人格障碍病人中，有智力非常高的病人，也有智力非常低的病人。智力对心理治疗的指征具有积极的预后意义，当然，对教育发展和工作或职业方面的一般社会适应水平也具有积极的预后意义。

从正常人格的发展和人格障碍的病因来看，我们可以将心理生活分为两个一般的组织层次：第一，神经生物学发展水平决定了一个人通过心理生活表现出来的基本神经生物学结构组织，特别是感知和记忆的发展、意识的激活，以及根本上的情感系统的发展，后者保护着内环境稳定（homeostasis），并构成了客体关系的主要动机。在心理发展的这一基本层面上，还必须加上纯粹象征性的、心理内部层面的第二层组织，我们可以将其描述为：个体逐步建立起以身份认同为核心的内部世界，以及对重要他人世界的现实感知和投入。这个内部世界组织了个体对基本本能需求、自主性和自我肯定的满意表达，同时也组织了他与周围社会世界的满意和有效的关系。这包括性和浪漫的亲密关系、友谊和承诺，以及工作和个人创造力的有效性和满足感。由人格障碍所代表的在这一发展过程中所表现出的局限性，现在已经被我们所理解，包括病因、相互作用和组织机制、治疗的潜力，以及我们目前治疗努力的局限性。

参考文献

Akhtar S: Broken Structures: Severe Personality Disorders and Their Treatment. Northvale, NJ, Jason Aronson, 1992

American Psychiatric Association: Diagnostic and Statistical Manual of Mental Disorders, 5th Edition. Arlington, VA, American Psychiatric Association, 2013

Freud S: The ego and the id (1923), in Standard Edition of the Complete Psychological Works of Sigmund Freud, Vol 19. Translated and edited by Strachey J. London, Hogarth Press, 1961, pp 12–66

Jacobson E: The Self and the Object World. New York, International Universities Press, 1964

Kernberg OF: Object Relations Theory and Clinical Psychoanalysis. New York, Jason Aronson, 1976

Kernberg OF: Aggression in Personality Disorders and Perversion. New Haven, CT, Yale University Press, 1992

Kernberg OF, Caligor E: A psychoanalytic theory of personality disorders, in Major Theories of Personality Disorders, 2nd Edition. Edited by Clarkin JF, Lenzenweger MF. New York, Guilford, 2005, pp 114–156

Kernberg OF, Caligor E: Identity: recent findings and clinical implications, in The Inseparable Nature of Love and Aggression: Clinical and Theoretical Perspectives. Washington, DC, American Psychiatric Publishing, 2012a, pp 3–30

Kernberg OF, Caligor E: Overview and critique of the classification of personality disorders proposed for DSM-V. Swiss Archives of Neurology and Psychiatry 163(7):234–238, 2012b

Klein M: Notes on some schizoid mechanisms (1946), in Developments in Psycho-Analysis. Edited by Riviere J. London, Hogarth Press, 1952, pp 292–320

Klein M: Envy and Gratitude. New York, Basic Books, 1957

Konner M: The Evolution of Childhood: Relationships, Emotions, Mind. Cambridge, MA, The Belknap Press of Harvard University Press, 2010

Panksepp J: Affective Neuroscience: The Foundations of Human and Animal Emotions. New York, Oxford University Press, 1998

Posner MI, Rothbart MK, Vizueta N, et al: An approach to the psychobiology of personality disorders. Dev Psychopathol 15(4):1093–1106, 2003 14984139

Silbersweig D, Clarkin JF, Goldstein M, et al: Failure of frontolimbic inhibitory function in the context of negative emotion in borderline personality disorder. Am J Psychiatry 164(12):1832–1841, 2007 18056238

Widiger TA, Mullins-Sweatt SN: Categorical and dimensional models of personality disorders, in The American Psychiatric Publishing Textbook of Personality Disorders. Edited by Oldham JM, Skodol AE, Bender DS. Washington, DC, American Psychiatric Publishing, 2005, pp 35–56

Wright JS, Panksepp J: An evolutionary framework to understand foraging, wanting, and desire: the neuropsychology of the SEEKING System. Neuropsychoanalysis 14(10):5–39, 2012

第 2 章
DSM-5 人格障碍分类的概述与批判

背景

DSM-5人格和人格障碍工作组（APA，2013）在开始工作时提出了几个假设。首先，DSM-Ⅳ分类法（APA，1994）已被证明并不令人满意，因为各种人格障碍之间的共病率很高，而且在临床实践中，最常见的诊断结论是其他方面未特指（not otherwise specified，NOS）的人格障碍。其次，在工作小组内部，长期以来一直存在着一种动力性的紧张关系，一方面，实证研究人员有兴趣为正常人群的人格特征建立分类系统，另一方面，临床医生关心的是开发一种分类系统，以公正对待临床环境中发现的人格障碍群。

许多针对大样本的因子分析研究表明，"五因素系统"在描述决定正常人群人格结构差异的主要维度方面具有一致的结论。这五个维度分别是开放性、尽责性、外向性、宜人性和神经质。与此相反，临床精神病学和心理学不断发现某些病理性人格特征的主要组合，这些组合可以转化为人格障碍的不同类别，尽管其中几个类别的混合特征可能会在某些病人身上出现。这些临床类别具有不同的预后和治疗意义。总之，在参与制定DSM-Ⅲ、DSM-Ⅳ和DSM-5（APA，1980，1994，2013）的委员会/工作组内部，相互竞争的维度和分类系统构成了一种重要的动力。

DSM-Ⅳ是一个纯粹的分类系统，它所描述的10个人格障碍类别代表了差异明显的实体，每个实体都包含了特定数目的特质，这反过来又意味着，任何疾病的诊断均可由这些特质组合而成。其中至少有一些人格障碍具有潜在的异质性，这一事实体现在：根据人格障碍特质的不同组合，会得出不同的人格障碍类型诊断。

DSM-5人格和人格障碍工作组在DSM-5总体领导者的有力指导下开展工作，将DSM-Ⅳ的分类系统转变为维度系统（Kupfer et al., 2002）。除了对DSM-Ⅳ分类系统的不满之外，其他一些基本的考虑因素也发挥了作用。首先，在寻找新的分类系统时，应将具体的行为特征与假定的潜在神经生物学倾向和功能联系起来，并与开发神经生物学和遗传标记的可能性联系起来，以确定特定人格障碍的倾向（Donaldson and Young, 2008）。在这方面，这项工作主要强调研究成果的转化，将精神病理学与神经生物学功能和神经生物学领域的病理学联系起来。其次，虽然不那么明确，但也是一种潜在的意识形态影响，这种取向反映了神经生物学和心理动力学学科之间的持续斗争，以及神经生物精神病学在减少临床心理动力学概念和研究结果对人格障碍分类系统的影响方面日益增长的力量，使其与临床精神病学主要领域的遗传和神经生物学基础知识的急剧增长保持一致（Krueger et al., 2011；Skodol et al., 2011）。

重大妥协方案

有些研究者对正常人群的实证研究感兴趣，他们致力于将这些研究结果与人格障碍的主要原型联系起来；而临床精神病学研究者则试图保留他们认为已得到证实的经验，即DSM-Ⅳ所描述的主要人格障碍类别的有效性。这一妥协包括一个重要的、重大的新进展：研究者就所有人格障碍的共同基本因素达成了一致，后者构成了评估任何人格障碍严重程度的主要标准，该基本因素就是自我的整合或缺乏整合（即个体与他人关系的正常或病理性程度）（Bender et al., 2011）。在这里，人格障碍病人在理解和处理自我以及与重要他人的关系时存在困难这一常识，首次被认定为人格障碍的基本特征。40多年来，心理动力学治疗师一直在观察、描述这一维度，并将其用于人格障碍病人的评估和治疗方法中（Kernberg, 1975, 1980）。

严重人格障碍的治疗：
攻击性的解决与爱的修复

关于主要人格原型的区分，那些希望保留DSM-Ⅳ系统类别的人与希望将五因素模型与病理性人格结构的临床原型联系起来的研究者之间的临床经验之争导致了一种妥协。在DSM-Ⅳ的10个人格原型中，被保留下来的原型都是近年来进行了大量实证研究以支持其保留的原型，而且从其在临床实践中的频率来看，这些原型都具有重要的临床意义（Skodol et al., 2011）。这首先导致分裂型（schizotypal）人格障碍、反社会性人格障碍、边缘性人格障碍、回避性人格障碍和强迫性人格障碍——最初10个类别中的5个，被保留了下来。

这一决定本身已经在工作小组内部引发了严重的紧张和分歧，后来又演变成了某种小型危机，因为自恋性人格障碍是近期大量实证研究的主题，在临床实践中的发病率很高，但却被排除在外！平心而论，可以说这种倾向体现了工作小组中普遍存在的反心理动力学偏见，因为对该障碍的临床描述、心理病理学研究以及对其特征的实证研究大多是由心理动力学取向的研究者和临床医生开展的（Russ et al., 2008）。事实上，自恋性人格障碍在拟提交的DSM-5命名中被恢复，并成为第六个人格障碍类别（Ronningstam, 2011）。

被排除的人格障碍类别

工作小组决定，DSM-Ⅳ中被排除的人格障碍，包括偏执性人格障碍、分裂样（schizoid）人格障碍、表演性人格障碍和依赖性人格障碍，以及DSM-Ⅳ附录中的人格障碍（即抑郁性人格障碍和消极型人格障碍，以及其他方面未特指类别），现在将归入"特质指定型（trait-specified）人格障碍"诊断。这在实践中意味着，临床医生可以选择根据自我病理和与他人关系的病理来诊断人格障碍，并通过使用相应病理特质所包含的特定特征来调整人格障碍的描述，以适应特定病人（Skodol et al., 2011）。

毋庸置疑，将具有长期重要临床观察和特定治疗干预历史的偏执性人格障碍、表演性人格障碍（该障碍与心理动力学文献中描述的从癔症性到表演性或幼稚性人格障碍的广泛病理范围相对应）以及抑郁性人格障碍（该障碍在心理动力学治疗中具有良好的预后）排除在外，可能会引发严重的问题。此外，近些年来没有对偏执性人格障碍进行大规模的研究，这似乎也是将其排除在外的一个有问题的理由。无论如何，从心理动力学分类命名法的支持者的观点来看，恢复自恋性人格障碍研究是一个重大的积极进展，符合临床实际情况。临床医生可能会认为，表演性人格障碍仍然可以被视为边缘性人格障碍的一种较轻的形式，而分裂样人格障碍则是分裂型人格障碍的一种较轻的形式，他们在临床实践中可能会这样提及它们。

对于神经生物取向的人，以及那些偏好维度特质系统的人来说，五因素模型的影响似乎可以通过尽责性、外向性、宜人性和神经质因素分别与某些人格的关系得到相对的保证，后者包括强迫性人格、回避性人格（反映了疏离，是外向性的极端反面）、作为对抗表达的反社会性人格（是宜人性的极端反面）和作为神经质表达的边缘性人格障碍（在消极情感意义上，反映了情绪调节障碍和不稳定）。由于尽责性被认为是去抑制（反映为冲动性）的对立面，这将表明人格障碍与五因素模型之间的另一种关系（Widige, 2011）。还应指出的是，"开放性"因子——实际上反映了对不寻常、特异、怪异想法的开放性——似乎与分裂型人格障碍有关，但这一因子在方法论和概念上引起了足够多的问题，因此被放弃了。一个新的因子"精神病性"被认为代表了反映在分裂型人格障碍中的人格维度。总之，除自恋性人格障碍外，五因素模型可以通过这些因素在临床表现中的直接体现或通过其两极对立面的表达方式，与DSM-5中包含的人格障碍的基本人格领域相关联。

总体的人格替代模型

总之，DSM-5人格障碍替代模型包括两个基本评估：1）人格功能水平量表，包括自我评估和人际功能评估；2）6个选定的特定人格障碍类别的诊断标准。

自我体验的病理程度评估包括以下内容：

1.身份认同：自我体验是独特的，自我与他人之间有明确的界限；自尊和自我评价的准确性；调节各种情绪体验的能力。

2.自我导向（self-direction）：追求连贯而有意义的短期目标和生活目标；利用建设性和亲社会的内部行为标准；有效的自我反思能力。

人际功能评估包括：

1.共情：理解并应用他人的体验和动机；容忍不同的观点；理解自己的行为对他人的影响；

2.亲密：与他人建立积极联系的深度和持续时间；亲密的愿望和能力；人际交往行为中体现的相互关心。

简而言之，人格功能连续谱的核心组成部分是身份认同、自我导向、共情和亲密，相应的量表区分了五种受损程度，从几乎没有受损（健康功能）到极度受损不等。

六种特定人格障碍类型（反社会性、回避性、边缘性、自恋性、强迫性和分裂型）的诊断标准由自我所反映的人格功能水平（A标准）和相应的特定病理性人格特质（B标准）来定义。此外，所有被废弃的类别、DSM-Ⅳ附录中的类别以及其他方面未特指类别，现在都将被归类为以某些特质的特定组合为主的人格障碍，而不再需要其他方面未特指类别。

一些批判性思考

在我看来，这些决定的主要创新性贡献和优势在于，在评估人格的正常或病理性程度时，姗姗来迟地认识到了自我体验以及与重要他人关系体验的基本性质。Erik Erikson 早在多年前就在精神分析文献中提出了"身份认同弥散"

（identity diffusion）的概念，与之形成鲜明对比的是，"整合的自我"概念是评估人格障碍的核心议题。身份认同是人格的一个基本结构，它决定了人格障碍的性质和严重程度。现在提出的身份认同和自我导向诊断标准，准确地反映了自我的这一方面。与他人的关系，正如DSM-5所认识到的那样，与自我的整合程度密切相关，我还想补充一点，它反映了重要他人表征的整合，这种整合隐含在DSM-5替代模型现在所定义的共情和亲密的实际能力中。

值得注意的是，人格障碍的基本特征主要是根据病人的主观体验来描述的，这是人格评估中一个非常重要的方面，它补充了对病人实际人际和社会功能的分析。关于依恋的研究提供了客观证据，证明了最早与重要他人的关系的密切联系，这些关系的内部模型作为自我和客体表征的相互二元集群建立起来，而精神分析理论则提供了一种解释性理论，说明了这些早期的心理内部结构是如何分别整合成自我和重要他人的整合概念的（Kernberg, 2006）。

保留人格障碍的六大诊断类别，尽管是为了将它们与主要以特质为导向（trait-oriented）的心理学联系起来（这里包含了一种预期，即它们与神经生物学功能和潜在的遗传倾向有直接的线性关系），但这确实反映了临床上占主导地位的人格障碍类别，保留这些类别的决定似乎是合理的。然而，从 DSM-Ⅳ中删除其他四个类别的做法却引起了人们的质疑。如果这些人格类型与临床密切相关，因此在人格障碍的一般鉴别诊断和治疗方法中非常重要，那么近年来没有关于这些其他人格类型的实证研究似乎不足以成为取消它们的理由。例如，偏执性人格障碍很容易被大多数临床医生识别出来，而且在许多国家的精神病学文献中都有描述。但是，即使它们在临床实践中的诊断使用率低于那些被保留下来的人格障碍，只保留最常见的病症，而摒弃不太常见但在临床上有鉴别作用的病症，这种做法是否明智也值得商榷。在其他医学领域，我们是否会仅仅因为确诊的病例很少而将相对罕见的疾病类型排除在外呢？

被排除在外的人格障碍的另一个问题是，有些人格障碍代表了潜在病症的较轻形式，排除这些病症并不能完全反映某些相关人格障碍的连续谱。因此，如前所述，表演性人格障碍可能是边缘性人格障碍的一种较轻形式，但其预后和治疗指征却有所不同。分裂样人格障碍也是如此，它被合理地认为是分裂型人格障碍的一种不太严重的形式，后者受到精神分裂症遗传易感性的严重影响，但前者受到遗传易感性的影响较小。在此，我们将讨论 DSM-Ⅳ 和 DSM-5 工作组都没有探讨过的一个领域：分裂样人格障碍和分裂型人格障碍、表演性人格障碍和边缘性人格障碍等人格障碍群组之间的维度关系，以及自恋性人格障碍和反社会性人格障碍之间未被承认的关系，后者是一种极其严重的病理性自恋，自恋性人格的症状是其特征的一个重要方面。我在这里提出的是，各种人格障碍之间的关系存在一个维度方面，这本身就证明了结合类别和维度特征的人格障碍分类是合理的（Kernberg and Caligor, 2005）。从这个非常笼统的观点出发，DSM-5 采用这种结合的"混合"模式似乎是合适的。

从个体人格障碍的特殊结构的角度来看，将五因素模型作为大量正常人群描述性研究的代表，与临床观察到的人格障碍原型联系起来的努力可能会受到质疑：无论其神经生物学或社会心理倾向如何，人格障碍的性质可能反映了人格特质集群的组织，而这些人格特质集群与正常人群中在统计学上占主导地位的特质集群（五因素系统）可能没有任何心理病理学上的相关性。五因素系统与所保留的人格障碍的本质之间的假定关系似乎相当勉强，"开放性"因子根本不相关，而为了找到与分裂型人格障碍的可能联系，需要建立一个新的因子——"精神病性"，这似乎很好地说明了这一点。

神经生物学和主观心理内部结构的双层结构

在我看来，对 DSM-5 人格障碍替代模型的概念基础的最重要的批评涉及一个基本假设，即特质（trait）方法与类别（categorical）方法不同，前者能够在具体的人格特质与潜在的神经生物学机制之间建立直接的关系。当然，所有的心理功能都与潜在的神经生物学机制有关：我们现在已经知道，主观性和意向性显然依赖于中枢神经系统的复杂结构安排，而大脑不同区域的功能与人类心理的主观和行为方面之间存在着具体的联系。催产素等神经递质在激活依恋系统和影响性生活激情方面的功能就说明了这种关系：自我的定向（orientation）与其直接的心理环境及其对情感控制的影响，与内侧前额叶皮质和扣带前部的功能有关，这一点已得到明确证实。在我们自己对边缘性人格障碍的研究中，我们发现杏仁核的过度活跃，再加上前额叶和眶前皮质的主要抑制作用，使这些病人有别于正常对照组受试者。大量文献证实了这些发现（Silbersweig et al., 2007）。

然而，我们也了解到，中枢神经系统的运作并不是通过特定结构或神经递质的孤立激活，而是通过多种结构的综合激活。例如，情绪失调取决于边缘区域（海马体和杏仁核）、皮质区域（尤其是前额叶和眶前皮质以及前扣带回）甚至更广泛的区域（包括脑岛以及顶叶、颞叶和枕叶皮质的各个方面）的激活之间复杂的相互作用。我们也有证据表明，某些关键的心理功能反过来又来源于底层心理结构的组织，如自我的概念，它来源于自我反思中心的整合，这些中心提供了关于身体在空间和时间中的位置、语言自我（linguistic self）的信息、历史自我（historical self）的状态，以及评估别人对自己的看法。换句话说，尽管所有这些心理功能都源于神经生物学基础，但它们反过来又在心理层面上被组织起来。我认为，对个体行为的主观意向性的研究必须考虑两个层面的有机组织：一个是基本的神经生物学层面，另一个是衍生的、继发的、象征性的或心理层面，正如最近的研究表明的那样，后者反过来可能影响底层神经生物学结构的功能。

这种双层神经心理学组织的概念化，对我们按照孤立的多重特质相互作用的线性概念来组织人格障碍的命名提出了严重的质疑，这些特质被认为在功能上几乎是等同的。这个问题清楚地反映在人格障碍的主要维度（即自我的整合）上，它一方面体现为身份认同和自我导向，另一方面体现为共情和亲密。

结论

我认为，DSM-5替代模型中的人格障碍分类与DSM-Ⅳ相比有了重大改进，它增加了自我的病理和与他人关系病理的严重程度作为核心标准，并在这方面纳入了精神分析客体关系理论的研究成果和临床贡献。在DSM-Ⅳ的10个类别中保留6个类别的决定是明智的，这将使有关这些领域的研究具有连续性。取消其他4个类别在我看来是有问题的，但也许在实践中可以通过对那些同样符合标准A（关于身份认同）但无法归入被保留的6个类别的人格障碍中相应的、主要的特质进行分类来弥补。在我看来，新分类法的主要问题并不在于其形式的决定——到目前为止，人们已经就其形式达成了一致，而在于尚未触及的概念和方法问题，即如何处理源自两个相互关联的心智组织层面的人格障碍倾向：一个是基本的神经生物学层面，另一个是象征或心理层面（Kernberg, 2012）。实现这种整合是未来研究的一项任务。

参考文献

American Psychiatric Association: Diagnostic and Statistical Manual of Mental Disorders, 3rd Edition. Washington, DC, American Psychiatric Association, 1980

American Psychiatric Association: Diagnostic and Statistical Manual of Mental Disorders, 4th Edition. Washington, DC, American Psychiatric Association, 1994

American Psychiatric Association: Diagnostic and Statistical Manual of Mental Disorders, 5th Edition. Arlington, VA, American Psychiatric Association, 2013

Bender DS, Morey LC, Skodol AE: Toward a model for assessing level of personality functioning in DSM-5, part I: a review of theory and methods. J Pers Assess 93(4):332–346, 2011 22804672

Donaldson ZR, Young LJ: Oxytocin, vasopressin, and the neurogenetics of sociality. Science 322(5903):900–904, 2008 18988842

Kernberg OF: Borderline Conditions and Pathological Narcissism. New York,

Jason Aronson, 1975

Kernberg OF: Internal World and External Reality: Object Relations Theory Applied. New York, Jason Aronson, 1980

Kernberg OF: Identity: recent findings and clinical implications. Psychoanal Q 75(4):969–1004, 2006 17094369

Kernberg OF: Commentaries: the seeking system and Freud's dual-drive theory today. Neuropsychoanalysis 14(1):47–49, 2012

Kernberg OF, Caligor E: A psychoanalytic theory of personality disorders, in Major Theories of Personality Disorders, 2nd Edition. Edited by Clarkin JF, Lenzenweger MF. New York, Guilford, 2005, pp 114–156.

Krueger RF, Eaton NR, Derringer J, et al: Personality in DSM-5: helping delineate personality disorder content and framing the metastructure. J Pers Assess 93(4):325–331, 2011 22804671

Kupfer DJ, First MB, Regier DE (eds): A Research Agenda for DSM-V. Washington, DC, American Psychiatric Association, 2002

Ronningstam E: Narcissistic personality disorder in DSM-V—in support of retaining a significant diagnosis. J Pers Disord 25(2):248–259, 2011 21466253

Russ E, Shedler J, Bradley R, et al: Refining the construct of narcissistic personality disorder: diagnostic criteria and subtypes. Am J Psychiatry 165(11):1473–1481, 2008 18708489

Silbersweig D, Clarkin JF, Goldstein M, et al: Failure of frontolimbic inhibitory function in the context of negative emotion in borderline personality disorder. Am J Psychiatry 164(12):1832–1841, 2007 18056238

Skodol AE, Bender DS, Morey LC, et al: Personality disorder types proposed for DSM-5. J Pers Disord 25(2):136–169, 2011 21466247

Widiger TA: The DSM-5 dimensional model of personality disorder: rationale and empirical support. J Pers Disord 25(2):222–234, 2011 21466251

严重人格障碍的治疗：
攻击性的解决与爱的修复

第3章
客体关系理论的神经生物学基础[①]

下面将概述目前神经生物学对婴儿早期发展的理解，这些理解与当代精神分析客体关系理论的假设相关。我将简要回顾神经生物学研究的一些主要领域，它们共同为分析内化客体关系的早期发展提供了神经生物学背景和基础。神经生物学发展的相关领域包括情感系统的激活、自我与他人的区分、心智理论和共情理论的发展、自我结构的演变以及心智化过程的发展。

神经生物学基础

人格概念

① 本章最初发表为 Kernberg OF: Neurobiological Correlates of Object Relations Theory: The Relationship Between Neurobiological and Psychodynamic Development. *International Forum of Psychoanalysis* 24(1):38-46, 2015. 版权所有 © 2015 Routledge/Francis & Taylor. 经许可改编。

在第1章中，我描述了人格和人格病理的形成与构成。重复一遍，人格组织的基本组成部分包括气质、性格、身份认同、道德价值体系和智力（Kernberg, 2016）。

气质是由基因决定的，是有机体在情感、认知和行为方面对环境刺激的反应。情感反应是气质的基本方面，从出生起就可以观察到。情感被认为是行为的主要动机，可被归类为涉及各种基本情感组合的系统（Diamond and Blatt, 2007; Krause, 2012）。基本情感系统包括依恋、情欲、战斗-逃跑、游戏-联结、分离-

恐慌和寻求（Wright and Panksepp, 2012）。对刺激满足的特定寻求基于一系列相应的决定情感的神经递质活动的激活。现在，情感被认为是一种复杂的神经生物学系统，它架起了生理和心理体验之间的桥梁，向生物体发出内部的、想要或不想要的主观状态的信号，同时也向婴儿的养育客体发出婴儿情感状态的信号。简而言之，除了直接的行为表现、植物神经系统放电和认知框架之外，情感还具有主观功能和交流功能。认知框架是情感激活的一个重要方面，它以"它在哪里？""它对我是好是坏？"和"我该怎么做？"的方式传递有关刺激物的信息。

从精神分析的角度来看，情感作为主要的动机系统提出了这样一个问题，即驱力在多大程度上是由相应的积极情感（"力比多"）或消极情感（"攻击性"）的整合而构成的，以及情感在多大程度上是这些假定的潜在相应驱力的表达。无论如何，情感启动了自我与他人之间的互动，而这些互动的内化，以情感记忆的形式，决定了内化的行为模型（依恋理论术语）或内化的客体关系（客体关系理论术语）。

情感系统的发展与整合

现在有明确的证据表明，主要的初级情感很早就出现了，在婴儿出生后的头几周和头几个月就会显现出来。神经生物学结构和神经递质系统在婴儿出生时就已建立。这些主要情感包括快乐、愤怒、惊讶、恐惧、厌恶、悲伤和感官兴奋（与身体表面有关，成为性兴奋能力的基础）。每种情绪都由特定的神经递质激活，这些神经递质由生物体内稳态平衡的失衡，以及奖赏性或厌恶性的环境刺激所激活。

我在前面已经提到，情感被归类为几个系统，包括依恋、战斗-逃跑、游戏-联结、分离-恐慌、情欲和寻求。寻求是一种基本的非特异性刺激满足动机，可能依附于上述任何其他情感系统，它提供了一种基本解释，说明为什么在特定的满足或刺激条件下，会出现过度激活厌恶或亲附情感系统的倾向（Wright and Panksepp, 2012）。

控制情感表达的大脑结构集中在边缘系统的各个层次（Roth and Dicke，2006）。下丘脑控制着身体的平衡系统，在调节体温、饥饿、口渴、战斗-逃跑反应和性兴奋方面参与激活积极和消极情绪。情感系统一般分为亲附性和厌恶性两种，这反映了人们趋向于亲附性情境和刺激，远离厌恶性情境和刺激的动机倾向。伏隔核和顶盖参与激活积极情绪，而杏仁核则参与激活消极情绪：外侧杏仁核与恐惧有关，中央杏仁核与愤怒有关。性刺激在间隔腹侧区、终纹腹侧区和下丘脑视前区被激活。

需要强调的是，积极情感激活和消极情感激活的大脑结构是相互分离的，在情感激活的基本层面上，积极情感和消极情感的完全分离已经形成。积极情感和消极情感的整合——无论是在激活这种情感的实际情境的认知框架方面，还是在这种综合情感状态本身的相互调节方面——只发生在更高水平的边缘结构和功能（涉及边缘和皮层的相互作用）上，特别是前额叶和眶前皮质以及前扣带回。在这个一般区域，情感激活整合了当前确定的情感、来自感觉-丘脑信息的相应陈述性或语义性记忆输入，以及部分来自下丘脑、大部分来自海马体情感记忆存储的情感记忆输入。海马体代表了参与记录和保存情感记忆的结构。只有在更高的层次，即前额叶和眶前皮质-前扣带回交界处，积极和消极情感系统才能整合成一个完整的情感认知框架（Roth and Dicke.2006）。

自我的起源：自我反思与整合

自我的主观体验涉及多个独立的大脑结构的激活，这些结构表示自我概念的各个组成部分同时发挥作用（Zikles, 2006）。这些大脑结构包括左右颞顶叶交界处、颞上沟、内侧前额叶皮层和副扣带皮层。此外，涉及双侧颞叶皮质、楔前区和杏仁核的更广泛的网络也被激活。对他人（与自我互动中）的感知涉及背外侧前额叶皮质、后顶叶皮质和颞枕叶皮质。在激活自我与他人互动的完整体验时，各种大脑结构的广泛参与，从主观自我体验的角度反映了"具身自我"（embodied self）的以下功能。

具身自我包括提供一致的主观背景信息和自我体验的实际意识。背景信息包括对自己身体的所有权（源自丘脑皮质系统提供的信息）和内部情感状态。这种状态涉及来自下丘脑和中脑结构（即杏仁核、凹凸核、丘脑周围灰质和延脑）的信息。此外，背景信息还涉及自我在空间中的位置（由上、下丘脑提供）、由镜像系统提供的对自身行为的自主和控制（Gallese and Goldman, 1998），以及最后"心智理论"的认知发展——即明确区分自己的幻想（愿望和恐惧）和现实感知，与对他人思维活动的现实感知的能力（Förstl, 2012）。在所有这些背景信息中，有几项功能只是自我的实际意识：对当前环境的感知和对社会现实的识别；涉及思考、想象和记忆的认知功能；以及反映当前动机的情感系统。

简而言之，自我概念的心理持久性对应的是一种神经生物学潜能，当我们唤起自我体验时，这种潜能会瞬间闪现。关于在不同环境下整合不同的自我体验，需要重申的是，只有前额叶皮层-前扣带回系统能够整合积极和消极的自我情感体验，而这种整合不能发生在下丘脑、杏仁核或海马体的水平上，因为在这些水平上，积极和消极的情感系统是分开运行的。

就自我整合的发展阶段而言，我们可以定义一个早期的原型自我（proto-self），它是由身体的内稳态决定的；一个核心自我，涉及有意识地将自己置于空间和时间中；以及一个成熟、稳定的自我概念，包括自传体记忆、预期、语言自我、心理自我和社会自我。参与这种整合的核心神经生物结构是腹内侧前额叶皮质（ventromedial prefrontal cortex, vmPFC）和前扣带回皮质（anterior cingulate cortex, ACC）的交界处。vmPFC/ACC 在自我所有组成部分的神经生物学整合中发挥着核心功能。

自我与他人分化的早期发展

人们普遍认同并广泛证实了婴儿早期对自我和他人的认知分化能力，包括在出生后6~8周内出现这种分化的经典证据（Gergely and Unoka, 2011; Roth, 2009）。此时，婴儿对有生命的面孔和无生命的图案表现出不同的反应，并能将母亲的声音与其他声音区分开来。他们对"非我"的互动体验表现出微笑的反应，并具有多模态转移的能力——即在视觉上辨别一个物体与另一个物体在形状上的不同，而此前他们在嘴里含着该物体时可以体验到这一点。婴儿还能跟踪视觉刺激物的移动和大小。这些早期迹象表明，在出生后6个月到18个月期间，区分源自自身的经验和外部经验的能力得到了显著发展。

6个月大时，婴儿会进一步辨别他人的面部表情是否代表了某种情绪。6个月到2岁时，婴儿开始有能力把他人的动作理解为一种欲望的表示。12个月到14个月时，婴儿可将注视感知（gaze perception）理解为一种兴趣的表示；12个月到18个月时，有证据表明婴儿可将心理状态归因于他人，主要是等同（equivalency）。这意味着，在所有这些功能中，婴儿早期都会把心理状态归因于他人，但在高峰情感状态下，这种归因会被把婴儿体验到的相同情感归因于他人所掩盖。到了第三至第四年，婴儿开始有能力将复杂的信念归因于他人，而在第三年末和第四年初之间，婴儿开始有能力将错误的信念归因于他人（与儿童对当前情况的真实了解形成对比）（Förstl, 2012）。

理解他人的能力在很大程度上取决于Gallese所说的镜像神经元系统（Gallese and Goldman, 1998）——即在神经元层面上对他人的行为、认知和情感进行内部复制。这种复制与实际的人际互动一样，决定着社会认知的发展。语言能有力地强化情感识别的作用。在18个月到3岁期间，语言自我的发展有助于明确区分"我"和"你"。在24个月到36个月期间，消极（negativism）能力得到了发展，但整合母亲的好坏形象的能力也得到了发展，这表明客体一致性（即积极和消极情感关系的整合）的实现。最后，在3到5岁之间，私人自我（private self）得到全面发展，所有这些系统在发展对自我和他人的理解时，都有助于加强心智理论的能力（Gemelli, 2008; Newen and Vogeley, 2012）。

共情与同情

共情能力必须与心智理论能力区分开来。共情包括感受他人的感受、了解他人的感受，尤其是对他人的痛苦感同身受。共情涉及激活多个大脑结构：脑岛前部、vmPFC/ACC、外侧前额叶皮质和小脑。外侧前额叶皮质是对他人进行共情性的评估的核心。此外，脑岛前部在对社会情境的一般识别方面也发挥重要作用。

共情似乎依赖于多种大脑功能——首先是传染（contagion）。从婴儿出生后的最初几周开始，通过目前尚不清楚的机制，就可以观察到婴儿之间的情感传染，这种传染可能根本不涉及镜像系统，而是构成了一种古老的系统发育的皮质下系统。此外，门控功能（gating function）也可能在共情的激活过程中发挥作用，通过这种功能，与依恋、游戏联结和情欲刺激（即所有积极的、亲附性的情感系统）相关的情感决定了婴儿对他人的强烈关注。最后，共情受到镜像神经元系统的强烈影响：首先，皮质（原始）镜像系统参与其中，但随后，广泛分布的镜像功能（涉及岛叶、顶叶和颞叶皮质）促成了一般的认知-情感识别系统。

有证据证明，婴儿的共情能力在很早就已形成（Bråten, 2011; Richter, 2012）。通过观察12到14个月大的婴儿在另一个表现出消极情绪或痛苦的婴儿面前的反应，可以将婴儿分为四种类型：1）帮助型婴儿，他们会试图去帮助另一个看上去受苦的婴儿；2）受影响但不帮助的婴儿，他们会关注对方但不会干预；3）困惑型婴儿，他们不会做出反应，但会以某种方式与受苦的他人产生共鸣；4）冷漠型婴儿，他们也会在镜子面前表现出不认识自己（non-self-recognition）的反应。

一般来说，共情似乎起源于情感过程，但随着认知的发展会逐渐变得丰富（Roth and Dicke, 2006; Zikles, 2006）。起初，情感激活的结构参与其中，如脑干区域、导水管周围灰质、杏仁核、纹状体、隔区、下丘脑和自主神经系统。逐渐地，认知过程的基础结构越来越多地参与其中，包括旁边缘区、扣带皮质、脑岛和眶额区。总之，共情能力的产生有其遗传根源，但它与情感发展和自我与他人的分化密切相关。

精神分析客体关系理论

基本的发展概念

    精神分析客体关系理论的所有主要变体，都与当代精神分析理论和技术的主要发展相一致。它提出，自我与他人之间的重要关系的内化是人类心智的基本构件（Kernberg, 2004）。这种重要关系以自我和客体表征的二元单位的形式内化，并通过体验到的情感联系在一起，构成了心智的基础结构。这些二元单位的巩固和逐步整合成为更复杂的上位结构，从而形成了自我、超我和本我的三元结构。换句话说，精神分析客体关系理论提出的基本心理结构，实际上是由内化的二元客体关系结构和随后的三元客体关系结构通过不同程度的整合而构成的。这一理论最早由Fairbairn（1954）和Melanie Klein（1946/1952）提出，Edith Jacobson（1964）和Margaret Mahler及其同事（1975）也以不同的方式在自我心理学中提出了这一理论。文化主义和关系精神分析方法的多位学者也以不同的方式提出了这一构想（Kernberg, 2011）。这些基本的内化自我-客体表征配对中嵌入了高峰情感状态（包括积极的和消极的），分别决定了"全好的"和"全坏的"，以及"理想化的"和"迫害性的"心理结构。Bowlby和Ainsworthy正是从行为的角度将这些假定的心理结构客观化，从而发展出了当代依恋理论，后者是在早期母婴关系影响下建立起来的内化客体关系的行为对应（Diamond and Blatt, 2007）。

    精神分析客体关系理论意味着两个基本的发展水平。首先，在高峰情感状态的主导下，建立起双重心理结构。一方面，在强烈的积极、亲附性情感状态的影响下，理想化的自我表征与理想化的他人（婴儿和母亲）相关联的心理结构发展起来；另一方面，在强烈的消极、厌恶、痛苦情感的支配下，与之相反的二元关系也会发展起来，这种二元关系是由挫折性或攻击性的他人表征与受挫的、愤怒或痛苦的自我表征之间的关系构成的（Kernberg, 2004）。这种将所有好的客体关系和所有坏的客体关系完全分开内化的机制，导致了一种以原始分离（primitive dissociative）或"分裂"机制为特征的心理内部结构。除了原始分离或分裂机制本身，还衍生出投射性认同、原始理想化和贬低、全能和全能控制以及否认等心理机制。

与在高峰情感状态下的早期发展不同，在相对低情感状态下的早期发展将受到可用认知功能、了解现实的本能（寻求系统）冲动的控制，这将使婴儿形成对有生命和无生命现实的早期概念和理解，这些概念和理解将与情感体验的分裂系统并行发展。在我所描述的这个早期阶段，婴儿还没有能力形成整合的自我概念或对重要他人的整合看法。根据相应的理想化或迫害性的高峰情感状态，重要他人的表征也会像自我表征一样被分裂或解离。在这方面，"迫害"一词指的是在这种消极或厌恶的状态下，将痛苦或愤怒状态或一般的"坏"归因于重要他人的相应意图。然而，在低情感状态下，更现实的外部现实表征正在建立起来，从而在下一阶段（或第二阶段）的发展中与内在客体关系的形成相结合。

在第二个发展阶段，即在出生后的头3年里逐渐出现的阶段，对周围世界的现实认知理解能力的逐步发展，特别是好的体验比坏的体验更占优势，促进了对立情感体验的逐步整合（即容忍同时意识到好的和坏的体验）。这种对矛盾情感的容忍能力的发展，即对同一外部客体的积极和消极情感关系的结合，逐渐带来了一种自我和重要他人的整合感，或者换一种说法，促进了正常的自我认同。这第二个发展阶段与克莱因理论中的"抑郁心位"相对应。它标志着正常心理功能的发展，或在神经症性组织水平上的中等病理状态。与此相反，边缘人格组织的性格病理发展则对应克莱因的"偏执-分裂心位"。边缘人格组织是一种严重的人格障碍，其特征在于缺乏身份认同的整合或是一种身份认同弥散综合征，以分裂为中心的原始防御操作长期占主导地位，以及在人际功能的微妙方面存在缺陷，现实检验存在一定的局限性。

精神分析客体关系理论认为，从边缘人格组织到神经症性和正常人格组织的转变，也对应着从原始防御操作为主，到以压抑及其相关机制为中心的高级防御操作的转变，包括更高水平的投射、否定、理智化和反应形成。这种更高级的发展水平体现在被压抑的、动力性无意识（即本我）的明确划分上，这种无意识（或本我）由不可接受的内化二元关系构成，反映了无法忍受的原始攻击性和婴儿期性欲的各个方面。这时的自我，包括着整合的、有意识的自我概念和重要他人的表征，以及升华功能的发展，这些功能反映出对性、依赖、自主和积极的自我肯定等情感需求的不适应表达。内化的客体关系，包括在婴幼儿早期与其社会心理环境（尤其是父母）的互动中传递出的道德要求和禁令，被整合到超我中。层层内化的禁令构成了这种后来的结构和理想化要求，并被转化为一种人格化、抽象和个性化的个人道德体系（Kernberg, 2004, 2012a）。

关于客体关系与神经生物学结构的关系，我们的一个基本假设是，内化客体关系的二元单位反映了婴儿从出生后最初几个月开始发展出的自我与他人的分化，而且自我和他人的表征在高峰情感状态的作用下被连接起来。我们推测，这种自我和客体表征的单位会被内化为情感记忆。自我和客体表征从分裂或"部分"，到整合为"总体"或整体表征，这将取决于积极关系的主导地位和相应的积极心理体验。否则，这种整合就会受到内化客体关系中消极部分占主导地位的威胁。在这种情况下，为了防止关于现实的消极看法对心理体验造成灾难性的"淹没"，一种防御性固着就会在原始分离或分裂的早期阶段出现，从而导致身份认同弥散综合征。

分裂的原始心理机制及其衍生物有其生物学基础——皮层下边缘系统，它的发展促进了积极和消极情感系统的分离，而它们的潜在整合将依赖于这些分离的情感体验之后在皮层水平得到处理（Roth, 2009）。更一般地说，客体关系理论所代表的心理内部结构反映了有机体组织的第二层级的心理内部水平，而初级的神经生物学水平是其基础。最新的关于婴儿早期发展的神经生物学知识表明，精神分析客体关系理论的理论假设是合理的，这些知识或许也能够为人格组织的发展理论提供神经生物学基础（Gemelli, 2008）。积极和消极的情感在大脑的下边缘水平上被严格地分离开来，只有在前额叶、眶前皮质和前扣带回水平上通过情感认知体验的阐述，才能得到整合。这一事实为精神分析客体关系理论的基本原理提供了支持。

心智化再论

心智化是指依据有意的心理状态（信念、欲望、恐惧），对自我和他人的行为进行现实的解读，以及对体验到的这些心理状态进行反思的能力。心智化是自我和他人的认知性区分、情感状态的认知情境化、心理理论的发展、共情和自我整合的逐步发展的结果（Kernberg, 2012b）。根据以上所述，我们可以将心智化过程分为两个阶段：在早期阶段，对当前情感状态的理解是在直接的客体关系的基础上发展起来的；在后期阶段，对这种直接客体关系的理解可能与当前社会背景下的自我经验背景和他人经验背景有关。换句话说，能够反思当前互动的意义并不等同于能够在与当前互动截然不同和相反的条件下发生的相关情感互动的记忆影响下修改该意义。在身份认同弥散的条件下，这第二种功能，即根据所反思的过去对当前的互动进行语境化的能力，会受到严重干扰。如果未整合的"受迫害"体验比"理想化"体验占优势，个体就容易对当前的人际互动做出消极的扭曲解读，这种扭曲会通过分裂、投射性认同、否认、全能控制和贬低等原始防御操作的激活而得到加强，从而可能引发导致病理性互动的恶性循环，这再次确认了被分裂出来的消极体验。

边缘性人格障碍：边缘人格组织病理下的典型人格障碍

神经生物学特征

有证据表明，边缘性人格障碍具有遗传易感性，这反映在强烈的家族聚集性和由遗传决定的血清素转运基因功能的降低。边缘性人格障碍病人还表现出注意控制网络的缺陷，前额叶区域活性低下，ACC、vmPFC、中脑和腹侧纹状体异常。我们观察到大脑皮层和皮层下中线结构的功能减退，以及对情绪（尤其是消极刺激）的"反射性"反应，以及杏仁核活动过度的证据，后者表明消极情感的增强。简而言之，这些病人的神经生物学缺陷和大脑结构的改变，明显影响了情感体验中积极和消极部分的正常整合（Siever and Weinstein, 2014; Sokol and

Gunderson, 2008）。

严重的童年创伤

边缘性人格障碍病人表现出严重的童年创伤和性虐待、有问题的养育方式、从童年早期就开始占主导地位的敌意客体关系、不安全的依恋风格，以及有限的象征或反思能力（Koenigsberg et al., 2007）。简而言之，严重的儿童创伤是导致功能障碍的另一个主要致病因素，因为消极情感体验占据了主导地位。

神经生物学特征与严重童年创伤的关系

所有这些特征之间有什么关系？严重的童年创伤强化了遗传倾向，使人的脾气变得更加暴躁，消极情绪反应更加强烈。与执行功能和意志控制的低下（其根源是前额叶和眶前控制中心功能的低下）有关的自我调节缺陷；消极情感占主导地位；以及社会性正强化的失败——所有这些都会导致消极反应占主导地位，从而强烈地导致了行为和冲动控制的缺陷（Sokol and Gunderson, 2008）。

消极情感互动占主导地位，导致病人对拒绝的敏感性增强；由于反思功能不足，病人在处理刺激时产生反射性的反应；与分裂机制占主导地位有关的心智化缺陷——所有这些共同导致了这些病人的冲动性、攻击性、情感失调、异常的人际关系模式和混乱的自我体验（Koenigsberg et al., 2007）。

客体关系理论对理解和治疗边缘性人格障碍的贡献

如果消极的、受迫害的体验占主导地位，正常身份认同的整合就受到阻碍。嵌入在消极或积极的高峰情感背景中的自我-客体表征配对，将保留其中被体验到的情感效价（emotional valence）。当消极体验压倒积极体验时，边缘结构就会通过分裂和投射机制得到维持和强化。这就变成了一个自我延续的过程，在这个过程中，所有的消极情感都被等同于古老的原始经验，从而导致自我与他人的互动被理解为一个受害者与一个迫害者之间的关系配对。最后，为了保持理想化的主导地位，病人不断地试图扭转这种迫害性关系，即成为加害者而不是受害者，这进一步强化和维持了与重要他人之间严重扭曲的不良关系。

为了维持理想化的状态，原始的防御操作会占据主导地位，这阻碍了分裂结构的解决；关于自我和他人的积极和消极体验之间的割裂被防御性地维持下去，导致这种恶性循环被永久化。投射性认同的运作，使病人将攻击性归因于他人。对全能控制的依赖转化为一种对他人的胁迫，这强化了病人与他人的冲突；贬低机制的运作，导致潜在的良好关系被破坏；病人在情感整合方面的缺陷，则使得消极情感的原始特征得以维持，这进一步强化了病人在处理不可避免的消极体验时的冲动性（Kernberg, 2012a）。

边缘人格组织的治疗方法——移情焦点疗法

我们的一般假设是，在边缘人格组织病人的早期体验（无论其起源如何）中，攻击性和迫害性的部分占据了主导地位，这阻碍了他们的身份认同整合，因此我们提出了一种治疗方法，该疗法旨在促进病人的身份认同整合，从而增强他们的认知控制能力。稳定的自我概念将促进病人对他人更细致入微的理解和评估，从而使其社会生活正常化，并改善他们对矛盾心理的容忍。这反过来又能提高病人的情感调节能力，减少冲动（Kernberg et al., 2008）。基于这些假设，移情焦点疗法（transference-focused psychotherapy, TFP）的治疗策略是澄清治疗情境中出现主导情感（包括积极和消极的体验）时所激活的客体关系（移情）。我们试图帮助病人容忍并意识到相互冲突的心理状态。通过澄清并最终诠释相互分离的心理状态，我们促进病人的心智化。在治疗中，这种分离的客体关系的激活往往会在移情中产生"角色反转"。换句话说，如果病人在自己与治疗师的关系中体验到自我-客体角色的互换，那么他就能够逐渐认识到自己在无意识中同时认同了受害者和迫害者，同时理解到自己的理想化具有不切实际的特质，这种特质具有一种保护功能，可以防御病人体验中对立的、消极的部分（Clarkin et al., 2006）。

治疗师在保持技术性中立的同时会维护治疗框架，致力于逐步引入一种"三人心理学"。换句话说，治疗师的特殊功能是作为一个"被排除在外的"局外人或第三方，帮助病人诊断出被分裂出去的理想化状态和受迫害状态，并逐渐将它们联系在一起，指出它们对治疗互动现实的扭曲影响。在这种背景下，治疗师对移情中被激活的客体关系的原始防御和隐喻意义进行诠释，从而帮助病人逐渐容忍这种原始的、分裂的客体关系，并最终形成一种整合的自我概念。与此同时，治疗师的诠释能帮助病人形成关于重要他人的整合概念；用Klein的术语来说，帮助病人达到抑郁心位；也有助于拓展对病人的工作与职业、爱情与性、社会生活和创造力等方面的相应问题的分析，这些议题会在移情中呈现出来。

简而言之，客体关系方法直接处理边缘性人格障碍的性格结构，而不是局限于这些病人的特定症状。在治疗过程中对于情感激活的客体关系含义的澄清，可以增强病人对强烈情感的认知控制，使其修通迫害性关系和理想化关系之间的分裂。原始情感状态的心智化，与对移情中激活的原始客体关系的诠释方法是一致的。通过探索在情感状态激活中起作用的个人意义，可以促进病人复杂情感系统（包括攻击性、性、依赖和自主等）的整合。

在TFP的最新发展中，主要关注的是将不安全依恋的病理性影响正常化。我们要补充的是，所有原始情感系统都参与了这些病人早期经历的重大扭曲，不仅是依恋系统，还有游戏-联结系统，尤其是病人的情欲系统。在TFP中，移情探索的一个重要方面是病人难以将温柔和情欲这两个方面整合起来。治疗的主要重点是帮助病人发展正常的、深入的客体关系，包括正常性行为的发展及其与爱的整合，以及在工作和职业中的投入、胜任和享受的能力。

结论

与我在前面几章中提出的观点一致，我想强调的是，人格发展和人格整合有两个层面——一个是神经生物学层面，另一个是心理/存在层面——它们相互影响，并受到社会心理环境的影响。这与我们对于人格结构、发展和病理的分析息息相关。TFP的最终目标，是直接改变边缘人格组织的人格结构。

Bråten S: Intersubjektive partizipation: bewegungen des virtuellen anderen bei säuglingen und erwachsenen. Psyche (Stuttg) 65(9/10):832–861, 2011

Clarkin JF, Yeomans FE, Kernberg OF: Psychotherapy for Borderline Personality: Focusing on Object Relations. Washington, DC, American Psychiatric Publishing, 2006

Diamond D, Blatt SJ: Introduction, in Attachment and Sexuality. Edited by Diamond D, Blatt SJ, Lichtenberg JD. New York, Analytic Press, 2007, pp 1–26

Fairbairn WRD: An Object-Relations Theory of the Personality. New York, Basic Books, 1954

Förstl H: Theory of Mind. Heidelberg, Germany, Springer, 2012

Gallese V, Goldman A: Mirror neurons and the simulation theory of mind-reading. Trends Cogn Sci 2(12):493–501, 1998 21227300

Gemelli RJ: Normal child and adolescent development, in American Psychiatric Publishing Textbook of Psychiatry. Edited by Hales RE, Yudofsky SC, Gabbard GO. Washington, DC, American Psychiatric Publishing, 2008, pp 245–300

Gergely G, Unoka Z: Attachment and mentalization in humans: the development of the affective self, in Mind to Mind: Infant Research, Neuroscience, and Psychoanalysis. Edited by Jurist EL, Slade A, Bergner S. New York, Other Press, 2011, pp 50–87

Jacobson E: The Self and the Object World. New York, International Universities Press, 1964

Kernberg O: Psychoanalytic object relations theories, in Contemporary Controversies in Psychoanalytic Theory, Techniques, and Their Applications. New Haven, CT, Yale University Press, 2004, pp 26–47

Kernberg OF: Divergent contemporary trends in psychoanalytic theory. Psychoanal Rev 98(5):633–664, 2011 22026541

Kernberg OF: Identity: recent findings and clinical implications, in The Inseparable Nature of Love and Aggression: Clinical and Theoretical Perspectives. Washington, DC, American Psychiatric Publishing, 2012a, pp 3–30

Kernberg OF: Mentalization, mindfulness, insight, empathy, and interpretation, in The Inseparable Nature of Love and Aggression: Clinical and Theoretical Perspectives. Washington, DC, American Psychiatric Publishing, 2012b, pp 57–79

Kernberg OF: What is personality? J Pers Disord 30(2):145–156, 2016 27027422

Kernberg OF, Yeomans FE, Clarkin JF, et al: Transference focused psychotherapy: overview and update. Int J Psychoanal 89(3):601–620, 2008 18558958

Klein M: Notes on some schizoid mechanisms (1946), in Developments in Psycho-Analysis. Edited by Riviere J. London, Hogarth Press, 1952, pp 292–320

Koenigsberg HW, Prohovnik I, Lee H, et al: Neural correlates of the processing

严重人格障碍的治疗：
攻击性的解决与爱的修复

of negative and positive social scenes in borderline personality disorder.
Biol Psychiatry 61:104S, 2007

Krause R: Allgemeine PsychosomatischeBehandlungs—und Krankheitslehre.
Stuttgart, Germany, Kohlhammer, 2012, pp 177–234

Mahler M, Pine F, Bergman A: The Psychological Birth of the Human Infant.
New York, Basic Books, 1975

Newen A, Vogeley K: Menschlicher selbstbewusstsein und die fähigkeit zur
zuschreibung von einstellungen, in Theory of Mind. Edited by Förstl H.
Heidelberg, Germany, Springer, 2012, pp 161–180

Richter A: Empathie: wie können klinische erfahrungen und neurowissen-
schaften in beziehung gesetzt werden? in Psychotherapie und Neurowis-
senschaften. Edited by Böker H, Seifritz E. Bern, Switzerland, Huber, 2012,
pp 181–200

Roth G: Aus Sicht des Gehirns. Frankfurt am Main, Germany, Suhrkamp, 2009

Roth G, Dicke U: Funktionelle neuroanatomic des limbischen systems, in Neu-
robiologie Psychischer Störungen. Edited by Förstl J, Hautzinger M, Roth G.
Heidelberg, Germany, Springer, 2006, pp 1–74

Siever LJ, Weinstein LN: Neurobiology of personality disorders: implications
for psychoanalysis. Paper presented to the New York Psychoanalytic Soci-
ety, February 2014

Sokol AE, Gunderson JG: Personality disorders, in The American Psychiatric
Publishing Textbook of Psychiatry. Edited by Hales RE, Yudofsky SC, Gab-
bard GO. Washington, DC, American Psychiatric Publishing, 2008, pp 821–
859

Wright JS, Panksepp J: An evolutionary framework to understand foraging,
wanting, and desire: the neuropsychology of the SEEKING System. Neuro-
psychoanalysis 14(10):5–39, 2012

Zikles K: Architektonik und funktionelle neuroanatomic der hirnrinde des
menschen, in Neurobiologie Psychischer Störungen. Edited by Förstl H,
Hautzinger M, Roth G. Heidelberg, Germany, Springer, 2006, pp 77–140

第二部分
精神分析性心理治疗的连续谱

第4章

精神分析技术的基本要素和衍生的精神分析性心理治疗

接下来，我将努力尝试对标准精神分析技术的基本要素进行阐述，这些要素为大多数精神分析从业者所公认。同时，我还将对传统精神分析衍生出的技术进行全面的描述，在精神分析不是首选治疗方法的情况下，这些技术也可以广泛应用。事实上，我认为，不同的精神分析性心理治疗都可以依据这些基本精神分析技术所经历的特定修改来定义和区分。我试图提供这些技术的当代定义，其中吸收了一些基本理论概念的历史变革。如果这些基本技术的相互矛盾的模型已经演变出不同的精神分析流派，我也会尝试将相应技术的这些修改纳入其中。

这一努力源于康奈尔大学威尔医学院人格障碍研究所的工作，该研究所针对严重人格障碍开发了一种特殊的精神分析性心理疗法，即移情焦点治疗（TFP）。我们试图阐明标准精神分析与TFP之间的区别，并将这种特殊的心理疗法与其他精神分析性心理疗法联系起来，如基于自我心理学原理的支持性心理疗法、基于德国深度心理学的精神分析性心理疗法、心智化治疗（mentalization-based therapy, MBT），以及相当不具体的心理动力学疗法，后者被广泛采用，但没有非常明确的区别定义。换句话说，这不仅是在努力阐述精神分析的基本技术——这些技术是精神分析的必要条件，也可能是其充分条件——而且也是在努力提出一个框架，以便于区分精神分析本身和衍生的心理疗法，以及这些心理疗法在这个框架内的不同之处。在本章中，我还讨论了这些不同技术在精神分析心理疗法和标准精神分析的过程与结果之间关系的比较研究中的应用。

这种努力不应被误解为对精神分析技术的丰富性和复杂性的简化。我们希望，通过对这个框架的阐述，可以清楚地展示反对这种简化论的观点。

当代客体关系理论背景下经典精神分析技术的发展：概述

一般来说，经典精神分析理论认为，通过精神分析技术治疗的精神病理学的本质是，相应的症状是源于驱力的冲动或愿望与针对它们的防御操作之间无意识冲突的结果。一般来说，症状是冲动与防御之间的折中。一方面是被压抑或分离（dissociated）的性欲和/或攻击性冲动，另一方面是源自心理三元结构（特别是来自自我和超我）的防御机制，两者构成了这些冲突中相互对立的力量。虽然冲动主要来本我的无意识动力，但也有来本我的防御操作，即强迫性重复（repetition compulsion）。精神分析治疗的任务是通过分析师的诠释性干预来逐渐减少这些防御，从而促进以前被压抑或分离的冲动逐渐进入意识自我，从而能够被有意识地探索。这将通向冲突的解决，压抑和其他防御行动被升华过程所取代，以及之前被排斥的无意识冲动与适应性心理功能的有机整合（Kernberg, 2009）。

在精神分析治疗过程中，移情的发展既反映了防御操作的主要表现，也反映了被压抑的无意识冲动的逐渐显现，因此移情诠释成为当代精神分析技术的主要特征。对移情的诠释要求分析师能够置身于治疗情境所引发的冲突之外——即技术性中立的立场。移情发展的一个相关因素是反移情的发展，反移情最初被视为一种障碍，但现在被视为分析师的一个重要信息来源，而且往往是至关重要的信息来源。作为移情分析的一部分，它已成为精神分析技术的一个重要方面。

这种（简化）版本的经典精神分析方法已被当代精神分析客体关系理论大幅修改，但并未被取代。客体关系理论——它被不同理论流派在不同的技术和理论框架内使用——的基本原则是，婴儿与重要他人之间的关系从出生开始就被内化，这一点在情感依恋系统的经典发现中已经得到了强调，最新的关于早期母婴关系对健康和疾病重要影响的研究也丰富了这一观点。

精神分析客体关系理论的基本假设是，本能驱力或原始情感系统的表达是在婴儿情感激活的背景下发生的，这种情感激活激发了婴儿与母亲之间的互动关系，以及婴儿对不同情感记忆结构的相应内化。这些关系首先在主导情感的框架内以自我-客体表征的二元单位的形式内化，然后以三元关系的形式内化，三元关系使二元关系的组织复杂化。最终，它们构成了三方心理内部结构（即本我、自我和超我）的基石。在相应的积极和消极高峰情感状态的影响下，二元关系的内化首先发生在积极和消极、理想化和迫害性关系的截然划分的背景下。

这是一种早期的、源于神经生物学基础的发展状况，在这种状况下，以分裂和投射性认同为核心的原始防御逐渐占据主导地位。在此后的发展阶段中，积极和消极关系逐渐整合，对矛盾情感的容忍能力逐渐发展，自我概念和重要他人概念逐渐变得整合。在这一过程中，分裂和相关的原始防御会被压抑和其他相关的高级防御机制所取代，这时的无意识冲突演变为三元结构之间的冲突。这个发展路径是当代客体关系理论的重要贡献（Kernberg, 2005）。

在这里，我想强调的是在客体关系理论的影响下，精神分析的技术理论发生了本质的变化，即冲动与防御之间的冲突不再被视为"纯粹的"冲动与"非个人的"防御操作之间的冲突；相反，冲动与防御都被视为分别由冲动性或防御性的内化客体关系构成。这意味着，冲动与防御之间的斗争变成了相互矛盾、相互冲突的内化客体关系之间的斗争，这对移情的分析具有重要影响。

现在，移情被概念化为一种活现（enactment），它不仅反映了在某种冲动或对冲动的防御影响下自我的退行方面，而且也反映了自我与客体表征之间的防御性或冲动性关系，以及在移情中自我和客体表征之间的角色分配。在移情过程中，自我与客体之间对立或矛盾的内化关系的激活，演绎了冲动与防御之间的冲突。

例如，一位病人的过分顺从和讨好，可能是对他深层的叛逆敌意的一种反应形成，我们不仅认为这是激活了一种防御机制——一种对被压抑的驱力衍生物（即攻击性）的反应形成——还会认为是在一个顺从的自我表征和一个主导的、具有保护性但要求苛刻的客体表征之间呈现出一种防御性的客体关系。因此，移情中病人的表面友好是对另一种与之对立的客体关系（即愤怒的自我和令人恐惧的权威客体）的防御。无意识的冲突，被认为是情感上对立的内化客体关系之间的冲突，它在移情中活现了驱力与防御之间的冲突。这些讨论与接下来的基本技术定义有关。因此，客体关系理论认为需要对基本移情发展进行重新定义，以反映嵌入积极或消极情感中的二元关系的激活。

不同的精神分析理论流派可能会强调这些复杂发展的不同后果，但我们在此感兴趣的是对基本技术治疗干预的隐含强调，这些干预构成了移情分析不可或缺的工具，作为冲动-防御发展的本质澄清。我指的是以下四个技术方面：①诠释；②移情分析；③技术性中立；④反移情运用。我认为，这四个方面共同决定了精神分析技术的本质，而精神分析技术的所有其他方面实际上都是具体的应用或衍生物，取决于精神分析治疗中关于如何应用这四种基本技术的主题、复杂状况或发展阶段。

这四种基本技术的综合应用可能聚焦于精神分析治疗的不同领域，而这些领域又反过来意味着特定的技术方法，它们是整个技术体系的重要组成部分。这包括分析自由联想的演变（将在本章后面讨论）；分析性格、梦、付诸行动（acting out）、分离焦虑和治疗结束；分析强迫性重复和消极治疗反应；以及分析特定的防御操作，甚至是治疗过程中的反移情复杂状况。因此，尽管应用技术时的侧重点会因病人的动态变化而有所不同，但这四项基本的技术仍是精神分析工作的核心。

精神分析工作的先决条件

在这里，我指的是精神分析师和病人将进行的分析工作的性质。除了通常的合同安排，如时间、频率和经济责任之外，我们还希望病人能够进行自由联想。关于自由联想的指导是精神分析工作的基本前提，自由联想的困难或防御性干扰可能会成为对某些（或许多）病人进行精神分析干预的主要方面。在临床实践中，这一非常重要的要求以及对语言交流中相关干扰的分析常常被忽视，而指出这一问题是法国分析方法的一大贡献。自由联想是不同类型的精神分析性心理治疗所共有的技术要求（Hoffer, 2006; Kris, 1982, 1992）。

精神分析工作的另一个前提是期望分析师以"均匀悬浮的注意力"进行干预。这一要求——或者说，实现这一要求的可能性——受到了质疑，因为分析师会受到不可避免的影响，其中不仅包括反移情造成的影响，还有与分析师理论取向的局限性有关的影响。在这方面，我持保留意见地认为，Bion（1967）提出的"无忆、无欲"（without memory or desire）干预建议是对分析师特定任务的相关的、重要的当代贡献（Aguayo and Malin, 2013）。Bion建议，分析师在每次治疗开始时不要对病人的情况有先入为主的想法或理论，也不要希望病人发生重大变化，这似乎是非常合理的。我们可以预期，病人当前相关的、情感主导的无意识冲突会在治疗过程中呈现出来，这将唤醒分析师对过去了解到的病人情况的记忆，进而引导分析师采取合适的、有意识的治疗方法。

然而，Bion的建议存在自相矛盾的方面。"无忆、无欲"的前提是分析师对病人的背景历史和无意识冲突了如指掌，因为这些冲突在治疗过程和外部现实中都有所体现。这就导致分析师所知道的，与他对未知事物的完全开放之间存在不可避免的内在冲突。相反，忽视病人在治疗情境之外的"真实"生活，以及过去的移情性发展，会削弱分析师将当前治疗中出现的新元素与情境联系起来的能力。我认为，分析师需要容忍并克服这种矛盾。这是技术性中立的先决条件。在任何情况下，我都认为，分析师应该保持均匀悬浮的注意力，而病人应该努力遵循自由联想的原则，二者的结合是精神分析工作的必要前提，而不是实际技术干预的一部分。

四种基本精神分析技术的定义与分析

在阐释四种基本精神分析技术时，我参考了几本主要精神分析术语和概念词典中的相应定义，包括：Alain de Mijolla 编著的《国际精神分析词典》

（*Dictionnaire International dela Psychanalyse*）（2002）；Elizabeth Bott Spillius 等人编著的《新克莱因思想词典》（*The New Dictionary of Kleinian Thought*）（2011）；Elizabeth Auchincloss 和 Eslee Samberg 编著的《精神分析术语和概念》（*Psychoanalytic Terms and Concepts*）（2012）；Salman Akhtar 编著的《精神分析综合词典》（*Comprehensive Dictionary of Psychoanalysis*）（2009）；J.Laplanche 和 J.-B.Pontalis 编著的《精神分析语言》（*The Language of Psychoanalysis*）（1988）；R.M.Skelton 等人编著的《爱丁堡国际精神分析百科全书》（*The Edinburgh International Encyclopaedia of Psychoanalysis*）（2006）；R.M.Hinshelwood 编著的《克莱因思想词典》（*A Dictionary of Kleinian Thought*）（1991）；Wolfgang Mertens 编著的《精神分析基础手册》第 4 版（*Handbuch Psychoanalytischer Grundbegriffe*）（2014）；R.Horacio Etchegoyen 编著的《精神分析技术基础》（*Los Fundamentos de la Técnica Psicoanalitica*）（1986）；以及 Richard Sterba 编著的《第一本精神分析词典》（*The First Dictionary of Psychoanalysis*）（2013）。令人惊讶但欣慰的是，这些资料中的定义有很大的重叠和互补性。

诠释

诠释是精神分析的基本技术，也是帮助病人意识到防御与冲动、防御性与冲动性关系之间冲突的主要工具，简而言之，就是帮助病人意识到自己的无意识冲突。诠释是分析师对无意识冲突的假设进行的语言描述，当这些冲突在治疗过程中突出地呈现在病人的交流中时。诠释可以被视为所有精神分析治疗的一个基本的通用技术方法。它包括不同的阶段，从有意识的表层到无意识的深层，从防御和防御的动机，到潜在的冲动。

一般来说，诠释过程首先从对防御或防御性关系的诠释开始，随后是对情境或冲动性关系的诠释，而防御正是针对这种情境或冲动性关系而建立的，然后是对这一防御过程的动机进行分析。诠释性干预包括：1）澄清（Clarification），分析师试图澄清病人意识中的想法；2）面质（confrontation），分析师巧妙地将病人行为的非言语方面带入病人的意识中（除了澄清和面质中的信息外，分析师对自己反移情的无声内省可以帮助他评估治疗中的情感主导主题）；3）诠释本身，分析师提出关于无意识含义的假设，将病人交流的所有这些方面相互联系起来。分析师首先针对"此时此地"的材料进行诠释，随后或最终才进行"彼时彼地"的诠释——即起源学诠释，后者涉及病人的过去，并将现在的无意识方面与过去的无意识方面联系起来。

移情诠释是诠释性干预在精神分析治疗中最重要的应用，也可能是这种方法最特殊的治疗因素。需要指出的是，在治疗具有神经症性人格组织和正常身份认同的病人时，诠释的形式与治疗严重人格障碍病人时不同，在神经症性人格组织和正常身份认同的病人中，压抑和相关的防御操作在防御过程中占主导地位，诠释意味着将被压抑的内容意识化。然而，边缘人格组织的病人表现出身份认同的弥散，分裂和相关的原始防御机制占主导地位，在这种情况下，诠释涉及的内容可能会出现在病人的意识或前意识中，但由于分裂、否认、投射性认同、原始理想化、贬低和全能控制等机制的运作，这些内容与其他冲突性的相关内容被分离开来。在这里，诠释揭示的不是先前的无意识内容，而是导致病人的意识体验碎片化的无意识动机（Kernberg et al., 2008）。

治疗师要进行诠释的冲突，不仅包括移情中的冲突，也包括外部现实中的冲突，还包括内在心理对过去无意识方面的阐述和转化（即那些建构和重构的元素），这表明诠释应该被视为一个过程，而不是分析师单一孤立的干预。虽然在治疗过程中，情感的主导地位决定了要选择哪些材料进行诠释——即Bion所说的"选定事实"——但诠释的适当深度却因主要的移情情境而异。过于表浅的诠释将不起作用，而过于深入的诠释可能会被拒绝，或被纯粹理智化地接受。适当深度的诠释应通过打开病人的思维，使病人理解到以前无法触及的新材料，从而提供确凿的证据。

一般来说，鉴于在某一点上可能需要的诠释的深度存在不确定性，因此"过于深入"的诠释似乎比停留在表面上更可取。病人的反应将会告诉治疗师他选择的诠释深度是否恰当，这会帮助治疗师在更合适的水平上提供进一步的诠释。

不同的精神分析流派可能在所关注的材料和深度上有所不同，但据我所知，在诠释本身作为一种基本精神分析技术的概念上并无不同。它们可能在诠释介入的频率、每种诠释所包含的材料范围，以及诠释的"饱和"与"唤起"程度上有所不同。例如，法国精神分析倾向于使用不频繁的、唤起性的、"策略性"（strategic）的、广泛整合的诠释干预，而克莱因方法的特点则是频繁的、"战术性"（tactical）的、以移情为重点的诠释（Kernberg, 2011）。

诠释风格的最新发展似乎揭示了一种潜在的分歧，即所谓的"关系"（relational）方法、"新比昂"方法和"主流"方法之间的分歧。"主流"方法包括当代克莱因、自我心理学和法国方法。"关系"学派的作者特别关注分析师的反移情和人格对移情-反移情组合的客观贡献。"新比昂"方法特别关注"精神分析场域"，后者是分析过程中产生的一般情感氛围，以及分析师的遐思产生了相应的叙事，这成为诠释的一个重要方面。最后，"主流"方法仍然强调病人的材料反映了无意识的过去，它作为一种"整体移情"表现在病人的语言、非语言和外部现实特征以及反移情中。最后一种方法，强烈关注病人的前意识"此时此地"中的无意识元素，并认为诠释能够促进病人过去的、潜在结构性冲突的转变。

简言之，诠释在作为精神分析的基本工具这一点上得到了公认。但在诠释的深度，以及分析师在诠释时所使用的不同信息源的优先顺序上，存在着差异。

移情分析

如前所述，移情是病人无意识冲突在治疗过程中的核心表现，是一种主要的防御操作，在临床环境中起着阻抗作用，同时也是了解病人无意识冲突的基本信息来源。移情可定义为过去的致病冲突在"此时此地"的无意识重复。对移情的分析是精神分析治疗带来具体改变的主要来源。

这种说法受到了关系学派精神分析师的部分质疑，他们同样强调在分析治疗过程中病人与分析师之间建立的实际关系的治疗功能，相应的，他们还认为移情并不完全是病人过去无意识冲突在"此时此地"的激活，分析师的人格和行为也有贡献。在关系分析师看来，就像病人的移情会引起分析师的反移情反应一样，分析师的人格和反移情反应也会影响移情的发展。在他们看来，移情是双方共同构建的，分析师需要认识到自己的贡献（通常与病人分享），从而在理解移情方面进行双方合作，这是一个重要的治疗因素，包含对实际治疗关系中现实方面的诠释和承认（Kernberg, 2011）。

由于这种"关系"方法也涉及对移情反应进行某种交流的可能性——这与分析师将移情反应作为材料纳入移情诠释的内省分析不同——这也意味着分析技术的基本元素可能会与严格的经典定义存在差异。因此，在这方面，"关系"方法在一定程度上修改了经典精神分析中的移情概念和对反移情反应的运用。在不讨论"关系"方法的利弊的前提下，这种差异表明，对经典精神分析四种基本技术的严格定义，能够将较新的精神分析模式及其相应的技术，与标准的精神分析技术区分开来。

克莱因方法提出的"整体移情"大大扩展了移情分析的经典概念。它包括系统地分析病人在治疗过程中的全部言语和非言语表现的移情含义、病人试图在特定方向上影响分析师的直接和隐性沟通尝试，以及对病人带来的外部生活材料的移情含义进行持续的探索。在主导的移情被激活时，系统地考虑病人的整体功能，似乎能够大大加强移情诠释的核心地位，同时这也指出了移情诠释的一个重要隐含结果，即对性格的分析。防御性的性格模式往往会成为占主导地位的移情阻抗，需要对其进行系统的分析，以促进病人性格的改变。这是精神分析治疗的一个重要效果，也是其最强大的治疗效果之一，但令人惊讶的是，在精神分析关于技术的文献中，这一点却没有得到足够的重视。

有人提出这样一个问题：移情分析是否是唯一有效的诠释形式？这种扩展似乎是毫无根据的：病人生活中的许多问题可能会引起分析师的注意，因为这些问题在当时的交流中在情感上占主导地位，而且表面上与移情有关，但实际上，这些问题可能主要集中在与外部客体的当前关系中。此外，由于情感上占主导地位，相应的无意识冲突的诠释也集中在这些关系上。然而，最终，主要的致病性无意识冲突往往会锚定在性格防御结构中，这构成了移情阻抗。我认为，对移情的系统分析是分析师诠释工作的基本重点，但不是唯一的重点。克莱因方法一直倾向于最大限度地进行系统的移情分析，但这一趋势现在也在自我心理学和"关系主义"（relationist）方法中得到了发展，甚至法国方法也增加了这方面的分析工作。

在由原始、早期、古老的客体关系所决定的移情中，移情退行的性质也发生了变化，这与后来的高级俄狄浦斯移情形成了鲜明对比。在严重人格障碍的移情退行中，俄狄浦斯期和前俄狄浦斯期的冲突趋于浓缩，攻击性发展占主导地位，相比之下，在神经症性人格组织的移情退行较少的情况下，发展阶段的分化更为清晰，我们看到的主要是婴儿期的性冲突。

在神经症性人格组织病人中，移情相关的材料表现来自病人对主观体验的口头交流。与此相反，边缘人格组织的病人通过投射性认同和全能控制来影响分析师的微妙（或不那么微妙）努力，会促进移情活现的形成和强烈而不断变化的反移情，这使得治疗师需要关注分析性场域（analytic field）在分析情境中受到的影响。当然，严重的付诸行动行为使得分析师需要关注病人的外部生活环境。移情表达的各种来源及其诠释的相对重要性，因病人的不同性格特征（characterological features）而异。

借助于当代客体关系理论，我们对严重人格障碍中移情发展的认同和投射方面的理解得到了澄清和丰富。在神经症性人格组织中，移情/反移情关系中最主要的表现是病人认同其婴儿期自我的某个方面，同时将相应的客体表征投射到分析师身上。在这种情况下，病人认同客体表征，同时将相应的自我表征投射到分析师身上的情况较少发生。与此相反，在存在严重精神病理的情况下，这种角色反转非常频繁，自我表征和客体表征的持续交替反转成为一种常见情况，这使得移情发展呈现出明显的混乱特征（Kernberg et al., 2008）。此外，在这些案例中还出现了其他一些复杂情况。一种是在自恋病理的移情发展过程中，病人的夸大自我和其被贬低的自我表征相互激活，成为主导的客体关系病理。另一种复杂情况是病人向共生关系的退行，在这种关系中，病人无法忍受治疗师的任何观点差异和联系，将所有的三元关系体验为无法忍受的创伤情境。诠释和处理这些原始移情退行，可能是这些病例的主要治疗挑战。

技术性中立

技术性中立往往被误解为建议分析师采取疏远、不卷入的态度，像一面只用来映照病人模样的镜子。实质上，技术性中立只是指分析师在病人被激活的内部冲突中不偏袒任何一方，正如 Anna Freud 所说，与病人的本我、自我和超我以及他的外部现实保持等距（A.Freud, 1936, 1966）。技术性中立包含着一种带着关切的客观态度。它意味着与病人自我中能够进行自我观察的部分建立潜在的联盟，无论病人人格的这一方面是强是弱。此外，技术性中立还意味着分析师不试图用自己的价值体系去影响病人。弗洛伊德早期将分析师比喻为一面"镜子"，他本人显然也质疑这一点，他反对将分析的客观性视为"一种令人不适的漠不关心"（Laplanche and Pontalis, 1988, pp.271-272）。

技术性中立还意味着"节制"（abstinence），即不应利用分析关系来满足病人或分析师的力比多或攻击性冲动。与此不同的是，技术性中立并不意味着"匿名"（anonymity），这是 20 世纪 50 年代精神分析思想的一个值得商榷的发展，在我看来，这与精神分析教育中专制压力的发展，以及对训练分析师的制度化培养的理想化有关，分析师不应该向病人展示任何通常的个人人性特征。这种对分析师未经解决的理想化的隐性强化，近年来受到了尖锐的批评，尤其是关系学派的批评。

技术性中立意味着分析师"扮演角色"的态度，即在一般社交适当行为的范围内，自然而真诚地接近病人，作为这种态度的一部分，分析师避免提及或关注自己的生活兴趣或问题。分析师无法避免在治疗情境中展现出个人特征，也无法避免成为移情反应的来源。病人对分析师现实行为的现实反应不应被视为移情。并非一切都属于移情！移情是病人对分析师所呈现的现实的不恰当反应，它反映了病人无意识冲突的激活，坚持该定义，就应该将移情与病人对治疗情境中自然的、特异的方面的现实反应区分开来。

技术性中立指的是分析师的行为，而不是他的内在情绪体验。反移情反应可能会在不同的时刻或一段较长的时间内发生变化，但分析师必须尝试在他已经达到或重新达到技术性中立的位置，不再受他对病人的特定激活情感反应的支配时进行干预。总之，分析师的行为和干预应该从技术性中立的角度出发，而不是分析师的情感体验。这种体验应接受反移情分析，也就是我们的下一个主题。

在某些形式的精神分析性心理治疗中，当严重的付诸行动威胁到治疗的继续或病人的生命时，治疗师显然是必须要放弃技术性中立的。而在标准的精神分析中，分析师通常无需放弃治疗框架。

在"关系"方法中，自体心理学（self psychology）明确放弃了技术性中立，因为分析师有意识地采取了作为病人自体客体的立场，以补充过去有缺陷的自体客体关系并使之正常化（Kernberg, 2011）。此外，偶尔将反移情的某些方面传达给病人的关系方法也降低了技术性中立，因此可以公平地说，"关系"分析对标准精神分析技术的这一方面进行了修正。

反移情运用

反移情是分析师对病人和病人提供的特定材料所产生的总的、每时每刻的情感反应。当代观点认为，反移情是由四个方面共同决定的一种复杂形式，包括分析师对病人移情的反应、病人的生活现实、分析师的生活现实，以及分析师（作为对病人及其材料的反应）被激活的特定移情倾向。在一般情况下，反移情大多是由移情的演变决定的，因此，分析师的情感反应在每次治疗中可能会有很大的波动。与反移情的剧烈波动不同，分析师对病人的内在态度的长期扭曲通常意味着分析师在理解移情时遇到了重大困难。它们通常表明分析情境陷入僵局，分析师可能需要通过自我探索或寻求咨询来解决。分析师严重的性格障碍可能会导致这种长期的移情扭曲，但它们通常与分析师在理解上的有限困难有关，并与移情的特定发展有关（Kernberg, 2012）。

Racker对移情反应的分类是移情发展的一个非常有用的指标。在拉克尔的分类中，有两种类型的反应：反移情中的一致性认同（concordant identification）——即分析师对病人此时的核心主观体验的情感认同；以及反移情中的互补性认同（complementary identification）——即病人对投射到分析师身上的移情客体的认同，一种对病人无法容忍的内在客体的认同。反移情中的一致性认同有助于治疗师对病人主观体验的共情，而对反移情中的互补性认同的分析是分析病人的原始防御操作，特别是投射性认同的重要工具。分析师对投射到自己主观体验中的东西进行诠释性分析，有助于充分理解移情中激活的主导客体关系。

反移情的技术运用要求分析师首先保持自己的"角色定位"，以保护自己免受反移情付诸行动的影响，同时保持开放的态度，充分探索自己的主观反移情体验。分析师需要能够内在地容忍自己的反移情反应（包括对与病人特定关系的退行幻想），然后对其反应在当前的移情情境下的含义进行内在探索，并探索分析师以某种特定方式做出反应的动机，从而为移情分析做好准备。事实上，如前所述，诠释性干预的基本材料是几个方面的结合，其中包括：对病人语言和非语言行为的分析、对病人外部现实的参照，以及反移情分析。

如果反移情反应无法被充分阐述和涵容，而在治疗过程中被表达或付诸行动，而且病人表示他意识到了分析师行为的这一方面，那么分析师就应该承认自己的这种行为，但不需要对引发自己这种行为的动机做进一步的分析。问题的关键在于，分析师应该与病人保持诚实的关系，承认病人意识到的分析师可能有问题的行为，而不是将其视为移情的一部分。当然，这可能会带来特定移情反应和发展的激活。

如前所述，关系学派的精神分析师可能会决定有选择性地向病人传达反移情的某些方面，以表明这种情感反应的普遍性——简而言之，即他们自身的人性。通过这种方式，他们可以减少精神分析情境中客观上退行的方面，其中病人与分析师建立了一种父母式关系（parental relationship），病人永远无法了解分析师的内心世界，这类似于病人与他的父母之间的关系。这种方法的基础是一种反权威的意图，以及对实际治疗关系具有重要治疗效果的信念。同样，我认为这也代表了标准精神分析技术的一种变体，这些变体将不同精神分析方法所采用的技术区分开来，也作为一个例子说明了本文的应用。

反移情付诸行动必须与反移情**活现**区分开来，在后一种情况中，反映移情发展的情感背景以反移情的方式活现出来，分析师没有表现出特定的实际行为，但肯定会体现在他的情感体验中，后者与病人移情发展中隐含的情感关系相一致。活现可能预示着重要的移情/反移情发展，应将其与反移情付诸行动区分开来。

至此，我们已经有了基本技术的总体轮廓，我认为这些基本技术从根本上定义了精神分析技术，它们可应用于治疗情境中各方面的分析，如梦的分析、性格分析、付诸行动的分析和强迫性重复的分析——所有这些在移情分析中将得到最充分的运用。

精神分析与精神分析性心理治疗的区别

在对精神分析衍生出的各种方法进行比较之前，我需要澄清几个与一般治疗设置和治疗目标有关的问题。关于治疗设置，一个问题是治疗频率，另一个问题是躺椅的使用。我认为，关于精神分析的频率的普遍共识是每周最低需要三次治疗，但关于每周四次或五次治疗的更高频率是否必要，则存在着不同的看法。这是一个有争议的话题，需要进行实证研究。我们可以合理地认为，与其他病人相比，存在严重自恋病理的病人通常需要更高的治疗频率。

关于精神分析性心理治疗，TFP明确要求每周至少进行两次治疗，理由是较低的频率将无法同时仔细探索病人的外部生活状况和移情发展（Clarkin et al., 2006）。可以合理地说，所有其他形式的精神分析性心理疗法对治疗频率的要求都不那么明确，尽管除了支持性心理疗法之外，所有其他形式的心理疗法都认为每周两次治疗比每周一次治疗更为可取。

严重人格障碍的治疗：
攻击性的解决与爱的修复

使用沙发似乎是精神分析的最佳选择，但需要注意的是，对于那些因各种原因而对使用躺椅产生巨大阻抗的病人，如果采用严格的精神分析技术，再加上适当的精神分析频率，就精神分析本身来说是可行的。在通常以面对面的姿势进行的精神分析性心理治疗中，似乎没有充分的理由让病人使用躺椅。事实上，TFP坚定地主张对严重人格障碍病人进行面对面治疗，这种治疗方式既能突出移情的行为方面，又有利于对语言表达能力非常有限的病人进行反移情分析。对于这类病人，非言语沟通往往能够提供关于移情发展的线索。一般来说，精神病理越严重，移情就越主要表现为严重扭曲的性格模式，这往往通过病人与治疗师的人际互动中的强烈扭曲表现出来。面对面的设置为治疗师观察和诠释这些发展提供了机会。

精神分析治疗所假定的基本改变机制——其有效性的主要中介——是洞察那些引发病人精神病理的无意识冲突，并利用这种洞察将这些源自婴幼儿期的无意识冲突阐明为有意识的、升华的解决方案。主导移情发展的重大变化是治疗获得进展的突出指标。精神分析治疗取得最佳疗效的基本假设是，病人在心理领域的主要方面（包括工作和职业、爱情和性、社交生活和创造力等）的整体人格功能得到明确的改善，生活的有效性和满足感也相应提高。TFP可能是精神分析性心理疗法中最雄心勃勃的一种，它对边缘人格组织病人也有类似的目标，边缘人格组织是一种非常严重的人格病理，通常是精神分析的禁忌证。心智化治疗（MBT）基于其特定的中介机制——心智化的提高——期望明显改善病人的症状和人际功能，关于心智化这一点需要进一步讨论（Bateman and Fonagy, 2004）。MBT提出，在治疗严重退行的边缘病人时，不应该进行诠释。与此相反，TFP主张从治疗一开始就使用诠释。这种差异需要进一步阐述。

心智化是指一个人能够现实地评估自己和他人的心理状态——即有意的、有动机的愿望、感受和期望。在某种意义上，它与洞察力的概念相对应，强调现实的自我评估、对他人的评估以及自我反思能力的核心地位。心智化这一概念已经被广泛使用，因此很难将其与一般精神分析的洞察力概念区分开来。MBT是针对边缘性人格障碍和一般的严重人格障碍而开发的一种特殊形式的心理疗法，它关注的是这些病人在治疗互动中出现的扭曲，并帮助他们系统地对自己和治疗师在互动过程中的情感体验和行为进行更真实的评估。MBT并不试图强调和诠释这些病人的分离（dissociative）或分裂（splitting）防御过程，这些防御干扰了自我概念和重要他人概念的整合。

相反，TFP虽然一开始就澄清病人的情绪体验和病人对双方互动的解读，但并不试图通过面向现实的澄清来使这些体验正常化，而是试图澄清和保持病人对极度扭曲、分裂的自我和客体表征的有意识觉察，然后着手澄清"全坏/恐惧"的关系和"全好/渴望的"关系的分离所具有的功能，即它维持了理想化体验和迫害性体验之间的分裂（Clarkin et al., 2006）。在这方面，TFP开始于聚焦心智化的干预，它是对移情中的原始内化客体关系进行全面诠释的一个早期澄清阶段。换句话说，在TFP中，心智化指的是病人获得了与自我表征和相应的重要他人表征的错误解读有关的现实洞察力。简而言之，就是通过将身份认同弥散转化为正常身份认同，来获得这种洞察力。TFP通过对原始分裂和相关防御机制的诠释，来帮助病人获得现实洞察力。事实上，我们有实证数据表明，TFP确实提高了边缘病人的心智化程度，从而提高了他们对自我和他人进行现实评估的能力，这是身份认同整合的结果。MBT和TFP都将心智化作为对移情中激活的关系性质的具体澄清，但对TFP来说，这只是对原始防御操作和客体关系进行诠释的一个初始步骤。因此，二者在使用诠释方面的显著差异，使我们能够将这两种精神分析性心理治疗的技术方法区分开来。

到目前为止，我还没有提到在各种精神分析性心理治疗中引入支持性技术的情况（Kernberg, 1999）。二十世纪六七十年代，以洞察力为导向的心理疗法或表达性心理疗法在美国的发展，与基于对精神病理的精神分析理解和对治疗过程中移情发展的考虑的支持性心理治疗模式的发展不谋而合。梅宁格基金会的心理治疗研究项目将精神分析衍生的疗法分为标准精神分析、表达性心理疗法和支持性心理疗法。这种分类的技术标准是使用诠释、移情分析和支持性措施，特别是认知和情感支持与指导，通过教育手段有选择地减少移情退行，以及直接的环境干预，最初被贴上了（有点贬义的）"操纵"的标签。从实际需要出发，在美国，心理动力学疗法的主要特点仍然是不同程度地结合诠释和部分移情诠释、直接指导和安抚，以及一般的再教育工作，以加强冲动和防御之间的适应性妥协。

德国基于深度心理学的心理疗法（Tiefenpsychologisch fundierte Psychotherapie）将诠释（尤其是无意识冲突的额外移情表现）、移情的部分澄清和以现实为导向的减少，以及直接的支持和再教育措施结合起来使用（Wöller and Kruse, 2005）。在比较各种类型的精神分析衍生的心理疗法时，评估支持性技术在多大程度上被使用，对于区分这些疗法非常重要。

依据上文探讨的四种技术手段以及治疗方法中包含支持性技术的程度，我们现在可以初步将精神分析和精神分析性心理治疗归类为一系列相关的治疗方法，这些方法在不同程度上使用这些技术，但在侧重点上存在一些差异。这将有助于建立一个矩阵，评估这些方法之间的关系，包括治疗频率和设置、适应证和禁忌证、局限性以及有效性。本章旨在初步澄清一个具有临床和研究意义的复杂问题，为澄清这些方法之间的相互关系和促进该领域的科学研究迈出第一步。

所有的标准或经典精神分析"主流"方法——当代自我心理学方法、当代克莱因方法、英国独立学派方法和法国（非拉康学派）方法——都应用了诠释、移情分析、技术性中立和反移情分析，并充分认识到这些技术是相互必要和互补的。这些方法的不同之处在于：①在移情诠释的频率上，克莱因方法将其作为"战术"来使用，而法国方法则作为"策略"来使用，这些方法在诠释无意识冲突的内容和层次上也各有侧重；②关注原始俄狄浦斯冲突的发展还是关注后期俄狄浦斯冲突的发展，关注前俄狄浦斯冲突还是关注后期的俄狄浦斯冲突；③是否关注无意识冲突在语言特点上的表达（比如法国方法）。

关系精神分析方法使用同样的四种基本技术，但他们在对移情的概念化（该方法认为分析师的人格和反应也部分地决定了移情），以及与病人分享双方对移情活现的共同贡献的影响方面有所变化（Akhtar, 2009; Auchincloss and Samberg, 2012）。有限地向病人传达反移情反应是这一方法的特点之一，这也使关系学派在四种基本技术上有别于经典精神分析。这种方法在一定程度上降低了技术中立性，可能会限制对负性移情发展最深层次上的移情诠释，特别是因为关系分析师关注的是病人无意识冲突的创伤起源，而不是主要由驱力决定的冲突起源。反过来，自体心理学又大大降低了技术中立性和移情分析，这是因为分析师有意识地承担了病人自体客体的角色，作为这种方法的一个特定侧重点，以帮助病人的正常自恋的发展和成熟。这可能带来一个后果，是在移情（尤其是负性移情）分析上的重要局限（Kernberg, 2011）。

TFP 是最接近标准精神分析的心理治疗方法。它使用精神分析的四种基本技术，并特别强调对移情的系统分析。与标准精神分析的一个主要区别是，为了保护治疗的框架和治疗连续性，以及保护病人免受其自毁行为所伤害，有时会放弃技术性中立。在这种情况下，治疗师的偏离中立通常涉及设定限制，以保护病人的生命和治疗本身，以及设定治疗可以继续进行的特定条件。在某些特殊的病例中，严重的自毁、自残或暴力攻击行为会触发此类限制设置。然而，TFP 强调将对技术性中立的重大偏离与放弃技术性中立后的系统分析相结合，也就是说，TFP 治疗师将分析放弃技术性中立的原因和相关的无意识冲突，以及放弃技术性中立对病人的无意识含义，从而试图恢复技术性中立的立场。另外，TFP 在很大程度上依赖于反移情分析，它是治疗师对自己内在的一种探索，有助于对移情发展的澄清和诠释。

二十世纪六七十年代在美国发展起来的自我心理学取向的表达性心理治疗，明确使用诠释，尤其是对额外移情（extratransferential）发展的诠释，以及有限的移情（尤其是负性移情发展）分析，并在治疗中利用正性移情发展来加强治疗联盟（Auchincloss and Samberg, 2012; Kernberg, 1999）。在这种情况下，该方法降低了技术性中立的地位。此外，这种方法也很少强调反移情分析。这种以表达或洞察为导向的心理疗法也可以与支持性因素相结合，在美国心理动力学疗法的临床实践中相当普遍，其中将认知和情感支持、选择性减少负性移情发展和直接的环境干预结合在一起。还有一种纯粹的支持性心理疗法，除了有选择性地加强冲动和防御的适应性妥协形成（compromise formations）外，还使用支持性措施，以补充这套表达性-支持性疗法，其中技术中立性的显著降低和有限的移情诠释与不同程度的这些支持性措施相匹配（Kernberg,1999）。在本书的第 8 章中，我描述了一种基于TFP原理的支持性心理疗法。

德国以深度心理学为基础的精神分析性心理疗法非常严格地遵循了美国自我心理学取向的心理动力学疗法的原则，并在德国得到了进一步的技术细节发展。它吸收了英国精神分析学派的理论和技术元素，但将诠释方法主要局限于额外移情材料，并将部分移情诠释与直接减少负性移情的努力相结合，加强治疗联盟，并强化病人的资源，以发展出更具适应性的环境功能（Wöller and Kruse, 2005）。

MBT特别注重提高病人对自己的体验和反应，以及他们自己和治疗师当前动机的现实认识，拒绝明确的诠释性干预，避免移情分析。它试图加强病人与治疗师之间的现实关系。MBT承认，它可以作为后续精神分析性心理治疗的第一阶段，以更深入地处理病人的移情和无意识冲突，因此它与精神分析方法并不矛盾。

有实证研究表明，TFP、MBT和广义的精神分析心理疗法（主要是按照美国自我心理学发展的一般方法）都是有效的。至于具体的适应证、禁忌证和局限性是什么，以及非常重要的是，这些治疗方法如何扩大一般精神分析方法的治疗效果范围，这些仍然是悬而未决的问题。还需要强调的是，在这些以精神分析为基础的心理疗法的技术发展过程中，精神分析本身的不断发展对于丰富相应的技术和提高这些方法的复杂性具有根本性的重要意义。例如，克莱因学派在理解原始客体关系和原始防御操作方面的贡献，对于严重人格障碍的心理治疗具有巨大的意义。同样，精神分析学派对反移情反应的性质和利用潜力的理解，也极大地丰富了精神分析性心理治疗方法。

虽然为精神分析治疗方法的比较制定概念框架的主要目的是为了促进该领域的临床实践和研究，但其实际意义可能还在于，精神分析机构应在多大程度上对其候选人进行标准精神分析和一系列精神分析性心理治疗方法的系统培训。有人担心，这种培训可能会导致精神分析技术的淡化，并最终威胁到精神分析事业。根据我们在各种精神分析机构教授TFP的经验，这种恐惧似乎是没有道理的。恰恰相反，当精神分析性心理治疗与精神分析本身有了更明确的区分时，精神分析技术的方法本身就会变得更加精确和锐利。与许多没有扎实的精神分析基础就试图学习精神分析性心理疗法的心理健康专业人士相比，精神分析师在发展各种类型的精神分析性心理疗法的专业知识方面，可能拥有更好的理论和临床基础。目前为区分精神分析技术及其相互关系所做的努力，可能会促进精神分析技术综合标准文本的最终发展，而这正是学习精神分析、进一步科学地发展精神分析技术和应用，以及对其过程和效果进行实证研究所迫切需要的。

从发展当代精神分析技术整体纲要的更广阔视角来看，目前界定四种基本精神分析技术的努力，需要与所有其他精神分析技术的综合运用相辅相成，这些基本技术的结合使用能够促进其他技术的发展。本书第6章将对此做进一步的探讨。

参考文献

Aguayo J, Malin B: Wilfred Bion: Los Angeles Seminars and Supervision. London, Karnac, 2013

Akhtar S: Comprehensive Dictionary of Psychoanalysis. London, Karnac, 2009

Auchincloss EL, Samberg E: Psychoanalytic Terms and Concepts. New Haven, CT, Yale University Press, 2012

Bateman A, Fonagy P: Psychotherapy for Borderline Personality Disorder: Mentalization-Based Treatment. New York, Oxford University Press, 2004

Bion WR: Notes on memory and desire. Psychoanalytic Forum 2:272–273, 279–290, 1967

Clarkin JF, Yeomans FE, Kernberg OF: Psychotherapy for Borderline Personality: Focusing on Object Relations. Washington, DC, American Psychiatric Publishing, 2006

de Mijolla A: Dictionnaire International de la Psychanalyse. Paris, Calmann-Lévy, 2002

Etchegoyen RH: Los Fundamentos de la Técnica Psicoanalítica. Buenos Aires, Argentina, Amorrortu, 1986

Freud A: The ego and the mechanisms of defense (1936), in The Writings of Anna Freud, Vol 2. New York, International Universities Press, 1966, pp 3–176

Hinshelwood RD: A Dictionary of Kleinian Thought. London, Free Association Books, 1991

Hoffer A: What does the analyst want? Free association in relation to the analyst's activity, ambition, and technical innovation. Am J Psychoanal 66(1):1–23, 2006 16544200

Joseph B: Transference—the total situation. Int J Psychoanal 66:447–454, 1985

Kernberg OF: Psychoanalysis, psychoanalytic psychotherapy and supportive psychotherapy: contemporary controversies. Int J Psychoanal 80(Pt 6):1075–1091, 1999 10669960

Kernberg OF: Object relations theories and techniques, in Textbook of Psychoanalysis. Edited by Person ES, Cooper AM, Gabbard GO. Washington, DC, American Psychiatric Publishing, 2005, pp 201—216

Kernberg OF: Countertransference: recent developments and technical implications for the treatment of patients with severe personality disorders, in The Inseparable Nature of Love and Aggression: Clinical and Theoretical Perspectives. Washington, DC, American Psychiatric Publishing, 2012, pp 81–101

Kernberg OF: Psychoanalysis: Freud's theories and their contemporary development, in New Oxford Textbook of Psychiatry. Edited by Gelder MG, Andreasen NC, López-Ibor JJ Jr, et al. New York, Oxford University Press, 2009, pp 293–305

Kernberg OF: Divergent contemporary trends in psychoanalytic theory. Psychoanal Rev 98(5):633–664, 2011 22026541

Kernberg OF, Yeomans FE, Clarkin JF, et al: Transference focused psychotherapy: overview and update. Int J Psychoanal 89(3):601–620, 2008 18558958

Kris A: Free Association. New Haven, CT, Yale University Press, 1982

Kris A: Interpretation and the method of free association. Psychoanal Inq 12:208–224, 1992

Laplanche J, Pontalis J-B: The Language of Psychoanalysis. London, Karnac, 1988

Mertens W (ed): Handbuch Psychoanalytischer Grundbegriffe, 4th Edition. Stuttgart, Germany, Kohlhammer, 2014

Skelton RM, Burgoyne B, Grotstein J, et al (eds): The Edinburgh International Encyclopaedia of Psychoanalysis. Edinburgh, Scotland, Edinburgh University Press, 2006

Spillius EB, Milton J, Garvey P, et al: The New Dictionary of Kleinian Thought. New York, Routledge, 2011

Sterba R: The First Dictionary of Psychoanalysis. London, Karnac, 2013

Wöller W, Kruse J (eds): Tiefenpsychologisch fundierte Psychotherapie. Stuttgart, Germany, Schattauer, 2005

第5章
对边缘病理的诠释——临床示例

诠释是精神分析的一项基本技术。它是帮助病人意识到他的无意识冲突的主要工具。诠释是分析师关于无意识冲突的假设的口头表达，这些无意识冲突看起来主导性地呈现在病人当下治疗过程的交流中。

根据病人的人格结构，诠释会采取不同的形式。对于以压抑为主要防御方式的神经症性人格病人，诠释涉及将原本无意识的、被压抑的内容引入意识。对于边缘病人，诠释的重点是出现在病人意识或前意识中的内容，但通过分裂和否认、投射性认同、原始理想化、贬低和全能控制等手段，这些内容与其他有冲突的内容分离开来。在这里，诠释揭示的不是先前的无意识内容，而是导致病人的意识体验碎片化的无意识动机（Kernberg et al., 2008）。

下面的案例材料呈现了一位接受TFP的边缘病人的第5次治疗。本材料展示了对投射性认同的诠释，这是对移情中激活的原始客体关系（其中相应的自我表征和客体表征的投射会迅速逆转）的诠释的一部分。

背景

病人是一名25岁的小提琴手，在过去的两年里，她的工作表现一直不尽如人意，漂泊不定，并多次与男性建立了施受虐的关系，由于情绪不稳定、易发怒和行为冲动，她的整个社交生活都受到了严重干扰。她的主要症状是慢性焦虑和抑郁。

她有两个弟弟妹妹。她的父母在她11岁时离婚，她的父亲从未再婚。她过度依赖父亲，与父亲的关系长期处于冲突状态，与祖母的关系也很疏远，祖母在母亲离家后接管了母亲的主要职能。

治疗记录

下面一部分逐字稿是在治疗开始约10分钟后形成的。之所以将其记录在此，是因为它与本次治疗中后面的内容相关。

病人：嗯，我说的是我父亲。

治疗师：是的。

病人：因为我必须听他的，我不喜欢这样。

治疗师：是吗？

病人：我不喜欢顺从。我不喜欢这种感觉——有时听起来很顺从。因为他不停地说，你知道的。所以……（长时间停顿）我可能会和他拉开一些距离，这样我就不用听了。或者我愿意听，但我不必真的在场。我不确定……但是……当一个男人开始说话时，我很难去听（咯咯地笑）。

治疗师：为什么？因为男性特别容易让你变得顺从？

病人：是，是的。是的，是的，是的。当然，我是作为我父亲的妻子长大的。你知道的。

治疗师：你的意思是？

病人：我母亲在我4岁的时候就去世了。我是爸爸的小帮手。即使是现在，他还会讲一些事给我听，如果母亲还在的话，他会把这些事讲给母亲听的。你知道的，诸如此类的事情。所以我就是这样长大的，你知道，想要取悦他。所以它就在那里，就在我内在——它确实会引起很多问题。还有很多痛苦。

治疗师：什么问题？为什么会痛苦？

病人：因为我把自己击倒了。你知道，我不谈论任何事，也不做任何让我开心的事。我只是习惯了这样。让我想成为像我的男友们那样的人，让我想成为像他们那样的人，我无论如何都要听他们的话，我的意思是，这不是原因，但是，这就是我成长的方式。

治疗师：所以你是说，因为这个，你和所有的男友在一起时，你会变得很顺从，你是这么说的吗？或者因为你想要顺从而生气或者他们想要——

病人：（打断）当然，是的。是的。

治疗师：是的，你指的是哪个？

病人：全是！我的意思是我觉得——

治疗师：（打断）你想要变得顺从，他们试图利用这一点，而在你意识到之前，你被你的男友们利用了，这是你想说的吗？

病人：嗯，感觉一团糟。这看起来可能不会很糟糕，因为我的大多数男友都很忠诚，他们都没有（清嗓子）……否则……但我发现自己陷入的困境是我感到迷失。我今天说得不好，我讨厌这一点。

下面是本次治疗后半部分的逐字稿。它展示了关于投射的诠释，即一个表现得有优越感的客体和一个相应的被羞辱的自我，被交替投射到治疗师身上。

治疗师：也许当上节治疗你失望地离开时，你不仅失望，而且——

病人：那不是上节治疗，是上节治疗之前的那一节，不是吗？

治疗师：是的。

病人：我想是。

治疗师：（继续）无论如何，当你离开那节治疗时，一开始你不仅感到失望，而且还感到被击倒了。

病人：是的，但我也很感激你指出这一点。我也很高兴知道这一点。

治疗师：嗯，我知道你对我的看法有分歧，我，我有一种感觉，你的一部分，相信我对你是坦诚的，我所说的话就是我的意图。但你的另一部分，把我视为试图控制你和对你洗脑的那一群男性中的一员。我变得很重要，你想要取悦我，想到你在取悦一个控制你、批评你、操纵你和贬低你的人，这是很丢脸的，这不是一个很舒服的视角。

严重人格障碍的治疗：
攻击性的解决与爱的修复

病人：那我该怎么办呢？一直都是这样的。我是说，这就是我来这里的原因。

治疗师：是的，所以这是一个探索这种反应的机会。

病人：我正在努力。你不同意吗？你同意我的看法——这和我父亲有关吗？

治疗师：（插话）是的。

病人：（继续说）还有我是怎么被抚养大的。

治疗师：是的，我会很惊讶的，如果不是——

病人：（插话）是的。

治疗师：（继续说）这是有道理的。我在这里要强调的是，你的这一部分有多么强大，它把与男人的一切关系都看作是与你父亲关系的复制品。当你再次感到被控制和羞辱的威胁时，这会让你试图逃离。

病人：你知道吗，我觉得我在和弗雷德的关系中就有这样的体验。嗯……他已经搬到西海岸了，你知道的……

治疗师：他已经走了？

病人：哦，是的，他星期一走的。当他问我在电话里跟他说话的感觉时，我有一部分是如此的担心。我有一部分喜欢和他说话，但我告诉他我还是很担心，但我不认为这与事情是否会有结果有太大关系。看来我只是觉得和他说话……我很害怕，我感觉有点跃跃欲试（咯咯笑），就像发动机，你知道，我感觉……

治疗师：害怕什么？

病人：我只是，嗯，我真的很害怕他的同意。我知道，我能感觉到。想要……而得不到。得到的是不赞成、批评，嗯，我害怕自己对他的感觉。我害怕去感受我真正的感觉，所以我保持防御，你知道的。

治疗师：如果你接受了自己对他的感觉，会发生什么？你害怕什么？你可能会比他想念你更多地想念他，这可能看起来是一个严重的损失，你可能会因此而沮丧？

病人：（停顿）是的，是的，我的感情和思维会太集中在他身上了。以前和其他男朋友也是这样。

治疗师：你强烈感觉到自己会把注意力集中在某个你认识的人身上，那么这段关系就不会有未来。是这样吗？

病人：不，因为那不是真的。

治疗师：嗯，你告诉过我，他说你不应该和他浪费时间，是吗？

病人：他那样说过……我确实告诉过你他说过。但是，他后来说了别的话，这个星期晚些时候。所以我对整件事最恰当的判断是，婚姻和孩子的事确实让他害怕，当然，但他似乎对整个想法都很热心，开始以某种计划的方式谈论未来，他甚至做了一个梦，当他做了那个梦或其他什么事情的那天晚上，我打电话给他，说我们要继续下去。他告诉我，是的，他会跟我生一个孩子。他对此感觉很好。

治疗师：这就是那个梦？（停顿）那是梦？

病人：（笑）是的，那是梦。

治疗师：你是在说，因为他梦见它会让事情更容易发生？

病人：你告诉我这是什么意思？

治疗师：对不起，你说什么？

病人：你告诉我这是什么意思。

治疗师：梦是什么意思？好吧，从你的态度来看，至少梦的内容反映了你的愿望。

病人：是的，也许是他的愿望。

治疗师：我不清楚。

病人：是他做的梦。

治疗师：哦，对不起，我误解了。我以为是你做的梦。

病人：啊啊啊！！！（鼓掌）

治疗师：我误解了。

病人：很好，所以我会一直怀疑你，因为你还是不明白（笑）。我只是开玩笑。我在开玩笑。你误会我了，看！我为什么要相信？为什么我要相信你……你不明白我的意思，我可以拼出来，但你还是不明白。男人就是这样。我爸爸就是这样。我能拼出来，用法语、德语、英语或西班牙语写——明白了吗？他明白我的意思了吗？了解我的本性吗？他不明白。我为什么要相信？有什么不同？我能接受20年的治疗，学会20种不同的表达自己的方式。我可以穿20套不同的衣服，他还能理解我吗？不能。为什么不能？因为他喜欢女人。我该怎么办？

治疗师：因为他什么？

病人：关于女人的事。

治疗师：什么事？

病人：女人不是这个就是那个。谁知道他关心的东西是什么。你知道，这是我的父亲，不是弗雷德。

治疗师：我明白了。当我说我误解了你的意思时，你看起来很高兴。

病人：因为我是对的。

治疗师：是的。

病人：（笑）因为我是对的。是我的问题吗？是因为我没有解释清楚吗？这是正常的吗？因为人们有时第一次不理解对方。是的。我会让它过去，你知道，我会克服这一点，回到我的观点，但是……我确实为此感到沮丧。我对不被理解有强烈的反应。我就像那样生气（掰手指）。（叹息）弗雷德做了个梦。两天前。我给他打电话，嗯，因为他前几天晚上一直都在打电话，我打电话的时候他正在做这个梦，他不肯告诉我。不管怎样，我只是感觉到了，嗯，我不能……我现在的感觉很糟糕。我很难体会我的感受。而且……你想说什么？

治疗师：我还在想你的高兴，因为你是对的，我是错的。嗯，这让你处于一种优越的地位……

病人：啊，是的！

治疗师：对吧？

病人：是的。

治疗师：嗯，我想知道你是否觉得如果我说的是对的，我可能会对此感到高兴，觉得比你优越，还有一个原因让你感到在这里有被羞辱的危险。所以……

病人：（插话）我听不懂。

治疗师：（继续）你能理解我说的吗？

病人：不，我很难……

治疗师：很难理解我吗？

病人：我知道你在说什么，但我不太明白……

治疗师：嗯，这给你带来一些麻烦。如果我告诉你的是对的，你可能会认为我的反应和你一样，我因为自己是对的而感到优越，所以我高你低，这对你来说是耻辱。如果我错了，你会感觉很好，你是最棒的，但这样我这里也没什么值得你期待的。所以你怎么也赢不了。

病人：我赢不了？

治疗师：没错。

病人：为什么我赢不了？因为我什么都不能指望？

治疗师：你赢不了，因为如果我是对的，你会感到羞辱。如果我错了，你会感到失望。你理解了吗？

病人：如果你错了，我会感到失望，因为你是我的治疗师，你不好。

治疗师：对。如果我是对的，你会觉得很丢脸，因为我比你更了解你，你会觉得很沮丧。

病人：是的，这个很模糊。另一个更明显。

治疗师：是的。

病人：我是说我知道你在说什么……

治疗师：好的，嗯，我们停在这里。

病人最初认为我是她父亲的翻版，对她必须顺从于我感到不满。然后，我曲解了她关于梦的陈述，这立即引发了她的优越感，觉得自己比这个愚蠢的男人更优越。在移情过程中，高高在上的支配性客体和受辱的角色发生了角色反转，病人对这位无能的治疗师感到失望。我诠释了这种角色反转及其对我们关系的影响，病人立即理解了我的诠释。

参考文献

Kernberg OF, Yeomans FE, Clarkin JF, et al: Transference focused psychotherapy: overview and update. Int J Psychoanal 89(3):601–620, 2008 18558958

延伸阅读

Akhtar S: Comprehensive Dictionary of Psychoanalysis. London, Karnac, 2009

Auchincloss EL, Samberg E: Psychoanalytic Terms and Concepts. New Haven, CT, Yale University Press, 2012

Bion WR: Learning from experience, in Seven Servants: Four Works by Wilfred R. Bion. New York, Jason Aronson, 1977, p 73

de Mijolla A: Dictionnaire International de la Psychanalyse. Paris, Calmann-Lévy, 2002

Etchegoyen RH: Los Fundamentos de la Técnica Psicoanalítica. Buenos Aires, Argentina, Amorrortu, 1986

Hinshelwood RD: A Dictionary of Kleinian Thought. London, Free Association Books, 1991

Kernberg OF: Divergent contemporary trends in psychoanalytic theory. Psychoanal Rev 98(5):633–664, 2011 22026541

Laplanche J, Pontalis J-B: The Language of Psychoanalysis. London, Karnac, 1988

Mertens W (ed): Handbuch Psychoanalytischer Grundbegriffe, 4th Edition. Stuttgart, Germany, Kohlhammer, 2014

Skelton RM, Burgoyne B, Grotstein J, et al (eds): The Edinburgh International Encyclopaedia of Psychoanalysis. Edinburgh, Scotland, Edinburgh University Press, 2006

Spillius EB, Milton J, Garvey P, et al: The New Dictionary of Kleinian Thought. New York, Routledge, 2011

Sterba R: The First Dictionary of Psychoanalysis. London, Karnac, 2013

第6章
精神分析技术的连续谱

在本书第4章中，我定义了精神分析技术的四个基本要素，作为标准精神分析和由其衍生的精神分析性心理疗法的基础。这四个精神分析技术的基本要素是诠释、移情分析、技术性中立和反移情运用。

我将尝试定义和描述一整套精神分析技术，它们可以被认为是上述四种基本技术要素的具体应用。接下来的定义将有助于对它们各自在特定治疗中的应用进行实证评估，从而构成一个精神分析性治疗模型的基本手册，既适用于临床应用，也适用于研究工作。这些描述面向的是在开展精神分析性心理治疗和标准精神分析方面具有实际经验的读者。因此，我们希望不需要通过临床案例来说明，也能让读者足够清楚。这些定义初看起来可能会有过于模式化或抽象的风险。然而，全面列举精神分析技术（包括它们之间的相互关系）的努力应有助于澄清每一种技术。在每种情况下，我都会尝试定义这些技术在标准精神分析中的应用，然后提及它们在精神分析性心理疗法中的潜在修改。

遗憾的是，我们并没有一本得到普遍认可和一致同意的精神分析技术词典，也没有一本得到不同精神分析流派认可的精神分析技术综合手册，因此，我试图提供一些基本定义，以反映不同精神分析方法对各自概念的当代共同看法，同时，如果存在差异，我也会说明其他精神分析模型在概念化和使用这些概念方面的重要差异。当代著名的精神分析词典为这些定义提供了背景资料（Akhtar, 2009; Auchincloss and Samberg, 2012; de Mijolla, 2002; Etchegoyen, 1986; Hinshelwood, 1991; Laplanche and Pontalis, 1988; Mertens, 2014; Skelton et al., 2006; Spillius et al., 2011）。

精神分析技术以心理治疗关系为基础，这种关系涉及分析师和病人双方的工作，包括双方的特定态度。在分析师方面，分析性倾听涉及"均匀悬浮的注意力"，以及对病人的自由联想、言语和非言语行为、外部现实、反移情激活等内容的内隐同步警觉，以及在知识和经验的直观应用中表达的特定理论观点的内隐使用。在病人方面的期望或希望是病人能够并愿意进行自由联想，并在这一过程中表达他头脑中涌现的想法和激活的情感体验，以及在自由联想过程中出现的障碍、扭曲和困难。

在这种工作情境中，分析师的关注焦点（即关注在双方互动中占主导地位的情感）将引领治疗师在某些特定领域应用精神分析技术。这些焦点包括：主导的防御的出现（经常表现为移情阻抗）、需要进行性格分析的重复性性格防御、对梦的探索、强迫性重复以及情感体验的躯体化或付诸行动。反过来，在治疗过程中，我们需要将付诸行动与情感"活现"区分开来，而诠释性方法中包含的分析工作将带来转化或洞察、强迫性重复的解决或我们所说的"修通"（working through）。负性治疗反应、治疗中断和结束等复杂情况可能需要额外的技术干预。这里列出了几个特定的领域，这些领域是诠释性方法的关注焦点，同时也暗示着治疗师需要具体运用一般精神分析技术的四个基本元素。

需要强调的是，情感主导（affective dominance）是一个最重要的特征，它引领治疗师同时关注双方互动的多个方面。不同的理论取向对于情感主导有不同的提法，但作为治疗师关注特定治疗材料的出发点，它会反复地出现。情感主导可能来自病人的语言或非语言交流，可能来自治疗师的反移情，可能来自分析领域的某一特定方面，也可能来自卡住的（blocking）、侵入性的或怪异的感觉，但它总是存在于治疗当下情感集中的地方。

性格分析

性格分析是指探索病人的动力性人格组织——具体表现为病人的习惯性行为模式、特异性反应或抑制特征，以及混乱或破碎的性格特征表现。实际上，该方法与分析病人的主导防御机制及其相互强化作用是一致的（Kernberg, 1993）。在精神分析治疗的"典型"病例——神经症性人格组织病人中，这些防御机制往往表现为病人在自由联想时被卡住，或出现某些扭曲。事实上，自我的防御机制就是这样被发现，继而得到阐述的。对防御操作及其表现形式、动机以及它们所针对的无意识冲动的分析，可以从分析情境的特定内容中反映出来。

防御分析对应我们过去所说的"阻抗分析"——即对防御操作的临床表现进行分析。随着精神分析技术的最新发展，"阻抗"已不再被视为需要克服的力量，而被视为一些需要理解其无意识含义、动机和功能的防御操作（Busch, 1996）。这种探索构成了诠释性干预的一个核心方面。从当代客体关系理论的角度来看，这些防御操作可以转化为移情中无意识的、防御性激活的客体关系（自我和客体的二元表征），它们防御的是对立的、无意识的、冲动性的自我和他人表征的二元单位。这些防御性和冲动性客体关系共同代表了当前占主导地位的无意识冲突的激活（Kernberg, 2004）。

严重人格障碍的病人存在身份认同弥散，并且原始防御操作占主导地位，他们使用的原始防御以分裂为核心，而不是压抑，这些防御操作可能会变得非常突出，它们实际上构成了病人的一种习惯行为模式，它们在整体上相互结合，与原始、严重的性格病理是一致的。对这些原始防御操作的分析，尤其是对偏执-分裂（paranoid-schizoid）防御和抑郁性（depressive）防御的分析，构成了对病人防御性性格结构分析的一部分，包括分析那些会迅速表现为移情阻抗的"性格防御"。对于神经症性人格组织的病人来说，更高水平的防御操作占主导地位，同时也反映它们的一般防御性性格模式中，这一点通常在治疗过程中才会逐渐显现出来。然而，从长远来看，对自我防御的系统分析与对主要性格防御的系统分析也是一致的。

本文的主要观点是要强调，作为一个临床实践问题，防御分析将集中于对性格防御的分析，从而对病人的病理性的性格结构进行分析。这就提出了一个问题，即何时以及如何探索病人主要的性格模式。当代的临床共识是，只要病人的习惯性行为在情感上占主导地位，就应该对其在治疗过程中的防御功能进行分析。对于一些存在严重性格病理的病人，这可能会在第一次治疗中就表现出来，因此治疗将从分析病人的性格结构开始。事实上，那些存在严重的自恋性格病理的病人经常会出现这种情况。在不太严重的病例中，病人的病理特征被限定在与俄狄浦斯期冲突或前俄狄浦斯期冲突有关的特定症状上，这些冲突可能会在移情情境中凸显出来，但不会反映在病人的主要性格病理中。然而，只要防御性的性格特征在治疗情境中占主导地位，就提示我们需要采用诠释性方法。

Wilhelm Reich（1933）已经很好地阐述了性格分析的基本技术。然而，由于Reich的人格和职业行为的特定问题，性格分析这一术语受到了一些质疑，他的早期贡献也没有得到充分的认可。在当代精神分析技术中，性格分析的方法可简述如下：①在一次或几次治疗中，让病人注意到某一特定的、占主导地位的行为；②提高病人对该特定行为的兴趣，并要求他对该行为的含义开展联想；③诠释激活该特定行为的即时移情含义；以及④逐步诠释病人的客体关系，在相应的被防御的攻击性冲动或力比多冲动的影响下，这些客体关系是病人所对抗、恐惧和/或期望的。

对移情的系统分析通常主要包括性格分析。在理想情况下，其效果应能使病人在其外部生活和分析情境中的体验和行为发生显著变化。对于有严重性格病理和身份认同弥散的病人，以分裂机制为中心的原始防御占主导地位，这会导致理想化移情发展和迫害性移情发展之间严重分离，对它们的分析能够促进病人的性格整合。在治疗的后期阶段，会出现从偏执-分裂移情占主导地位，到抑郁性移情占主导地位的发展。

TFP适用于边缘人格组织和相应的严重原始人格障碍病人，包括在治疗过程和病人外部生活中，在原始防御操作和相应客体关系可能被病人严重地付诸行动的背景下进行性格分析。这就要求治疗师在暂时放弃技术性中立的情况下，特别注意治疗框架的维护，并开发特定的技术来限制付诸行动行为，并恢复技术性中立（Yeomans et al., 2015）。在这些情况下，治疗师强调以病人直接外部现实作为诠释方法的出发点，这与病人持续进行自由联想的局限性相对应。

性格防御可能包括一些防御操作，这些操作不仅反映了自我为维持其"性格武装"所做的努力，还可能反映了超我防御和深层内疚感的活现，以及强迫性、癔症性、受虐性或自恋性的整体性格结构。

在神经症性人格组织病人的TFP治疗中，性格分析可能仅限于病人习惯行为的某一特定部分，并与病人进入治疗时的特定冲突领域相关联。在这里，移情分析仅限于与病人症状有关的主导无意识冲突的特定移情反映，此外，为了维护"切实可行的治疗关系"，还需要对显性的负性移情进行分析。

这里可能涉及一个有争议的概念——治疗联盟。这个术语指的是病人自我中的非冲突性"正常"部分与精神分析师干预工作相关方面的结盟。毋庸置疑，在具有良好整合的神经症性人格组织的病人身上，存在着这种合作工作的潜能，这表明病人有能力在分析工作中进行合作，并在负性移情出现时保持一定的客观性。然而，治疗师不应采取某些诱导方式人为地激发这种潜能，因为这将违背分析工作的本质。在支持性心理治疗中，努力唤起并加强病人希望得到帮助的愿望以及信任治疗师的能力，可能是支持性技术的一部分，但这并不是精神分析技术本身的一个方面。在治疗严重人格障碍病人时，治疗联盟可能会在治疗过程中长期缺失，病人在治疗情境中的合作能力取决于对占主导地位的负性移情的系统分析和修通。

梦的分析

尽管梦的分析不再被认为是"通往无意识的捷径"，但它仍然是无意识过程的重要信息来源，也是诠释的一个焦点。梦的分析在当下也变得更加重要，因为在Bion的表述中，白日梦的持续心理活动在"清醒梦"这一标题下得到了重新关注（Civitarese, 2014; Ferro, 2009）。新比昂方法倾向于将自由联想等同于梦的一种显性内容，也就是说，它甚至试图将病人谈论的日常现实的各个方面转化为无意识心理过程的象征。这一发展促使人们重新强调梦的分析的价值。

在经典的梦的分析技术中，分析师会将梦的显性内容作为表面材料，将其划分为有意义的部分片段，邀请病人对这些片段进行联想，期望显梦中每个片段的潜在内容都能浮现出来。通过病人的自由联想和分析师相应的"遐思"（reverie），对显梦片段的潜在含义进行诠释性的整合，从而得出梦的深层无意识含义。

这种梦的分析技术的一般方法假定，梦的显性内容是通过"梦的工作"对梦中表达的原始幻想（主要是欲望感觉）进行无意识阐释的产物。分析师需要对无意识梦境思维进行阐释，包括探索这些梦境思维反映的主要思维过程：首先，它的逻辑不符合矛盾律（contradiction），它会将时间和空间折叠起来，倾向于在视觉上呈现梦境思维，并在梦境思维经过梦审查的二次阐述时，使用浓缩和置换，这通常会使显梦叙事变得更合理或更具代表性。因此，梦的分析包括解构（deconstruct）显梦的内容，同时考虑梦在二次阐述时的扭曲，并考虑做梦前的白日残留（day residue）的影响，这些影响可能刺激了无意识的婴儿期愿望。同时，这些愿望也会在主导移情情境中表达出来。当代关于梦的叙事风格和交流方面的强调，以及 Fairbairn（1952）提出的自我和客体表征可能以分裂的形式，并通过梦内容的多个角色出现的建议，为梦的分析增添了更多的复杂性和信息价值。梦的内容和其他特征可能会指向特定的含义，例如焦虑的梦反映了病人无法完全控制威胁性的无意识冲动，关于考试的梦，满足现实中受挫的即时生理需求的梦，等等。

重要的问题包括何时以及如何对梦进行诠释，梦在多大程度上总是或有时反映了情感上的主导问题，梦的分析在多大程度上需要与目前主导的移情分析相结合，等等。长期重复的梦往往包含了病人基本冲突的各个方面，值得特别注意，因为它们在治疗过程中的变化可能反映了移情的变化和相应冲突的细化。一般来说，在治疗过程中，当梦在情感上似乎占主导地位时，就应该对其进行诠释，而不是每当梦出现时就对其进行系统的探索。梦具有诱惑性，梦的叙事可能会有某种防御的目的。事实上，非常混乱的梦更可能被分析理解，因为它们反映了二次阐述的减少，而一些通常无意识内容非常清晰的梦可能会错误地给人一种压抑已经解除的印象。毫无疑问，也有一些好梦，在这些梦中，重要的冲突能够以一种有情感含义的方式得到阐释，并对病人的清醒生活产生深远的影响。

由于梦的分析依赖于病人的自由联想能力，所以在标准精神分析的背景下进行梦的分析效果最佳。在精神分析性心理治疗中，梦的分析也需要病人的自由联想能力。在对患有严重人格障碍的病人进行TFP治疗时，对于治疗早期阶段的梦，往往是从梦的显性内容方面进行探索，将显性内容的含义与当前的主导移情联系起来。在TFP治疗的中期阶段，治疗师可以尝试对梦的隐性内容进行部分分析，而在后期阶段，可以进行全面的梦的分析（Yeomans et al., 2015）。在支持性心理治疗中，梦的分析通常是禁忌的，除非是利用其显性内容来阐述当时所探讨的意识层面的冲突。

很少有可能在一次治疗内对一个复杂的梦进行全面的阐释和分析。有时，梦的分析可能会持续数次治疗，因为在此期间，其他问题可能会在情感上占据主导地位。有些病人利用梦的叙述来逃避对自己生活的现实审视。自恋性人格病人可能会急于用他们假定的知识和对特定内容含义的理解来"诠释"自己的梦，而在分析师的反移情反应中，这种自我分析通常是空洞的猜测。

病人参与梦的分析的一个基本态度，是对自己脑海中可能出现的未知事物抱有真实的好奇心，这可能表明病人有能力参与梦的分析，这与病人对梦的分析的竞争性理智化态度或与移情相关的对梦的内容的贬低形成鲜明对比。

付诸行动、活现、强迫性重复和修通

付诸行动

从严格意义上讲，"付诸行动"是指无意识冲突绕过了对冲突的情感觉察，而通过行为表达出来。人们普遍倾向于将这一概念的含义扩大到"不良"行为，这对这一概念的技术含义是不公正的，后者要求将行为转化为对病人正在防御的相应冲突的情感觉察（Sandler et al., 1973）。

付诸行动可能发生在会谈之外，也可能发生在会谈中间。有时，它会以不寻常的、微妙的形式出现，如自由联想中的扭曲，导致把语言当作行动来使用，其目的是影响分析师，而不是传达情感体验。"浓缩"（accretion），就是这样一种"迷你付诸行动"（mini-acting out）的形式，即病人通过简短的、近乎随意的评论表达一种超级浓缩的含义，倾向于否认他脑海中逐渐形成的主题的情感含义。分析师只有在自己的理解突然中断，或突然失去对会谈中发生的事情的关注时，才会意识到这一点。

对于严重人格障碍病人来说，这种将语言转化为行动的行为，旨在控制治疗情境，对抗与治疗师进行认知交流的可能性，可能会成为表达移情发展的一种普遍方式，对这种行为方式的诠释实际上与系统地修通移情阻抗是一致的。对于更健康的神经症性人格组织病人，付诸行动通常会在分析会谈之外逐渐出现，分析师需要细心关注"整体移情"（Joseph, 1985），而揭示出这些付诸行动在会谈中的情感主导——也就是说，分析师要警惕主导的移情倾向在会谈中以及同时在病人的外部现实中的表达。对病人整体情感体验的移情关注，可能会让分析师警觉到付诸行动的微妙方面，而病人生活情境中持续存在的情绪化行为或急性危机的明显特征（obvious nature），通常会作为会谈中的情感主导内容而凸显出来。这类材料是诠释性干预的重中之重。

然而，在一些严重的病例中，由于病人的分裂防御非常顽固，因此某些长期严重影响病人生活的微妙但慢性的付诸行动形式可能在很长一段时间内都不会被发现，除非治疗师对个别病例保持高度的警觉。在治疗开始时，治疗师需仔细了解病人的整体生活状况，并警惕他可能会激活严重的自我毁灭行为，这可以起到重要的预防治疗作用（Kernberg, 2016）。

长期的经验告诉我们，付诸行动总是与移情有着内在联系，即使它在治疗之前的行为模式中就表现出来了。在治疗严重人格障碍的过程中，分析师对这种新的、现在占主导地位的"历史悠久"的付诸行动所起作用的警觉，是一项重要的要求。

标准的精神分析技术在处理严重的付诸行动可能时，不需要任何技术上的修改，而是依赖于从技术性中立的立场出发，在移情分析的背景下对付诸行动的无意识含义进行系统分析。对付诸行动的特定反移情反应的激活——其重要含义是病人努力在无意识中重建原始客体关系，或是对这种威胁性客体关系的特定防御——可以为分析师理解这种付诸行动发展所表达的含义提供重要线索。付诸行动的修通可以被用作诠释性工作的一部分，从而在治疗过程中将付诸行动转化为情感体验。总的来说，André Green（1993）建议分析师在治疗过程中系统地关注付诸行动和躯体化，将其作为病人防御性回避对无意识冲突的情感觉察的两个主要渠道。他建议分析师坚持不懈地将病人的付诸行动和躯体化转化为情感体验，从而丰富主导移情的可用表达方式，这将有助于对其进行探索和修通。

对于适合TFP治疗的边缘人格组织病人来说，如果病人的付诸行动威胁到治疗或病人的福祉，则需要在开始治疗前采取一定的措施。首先，治疗师需要对病人目前的整个生活状况进行仔细评估，以发现潜在的问题，如自杀行为、严重的暴力行为和反社会行为。一旦根据病人的病史确定了潜在的威胁，就需要进行讨论，就如何控制这些行为和冲动达成一致，以便在治疗过程中将干扰降到最低。治疗师将就病人需要接受的安全限制和责任进行"合同"谈判（口头）。最后，从治疗一开始，治疗师就必须诠释病人对签订合同和危险行为限制的反应的移情含义。治疗师应做好准备，在病人违背合同承诺后明确给予其第二次机会，并利用这种情况来诠释病人行为的意义，即病人行为代表了他具有破坏性的一部分，而这一部分可能战胜治疗师，并可能危及治疗的继续（Yeomans et al., 2015）。

严重的付诸行动可能需要治疗师放弃技术上的中立，但根据我们的经验，设定限制和系统地诠释这种限制、治疗师被拉出专业角色的移情含义以及这种情况在多大程度上反映了更深层次的移情倾向，这些因素结合在一起，构成了TFP疗法的一个重要的技术修正，使这种精神分析性心理治疗得以扩展到严重人格障碍的广泛领域。

在支持性心理治疗中，对病人严重付诸行动的直接控制需要使用支持性技术，如提供信息和建议以及使用外部支持，以促进和加强病人适应性、保护性的行为模式，从而消除相应付诸行动行为的诱惑和风险（Rockland, 1989）。探索病人从付诸行动中获得的满足感和为此付出的代价，以及建议病人采用其他方法来弥补这种满足感的丧失，构成了支持性心理治疗技术的重要方面，是除了分析性方法之外的另一种选择。

活现

活现是精神分析技术相对较新的一个概念，它强调了在特定的移情/反移情配对的作用下，在会谈中病人某种移情倾向的激活，以及分析师相应的反移情倾向的激活，这导致了分析关系的时序性发展（Chused, 1991）。正是无意识冲突在移情情境中的这种"情感活现"有力地影响了分析师的反移情，而Joseph Sandler所说的分析师的"角色反应"往往会加强这种影响，即分析师可能会对特定的移情激活做出特别的反应（Sandler et al., 1973）。对于关系学派的分析师来说，这为他们的重要理论假设提供了证据，即移情不仅反映了病人的无意识倾向，而且在一定程度上也体现了分析师的反移情倾向（Mitchell and Aron, 1999）。

从更广义的角度来说，这意味着反移情也对移情产生影响，因此移情和反移情构成了一个互相作用的二元配对，自然地，这主要由病人的移情所决定。然而，它带给病人一种新的体验，这种体验不仅取决于分析师在技术性中立背景下的诠释态度，还取决于分析师对移情的反应，以及分析师的人格倾向，因此，在移情发展的背景下，它有可能带给病人一种新的治疗性的生活体验。

在克莱因方法中，"活现"被概念化为投射性认同激活的结果——后者是一种重要的原始机制，往往会诱发分析师的特定反应，而这正是病人无意识的意图——它反映了病人特定原始客体关系的激活（Spillius et al., 2011）。病人在分析师行为中观察到的现实特征，促进了投射性认同的聚焦和合理化，相应的强烈反移情反应使分析师经由一致性认同或互补性认同，来体验分析情境中激活的整体移情。

活现与付诸行动的不同之处在于，活现是对主导移情发展的一种非常直接、强烈的表达，而付诸行动则主要是为了防御对移情的觉察。分析情境中的活现可以帮助和促进分析师对移情进行诠释，这实际上是系统的移情分析的一个重要方面，而分析师的自我分析功能则有助于他理解自己在这一点上的反移情倾向。Betty Joseph（1992）强调了分析师内部思考的重要性，即病人可能试图通过以某种特殊方式影响分析师来达到什么目的。活现可以让我们聚焦于这个问题。

对于关系分析师来说，活现可能反映了一种分离的自我状态，需要通过诠释将其与病人的主导自我体验整合起来。如前所述，这一诠释过程受到分析师对移情-反移情配对的无意识参与的影响，这一诠释过程有助于形成一种新的客体关系，这是精神分析治疗的一个重要治疗性因素。

强迫性重复

强迫性重复指的是一种无意识的倾向，即病人不顾快乐原则，不断地重复过去的冲突性体验，特别是创伤和痛苦的体验。但它也代表了病人试图获得对特定力比多或攻击性需求的普遍满足的一种努力。这些行为的强迫性表现在，尽管经过分析阐述，它们仍然持续存在（Freud, 1920/1955）。事实上，根据当代精神分析的经验，强迫性重复似乎更典型地与病人内部客体关系的显著激活，以及病人试图重复并克服与之相关的无意识冲突的努力有关。

在有严重创伤经历的情况下，强迫性重复可能包含着一种无意识的努力，即病人试图逐步修通其创伤情境，事实上，病人在移情过程中逐渐修通这些重复的经历，确实可能会使它们得到解决。然而，强迫性重复往往还表达了其他重要的含义，必须通过相应的诠释方法加以考虑。一种经常出现的动力是，病人无意识地重新激活与过去的迫害性客体的关系，这种关系被投射到治疗师身上，暗中希望把坏客体转化为好客体，尽管病人自己一直在努力破坏或削弱现在的移情关系。有些施受虐移情会表现出这种强迫性重复，它是对过去经历的创伤或反复的施虐攻击的重新激活，这可能反映出病人将施虐性的客体投射到分析师身上，同时又无意识地认同该客体，以努力扭转过去的关系，并将他人转变为受害者。一个重要的相关动力可能是，分析师被无意识地嫉羡，因为他不像病人那样被内部敌对力量所控制，这种动力尤其会出现在自恋性人格障碍病人身上。

在标准的精神分析治疗中，处理强迫性重复的技术方法是对这种行为进行持续的重新审视，将其作为一种病理性的性格模式来探索，这种模式反映了一种内在的病理性客体关系，它在不同的情况下和移情激活的不同时刻具有不同的功能。在最理想的情况下，通过这种修通，可以解决强迫性重复，同时解决以移情阻抗为表现形式的病理性的性格防御。

在严重退行的边缘人格组织病人的TFP治疗中，在某些情况下，由于无法通过上述诠释方法解决强迫性重复问题，可能需要探索病人通过强迫性重复可能获得的继发性获益。在这种情况下，分析师可能首先需要设定限制，以减少病人的继发性获益，然后分析导致分析师偏离技术性中立的移情含义。

在支持性心理治疗技术中，病理性行为模式的无休止重复需要治疗师结合使用一些提供信息和支持性的引导（induction），引导病人采用一些适应性的替代或补偿行为，以减轻实施病理性重复行为的压力。最糟糕的情况是，病人的强迫性重复涉及严重的自毁、自伤和潜在的威胁到生命的行为，这些行为表达了一种超越痛苦或死亡恐惧的自恋幻想，自杀可能反映了病人全能的一种终极表达。这种发展可能与本章后面提到的最严重类型的负性治疗反应相对应。

修通

修通是一个重要的治疗过程，它意味着分析师和病人在无意识冲突的激活和解决方面共同工作，特别是对治疗过程中由于病理性性格模式的激活而产生的强烈移情阻抗的阐释。在强迫性重复的情况下，修通就显得尤为重要。在最理想的条件下，修通也与一般的哀悼工作有关，后者指的是抑郁心位的发展，即病人能够逐步摆脱以分裂和投射性认同为核心的原始防御占主导的状况。它包括提升病人的自我观察和洞察能力、容忍冲突的能力和忍受对自我和他人幻想的破灭感、对潜在创伤经历和记忆的逐步脱敏，以及自主成长。

最重要的是，修通意味着洞察能力的发展，即对无意识冲突的认知和情感理解的结合，对冲突对病人生活和他人生活的影响的关注，对内疚感的容忍和个人责任感的加强，以及解决那些使自己受限的议题的愿望。从本质上讲，"修通"的过程包括了移情退行（以及病人与自我和他人关系中的退行特征）的逐步解决，以及病人对自己过去的重新建构。

负性治疗反应

负性治疗反应（negative therapeutic reaction）是指精神分析和精神分析性心理治疗中病人的矛盾反应，表现为当病人意识到分析师的帮助后，出现症状加重或破坏性的移情退行。有些病人在明显经历了好事降临之后，症状会变得更加严重。它通常涉及精神分析情境中三种潜在发展中的某一种。首先，它可能是无意识内疚的表达；其次，它可能是对分析师无意识嫉羡的表达；第三，它可能代表着对原始施受虐关系的无意识认同（见本书第9章）。

第一种情况，即作为无意识内疚感的表达的负性治疗反应，经常出现在抑郁-受虐人格病例中，表现为病人对接受分析师帮助感到强烈的内疚。病人无意识地认为自己不值得被帮助，或者自己被帮助意味着对第三人或其他更值得被帮助的人的不公正。在无意识中，病人可能会担心分析师没有意识到病人是多么不值得帮助，或者没有意识到病人未被承认的攻击性多么严重。有时，病人可能会无意识地担心，如果自己有所好转，就会失去对分析师的依赖。在这一发展过程中，我们还可以观察到另一种动力，即病人对与分析师的良好关系产生了无意识的内疚感，认为这是一种被禁止的俄狄浦斯式的胜利。

第二种情况，即对分析师的无意识嫉羡所导致的负性治疗反应，是精神分析在治疗自恋病理时的一种典型发展。在这里，负性治疗反应表达了病人否认自己需要依赖分析师，以及避免体验到自卑和羞辱的努力，因为分析师帮助病人的能力被病人体验为是分析师的"胜利"。在深层意义上，病人无意识的嫉羡反应也表达了一种难以忍受的体验，即承认分析师的创造力，因为分析师能够在病人的阻抗和消极情绪下继续帮助病人。这种动力的无意识嫉羡是最常见的负性治疗反应形式，它复制了自恋病人难以向他人学习的情况，是导致他们在学习和工作方面遇到困难的主要原因。

第三种负性治疗反应相对罕见。与父母客体长期保持严重施受虐关系的病人，以及长期遭受创伤的病人都会出现这种反应，因为他们坚信，他们所依赖的客体表达对他们的兴趣的唯一方式就是施虐攻击或虐待。除非是出于愤怒或怨恨，否则分析师对病人的兴趣是不可信的。病人相信，只有憎恨他们的人才会对他们真正感兴趣，这种信念往往与严重的自毁行为以及攻击治疗师的长期危险行为的倾向同时发展。这些病人通常不适合接受精神分析治疗，但如果严格控制和限制病人的自毁行为，有时还要对病人在治疗之外的生活进行仔细的监控，并将此作为开展治疗的条件，那么这些病人可能会对TFP产生反应。在这里，需要围绕治疗建立严格的设置，并放弃技术性中立，以保护治疗的延续和病人的生命安全，这可能会影响移情的基本性质。病人需要让治疗师控制自己的生活，以此作为生存的条件，而对这种需要的始终如一的诠释，以及病人对治疗师施虐幻想的确认，都需要反复进行，因为不同的情况下这种移情会以新的形式被重新激活。

处理负性治疗反应的技术方法包括诠释相应的潜在动力，以及在最严重的负性治疗反应类型中，建立保护治疗稳定性的条件和控制。出于无意识内疚的负性治疗反应最容易通过分析发现和解决。出于无意识嫉羡的负性治疗反应通常需要长期的修通，分析师需要容忍自己的消极反移情反应，其中，病人嫉羡治疗师的生活和能力，而治疗师可能会体验到一种针对病人的报复性的优越感。

躯体化

躯体化是指与心理冲突有关的身体症状的广泛表现。重要的是，要将病因中可能包含心理因素的疾病的器质性表现，即所谓的心身疾病，与心理冲突的直接躯体表现区分开来，后者是在精神分析情境中当心理冲突被激活的情况下出现的。心理冲突的后一种躯体表现，即在心理冲突转化为躯体表现的狭义背景下，可以恰当地称为躯体化，包括：①焦虑和抑郁的躯体表现；②以躯体症状的形式象征性地表达心理冲突，即广泛的转换反应（conversion reactions）；③疑病综合征（hypochondriasis）中对身体疾病的普遍过度警觉和担忧。我所说的疑病综合征是一种稳定的精神综合征，与偶尔出现的疑病表现（hypochondriacal manifestations）不同，后者很明显是焦虑表现的一部分。

这些焦虑和抑郁的身体表现、转换症状和疑病综合征需要在情感主导材料的背景下进行诠释，这些情感主导材料是治疗中诠释的重点。治疗师需要将它们诠释为在移情过程中被激活的内化客体关系的防御性和冲动性表现的一部分，将它们与对付诸行动的关注结合在一起具有特别重要的意义，因为后者意味着病人在治疗过程中试图回避对心理冲突的情感觉察。作为焦虑和抑郁表现的躯体症状，最容易被识别为病人整体情绪反应的一部分。转换症状往往在移情中的相应冲突被激活时变得突出，当然，在任何特定时刻，转换症状都与占主导地位的无意识冲突有着更复杂的关系。

慢性疑病症是一种相对罕见的严重人格障碍，通常属于边缘人格组织的范畴，但极为棘手，预后不良。疑病症状通常是对攻击的偏执防御被投射到身体内部。这些"内部敌人"保护病人免受假想的外部敌人的侵害。对疾病的恐惧和控制疾病的神奇程序达到了一种不稳定的平衡。试图向病人提供保证的医务人员成了内部敌人的盟友。治疗师对疑病症状的分析诠释，通常会将疑病症状转化为严重的偏执性移情，有时甚至会达到精神病性移情退行的程度。事实上，如果尝试对疑病症进行诠释，分析师或治疗师需要了解病人在多大程度上能够忍受分析方法，而不出现精神病性退行。

精神分析场域

"精神分析场"是精神分析技术中一个相对较新的概念。它源于Baranger和Baranger（1969）关于"堡垒"（bastions）的原创性贡献。"堡垒"是指病人和分析师在无意识的共谋下，在治疗过程中被排除在分析探索之外的无意识冲突区域。这一贡献表明，探索治疗情境中与其他移情元素平行和分离的主体间过程非常重要，Winnicott（1971）也对此产生了兴趣，他指出精神分析情境的"框架"具有重要的象征意义。他强调了分析设置的稳定，及其在重建母婴之间的主体间关系中最早的"空间"的象征性功能的重要性，尤其是对于存在严重退行的病人。Ogden（1986, 1989）则将主体间空间的概念概括为"分析的第三空间"（analytic third），并描述了由病人和分析师的投射性贡献所构建的主体间领域，这种领域是不对称的，因为来自病人的投射性认同远远超过分析师引入该领域的投射性认同。Ogden建议对这种主体间场域应用一种技术性方法，即利用分析师的遐想——他对这一场域的情感体验的幻想——来进入共同建构的"第三分析主体"。在关系精神分析中，对主体间领域的分析得到了进一步的扩展，分析师关注分析师的人格和反移情对移情发展的贡献的重要性，从而使移情/反移情的双向交流主导了有待探索的主体间空间。

新比昂派分析师，尤其是Ferro（2009）和Civitarese（2014），进一步发展了精神分析场域的概念和分析性运用，将主体间创造的不断变化的情感体验场域置于重要位置，分析师应通过警觉分析师不断发展的反映移情/反移情情境的"清醒生活梦"（awake life dreaming）来努力捕捉这一情感体验场域。分析师的遐想或白日梦成为决定诠释过程的重要信息来源。如前所述，病人的自由联想也代表了一种清醒生活梦，可以理解为反映了更深层次的无意识思维，这种补充考虑有助于营造一种病人和分析师相互诱导的叙事氛围，预示着直接的、相互的无意识交流的可能性。分析师唤起性的、非饱和的诠释性评论将促进这一过程。公平地说，这种理论和技术方法与标准的精神分析诠释和移情分析方法有很大的不同，与我所说的精神分析主流（包括当代克莱因分析）也有很大的区别。无论如何，正如我们所看到的，关系方法和新比昂学派都强调了这种分析方法对主体间场域的重要性。

一个仍然悬而未决的问题是，分析师可以或应该在多大程度上依赖自己对分析师与病人关系所处的主体间场域的遐想。在某些情况下，自由联想似乎毫无结果，或者不清楚主导移情关系是什么，分析师的反移情中有一种迷失感，在这种情况下，关注作为分析师对整体情境反应的"分心"方面的遐想的性质，可能会提供重要的信息。与此同时，如果分析师过度关注自己的遐想，可能会扭曲其对情感主导元素的感知，并过度地将分析师的人格和理论倾向推向前台。

简而言之，从技术角度来看，将主体间场域的激活视为对分析师移情的暂时影响，并将其视为一个获取新信息的来源，可能是对目前占主导地位的、可行的移情/反移情配对诊断的一种补充。在最坏的情况下，它可能会导致治疗师忽视对移情发展的直接分析，忽视移情中性格模式的激活，而这些性格模式反映了病人在治疗之外的人际生活中的重要问题。

在严重人格障碍的TFP治疗中，病人僵化的性格模式长期扭曲了治疗情境，对他们建立有意义的积极人际关系构成了真正的障碍，这可能会在主导临床情境的治疗关系中带来一种不真实和陌生的情境。这种情况可能会迅速诱使治疗师对病人建立的严重的、长期的、自洽的扭曲关系进行防御性调整。在这里，对主体间场域性质的关注可能会特别有意义，它可以帮助治疗师从客体关系的角度来诠释这种情境，从而促进对这种严重的、普遍的性格防御的分析探索。有时，简单地提醒分析师质疑与病人的"正常"关系在类似的心理治疗早期阶段会是怎样的，可能会使分析师通过对主体间场域的分析，来探索扭曲的关系的具体性质。

治疗结束

关于治疗结束的精神分析技术涉及两个主要问题：首先是结束精神分析的标准，包括促使病人接受治疗的病理问题的解决，病人在其所有主要生活领域中的人格功能的正常化，以及病人的自主成长和发展。大量文献表明，这样的理想目标往往无法实现，但病人的人格结构和功能可能会有不同程度的显著改善（Firestein, 1974）。

有关治疗结束的第二个问题是结束过程本身。它具有特殊的特征，必须对其进行评估和诠释。治疗的结束会激活哀悼过程、从偏执-分裂防御演变为抑郁性防御的一般动力中衍生出的哀悼方面的相应冲突，以及对于抑郁性防御和相关升华功能的容忍和阐释。在这一点上，Melanie Klein（1950）提供了重要的技术标准，她提出，在确定了治疗结束的日期之后，当分析过程中偏执性防御和抑郁性防御交替出现时，必须首先深入分析偏执性机制，然后再分析相应或相关的抑郁性机制。过早地关注抑郁性机制，可能会使偏执性防御在隐匿的移情中重新被激活，而对偏执性机制以及与之相关的无意识冲突的充分阐释，则能够使抑郁心位（depressive position）的过程全面呈现出来。

理想情况下，病人的分析工作能力应在治疗结束后的自我分析功能中得到体现。病人症状改善、性格改变，以及在爱情与性、工作与职业、社会生活和创造力方面的满意功能等一般标准应在个人功能的具体方面得到体现。对正常哀悼过程、攻击冲动、性冲动和依赖冲动、焦虑以及围绕这些冲动的冲突的容忍，应该与现实的自我肯定、升华机制的占主导、情感的成熟，以及满意的客体关系的深入发展齐头并进。

哀悼过程的技术方法首先是对其进行诊断。精神病性的无法容忍哀悼——丧失现实检验和新出现精神病性症状——代表了哀悼反应谱系的最严重病理，该谱系的最严重但非精神病性的一端包括自恋性的无法哀悼，这反映在病人对必须放弃的客体关系的自我保护性的贬低上，包括与治疗师的分析性关系。我们可以在自恋病人身上看到这一点，他们报告说对治疗的结束没有任何情感反应。有边缘病理（但没有自恋病理）和未解决的哀悼过程的病人通常会出现偏执反应，并伴有严重的分离焦虑，这反映出将与分析师分离和失去分析师——通过投射——被病人无意识地体验为一种攻击。他们对分析师对他们的态度表现出偏执的恐惧。

较健康的神经症性人格组织病人可能会表现出对治疗结束的哀悼，但会过度，并发展出理想化、纠缠（clinging）、失去理想的依赖客体的感觉，以及不值得的感觉。当病人获得更正常的哀悼能力时，在即将到来的分离面前，对治疗中的积极体验的更现实的哀悼回忆可能会被激活，并构成需要修通的材料。分析结束时的哀悼反应，已经在治疗期间病人对周末、假期或疾病的分离反应中进行了预防性分析。病人对分离的情感反应，如抑郁、焦虑或愤怒，需要在治疗中依据其中激活的特定客体关系进行探究。病人在亲密关系中对正常矛盾关系的容忍度，以及在与分析师的关系中对这种矛盾关系的体验，是病人能否修通哀悼反应中的抑郁性机制的一个很好的指标。分析师相应的反移情反应也表明了偏执-分裂机制向抑郁性机制转变的程度。

通过在一个谨慎的时间段内设定一个结束治疗的日期，可以观察病人的反应，并对相应的哀悼过程进行全面的分析，而不是值得怀疑的"逐渐结束"。病人的哀悼过程不会随着治疗的结束而结束，他必须做好心理准备，在理想情况下，可能需要6~12个月的时间才能彻底完成对成功结束的治疗的哀悼。

在精神分析性心理治疗中，由于创伤性丧失和分离反应的严重性，以及无法忍受对强烈憎恨的父母客体的矛盾情感的严重性，病人经常会出现病理性的哀悼。病人的自恋性暴怒或偏执反应，比神经症性人格组织病人的反应更强烈、更频繁，这些反应实际上从治疗一开始就成为普通治疗情境的一部分。自相矛盾的是，对于严重的病人来说，通过治疗来消除与结束治疗相关的哀悼反应可能会减少问题的发生。传统上，人们认为严重的病人比健康的病人更难结束治疗，但由于刚才提到的原因——在治疗过程中探索分离反应的重要性，以及自恋病理的治疗——我们发现情况并非如此。在临床实践中，严重病人接受治疗师的精神分析性心理治疗，治疗师将重病病人作为其培训经历和轮转实习的一部分，然后将他们转介给其他治疗师，作为这些过渡时期的一部分，对哀悼反应的分析变得更加重要，而经常忽视这些反应是导致这些病人停止治疗的主要原因。

令人感兴趣的是，有时间限制的短程精神分析性心理疗法可以对治疗结束后的哀悼反应进行具体分析，并将其作为该整体方法的一部分。事实上，有临床证据表明这种方法是有效的，这也是当今处理哀悼过程的技术在这种短程治疗中的重要应用。

结语

在实施精神分析性心理治疗时，可以广泛地使用多种精神分析技术。此时，需要对其中的一些技术手段进行明确的区分和修改，并且需要对精神分析技术以及基于精神分析原则的支持性心理治疗的技术进行整体上的整合。精神分析技术的基本要素（诠释、移情分析、技术性中立和反移情运用）在所有精神分析性治疗模式中都发挥着重要作用，然而，治疗师需要准确地了解它们需要做哪些修改，特别是在诠释的深度、技术性中立的程度和移情分析的限制方面。精神分析技术和支持性技术的使用，可能会产生相互矛盾的效果，这是精神分析技术应用于广泛的精神分析性心理疗法的另一个重要方面。以精神分析原则为基础的支持性心理疗法可能比临时混乱地组合各种技术更有效，因为后者更容易受到反移情发展的严重干扰，并在为治疗框架建立不可或缺的保护时出现问题。

我们希望，对标准精神分析工具以及精神分析性心理疗法中使用的修改技术进行明确而全面的定义，将大大促进对整个精神分析治疗领域的疗效的实证评估，并有助于将其实际应用于广泛的精神病理学领域。这一章只是为了实现这些目标所作的一次小小的尝试。

参考文献

Akhtar S: Comprehensive Dictionary of Psychoanalysis. London, Karnac, 2009
Auchincloss EL, Samberg E: Psychoanalytic Terms and Concepts. New Haven,

CT, Yale University Press, 2012

Baranger W, Baranger M: Problemas del Campo Psicoanalitico. Buenos Aires, Argentina, Kargieman, 1969

Busch F: The ego and its significance in analytic interventions. J Am Psychoanal Assoc 44(4):1073–1099, 1996 8987011

Chused JF: The evocative power of enactments. J Am Psychoanal Assoc 39(3): 615–639, 1991 1719055

Civitarese G: The Necessary Dream. London, Karnac, 2014

de Mijolla A: Dictionnaire International de la Psychanalyse. Paris, Colmann-Lévy, 2002

Etchegoyen RH: Los Fundamentos de la Técnica Psicoanalítica. Buenos Aires, Argentina, Amorrortu, 1986

Fairbairn WRD: Psychoanalytic Studies of the Personality. London, Routledge, 1952

Ferro A: Transformations in dreaming and characters in the psychoanalytic field. Int J Psychoanal 90(2):209–230, 2009 19382957

Firestein SK: Termination of psychoanalysis of adults: a review of the literature. J Am Psychoanal Assoc 22(4):873–894, 1974 4421280

Freud S: Beyond the pleasure principle (1920), in Standard Edition of the Complete Psychological Works of Sigmund Freud, Vol 18. Translated and edited by Strachey J. London, Hogarth Press, 1955, pp 1–64

Green A: On Private Madness. Madison, CT, International Universities Press, 1993

Hinshelwood RD: A Dictionary of Kleinian Thought. London, Free Association Books, 1991

Joseph B: Transference—the total situation. Int J Psychoanal 66:447–454, 1985

Joseph B: Psychic change: some perspectives. Int J Psychoanal 73(Pt 2):237–243, 1992 1512113

Kernberg OF: Convergences and divergences in contemporary psychoanalytic technique. Int J Psychoanal 74(Pt 4):659–673, 1993 8407123

Kernberg OF: Contemporary Controversies in Psychoanalytic Theory, Techniques, and Their Applications. New Haven, CT, Yale University, Press, 2004

Kernberg OF: New developments in transference focused psychotherapy. Int J Psychoanal 97(2):385–407, 2016 27112823

Klein M: On the criteria for the termination of psychoanalysis. Int J Psychoanal 31:78–80, 1950

Laplanche J, Pontalis J-B: The Language of Psychoanalysis. London, Karnac, 1988

Mertens W (ed): Handbuch Psychoanalytischer Grundbegriffe, 4th Edition. Stuttgart, Germany, Kohlhammer, 2014

Mitchell S, Aron L: Relational Psychoanalysis: The Emergence of a Tradition. Re-

严重人格障碍的治疗：
攻击性的解决与爱的修复

lational Perspectives Book Series, Vol 14. Hillsdale, NJ, Analytic Press, 1999

Ogden T: The Matrix of the Mind: Object Relations and the Psychoanalytic Dialogue. Northvale, NJ, Jason Aronson, 1986

Ogden T: The Primitive Edge of Experience. Northvale, NJ, Jason Aronson, 1989

Reich W: Character Analysis. New York, Farrar, Straus & Giroux, 1933

Rockland LH: Supportive Therapy for Borderline Patients: A Psychodynamic Approach. New York, Guilford, 1989

Sandler J, Dare C, Holder A: The Patient and the Analyst. New York, International Universities Press, 1973

Skelton RM, Burgoyne B, Grotstein J, et al (eds): The Edinburgh International Encyclopaedia of Psychoanalysis. Edinburgh, Scotland, Edinburgh University Press, 2006

Spillius EB, Milton J, Garvey P, et al: The New Dictionary of Kleinian Thought. New York, Routledge, 2011

Winnicott DW: Playing and Reality. New York, Basic Books, 1971

Yeomans FE, Clarkin JF, Kernberg OF: Transference-Focused Psychotherapy for Borderline Personality Disorders: A Clinical Guide. Washington, DC, American Psychiatric Publishing, 2015

第7章
移情焦点治疗的最新发展[①]

下面将简要介绍移情焦点治疗（TFP）的基本内容，以及这种治疗方法的最新发展，这些新进展来自我们的研究成果和各研究中心积累的临床经验。请记住，这种治疗方法针对的是那些病情严重、相关生活状况紧迫、无法适应标准精神分析所需的治疗框架的病人，大多数经验丰富的临床医生会对这些病人实施支持性治疗。衍生于精神分析理论和技术的TFP拓展了采用精神分析方法治疗严重障碍病人的范围。

尽管目前已有大量临床证据表明TFP在人格基本改变方面取得了积极进展，并证明有必要通过长期随访研究对这些效果进行实证研究，但本章旨在更新我们在TFP治疗手册第三版（Yeomans et al., 2015）中描述的TFP基本技术的各个方面。从本质上来说，这些新进展代表了对移情探索的扩展，即关注病人外部生活中严重自毁倾向的极端分离（dissociated）表达。本章将概述的各种技术方法都反映了这一重点。这些新进展来自我们对各种研究项目中接受治疗的病人的临床观察，也源于我们在纽约人格障碍研究所（the Personality Disorders Institute in New York）每周小组会议上以及与那里的同事们对最棘手病例的持续研究。

TFP是一种经过实践检验的精神分析性心理疗法，它综合了当代客体关系理论和精神分析技术的修改，用于治疗因存在更严重的病理，而不宜采用标准精神分析的病人（Clarkin et al., 2007; Doering et al., 2010; Kernberg et al., 2008; Yeomans et al., 2015）。TFP的具体目标是改变严重人格障碍病人的人格结构，尤其是边缘性人格障碍，也包括自恋性、偏执性、分裂样和分裂型人格障碍。我们还成功治疗了具有明显反社会特征和行为但不属于反社会型人格障碍的人格障碍

①本章最初发表为Kernberg OF: New Developments in Transference Focused Psychotherapy. *International Journal of Psychoanalysis* 97(2):385-407, 2016.版权所有© 2016 Institute of Psychoanalysis. 经许可改编。

病人，具有较轻微边缘性人格特征（幼稚性人格或表演性人格）的病人，以及患有特殊疑病综合征的病人。

TFP聚焦于减少严重人格障碍的典型症状，如慢性自杀行为、反社会行为、药物滥用和进食障碍（Zanarini et al., 2010a、2010b）。它还有一个宏大的目标，即充分改变病人的人格结构，有意义地改善其在工作、学习和职业以及亲密关系等领域的功能，从而使病人发展出更充分的能力，将情感投入、性自由和温柔融为一体。这种整合会提高病人建立真正友谊的能力，以及投资于创造和文化追求的能力（Yeomans et al., 2015）。

TFP治疗指的是这一章中所概述的基本策略、战术和技术的具体应用（Kernberg et al., 2008）。

治疗策略

我们的理论假设是，严重人格障碍或边缘人格组织病人有一种慢性、固着的内部分裂，反映了自我概念和重要他人概念的缺乏整合（身份认同弥散），而这种综合征的最终原因是攻击性的内化客体关系与理想化的客体关系相比占据了主导，从而导致心理整合的失败。为了保护理想化的体验部分，自我被固定在原始分离（dissociative）或分裂机制的水平上，而这些机制又被其他各种原始防御操作（这种原始防御存在于压抑占主导地位之前）——投射性认同、全能和全能控制、贬低、否认和原始理想化——所强化。

TFP治疗边缘人格组织病人的主要策略是促进分裂的内化客体关系的（重新）激活，这些客体关系具有极端的迫害性和理想化性质，这种激活使得它们得以在移情中被观察和解释。TFP治疗通过面对面的形式进行，每周至少两次，通常不超过三次。病人被指导进行自由联想，而治疗师的作用仅限于仔细聆听和观察移情中退行的、分裂的（split-off）客体关系的激活情况，帮助病人识别这些关系，并根据他们在反思自己的行为方面存在的巨大困难，以及他们经常陷入的适应不良的、动荡的人际互动，诠释它们的分离（segregation）。对这些分裂的客体关系的诠释有一个基本假设，即每一个客体关系都反映了一个由自我表征、客体表征和连接它们的主导情感组成的二元单位，这些二元关系的激活决定了病人对治疗师的感知。在移情过程中，理想化和迫害性方面经常出现快速的角色反转（role reversal），为临床医生提供了一个重要的窗口，使其得以了解病人的客体关系内部世界。因此，病人可能会认同一个原始的自我表征，同时将相应的客体表征投射到治疗师身上，而10分钟后，病人又会认同客体表征，同时将自我表征投射到治疗师身上。

这种同一关系配对中的角色反转，必须与携带相反情感负荷（理想化和迫害性）的两种关系配对之间的分裂区分开来，后者意味着，表面的关系配对可能是对更深层、分离的结构的防御。诠释的最后一步是将分离的正性和负性移情联系起来，从而整合相互分裂的理想化和迫害性体验部分，并相应地解决身份认同弥散问题。无意识冲突在移情中主要是通过病人的行动，而不是通过反映无意识幻想的前意识主观体验的出现来激活的，这一事实决定了TFP的整体策略。病人无法容忍难以承受的情感体验，这表现为他们倾向于绕过这种情感体验，在大多数边缘病人中主要表现为付诸行动，而在一些其他人格障碍病人中则表现为躯体化（Green, 1993）。

治疗战术

这些战术指的是一种参与TFP治疗的规则，在这些原则的指导下，治疗师根据移情发展的性质运用经过修改的精神分析技术。TFP的基本战术包括：1）与病人设定治疗合同；2）从病人提供的材料中选择每次治疗的优先主题；3）在探索病人与治疗师之间不相容的现实观点（为诠释做准备）与建立共同的现实元素之间保持适当的平衡；4）调节情感参与的强度。

在设定初始治疗合同时，除了精神分析治疗的常规安排外，病人生活中任何可能威胁到病人的身体健康或生存、他人的身体健康或生存，或治疗的延续的紧急困难，都会被考虑在内，治疗师会与病人一起讨论相关安排，以便为治疗提供最佳的成功机会。设定限制和诠释相应的移情发展相结合，是治疗中必不可少的、非常有效的战术，有时甚至是生命攸关的。Yeomans等人（1992）详细描述了初始合同设定的技术和变化，TFP技术手册（Yeomans et al., 2015）详细描述了进行治疗时需要解决的优先事项。

关于在任何特定时刻选择哪个主题，最重要的战术是采用一般的精神分析规则，即必须在情感最强烈的地方进行诠释：情感的主导地位决定了诠释的重点。最强烈的情感可能表现在病人的主观体验中，也可能表现在病人的非言语行为中，有时还可能表现在反移情中。面对表面上看似完全冻结或无情感的情况，治疗师的反移情反应尤其有助于理解发生了什么。对病人的言语交流、非言语行为和反移情的同时关注，可以帮助治疗师确定当下的主导情感是什么，以及在治疗情境中激活的相应客体关系。每一种情感都被认为是潜在客体关系的表现。

在TFP中还有一个治疗战术与某些需要立即处理的一般优先事项有关，无论这些优先事项是否反映了情感支配（尽管它们通常反映了情感支配）。按重要性排序，这些优先事项包括：1）自杀或杀人行为；2）对治疗的延续的威胁；3）威胁病人生命的严重付诸行动；4）不诚实；5）治疗中的内容琐碎化；6）普遍存在的自恋阻抗，必须通过持续分析病理性的夸大自我的移情含义来解决（Kernberg, 1984; Levy et al., 2006）。当这些优先事项都不再占据主导地位时，一般的治疗战术是优先考虑情感主导和移情分析。

治疗技术

治疗策略指的是总体的、长远的目标及其在移情分析中的实施，治疗战术指的是会谈中的特定干预，而治疗技术指的是源于精神分析原则的技术工具的一般和连贯的应用。TFP的主要技术手段是Gill（1954）所说的精神分析基本技术，即诠释、移情分析、技术性中立和反移情分析。我们对这些技术进行了一些修改，但它们仍然是TFP治疗的基础（参见第6章）。

TFP对于诠释的应用是系统性的，但主要强调澄清和面质的初始阶段，以及对"现在的无意识"（present unconscious）的诠释（Sandler and Sandler, 1987）。只有在TFP的后期阶段，"过去的无意识"（past unconscious）才会得到优先考虑和诠释，尽管治疗师仍会关注它与"现在的无意识"之间的关系。

TFP中的移情分析与标准精神分析的不同之处在于，它总是与分析病人在外部现实中的问题紧密联系在一起，以避免治疗过程与病人的外部生活脱节。移情分析还隐含着对长期治疗目标的关注，而在标准精神分析中，除非移情出现，否则这些目标通常不是重点。在TFP中，对病人生活中主要问题的持续关注体现在：治疗师偶尔会提及将病人带入治疗或在治疗过程中发现的主要冲突，将这些冲突带入治疗情境中，即使这些冲突在当时并不是移情主导（transference-dominant）的。

技术性中立是进行TFP干预的最佳立场，但有时治疗师必须放弃技术性中立，因为设置限制的迫切要求占据了优先地位，例如当病人或治疗的继续受到威胁时。这种偏离技术性中立的做法对于保护治疗情境的界限、保护病人免受严重自杀和其他自毁行为的伤害，可能是不可或缺的，而一旦放弃技术性中立，就需要一种特殊的方法来重新恢复技术性中立。一旦治疗情境稳定下来，与病人一起探索治疗师放弃中立的移情含义，以及分析危机的影响和意义是非常重要的。简而言之，技术中立性在整个TFP治疗过程中都会有所波动，但作为一个主要的过程目标，治疗师会不断努力保持并予以恢复。

反移情运用作为一种重要的治疗工具，已经被公认为识别治疗中的情感主导问题的重要信息来源。治疗师对反移情的内在容受，能帮助他依据当下被投射到治疗师身上的自我表征或客体表征的性质对其进行分析，从而促进对移情中二元关系的充分诠释，这样治疗师就可以利用反移情，来对移情进行澄清。

正如Green（1993, 2012）所指出的，对创伤性联想（traumatogenic associations）的回避导致边缘病人从一个主题跳到下一个主题，从而表达了他们的"核心恐惧位置"（central phobic position），这对于习惯于期待在自由联想中逐渐发展出特定主题，从而澄清正在探索的主题的分析师来说，可能会让人感到困惑。在这里，等待这种自由联想的逐渐深化是没有用的，因为这种对自由联想的防御性使用，也与影响病人语言本身的分裂防御有关。

在TFP中，相应的技术方法包括努力诠释会谈中出现的每个片段的含义，目的是通过诠释性干预的性质建立一种连续性，并让这些诠释性干预逐渐建立自己的连续性。这种方法类似于梦的诠释工作，在梦的诠释中，通过对显梦内容中明显孤立的片段进行分析，逐渐得出隐含的内容，从而在显梦内容中看似不同的元素之间建立起连续性。

TFP 与其他精神分析性疗法之间的关系

TFP采用了当代精神分析客体关系理论的方法，但在诠释技术的应用上，又有别于这一一般理论观点的其他学派版本。TFP的基本病理学理论源自克莱因的发展概念，即偏执-分裂心位和抑郁心位。边缘人格组织指的是以分裂机制为中心的防御操作占主导地位的原始心理内部结构。自我和客体表征的理想化和迫害性内化二元单位，是后来以抑郁心位为主导的三元结构的基石。TFP认为，移情中二元关系的激活不仅意味着病人将自我表征或客体（重要他人）表征投射到治疗师身上，而且意味着在病人身上同时活现出对应的客体表征或自我表征。需要强调的是，病人所投射或活现的是一种带有情感色彩的表征，在当下活现（now-enacted）的客体关系的相互作用（reciprocity）中，分离的或分裂的、冲突的无意识客体关系的整体强度被减弱（played out）。

反移情是了解病人内部客体关系世界的重要信息来源，可以帮助治疗师理解整体移情情境。我们不会向病人透露自己的反移情反应。治疗师涵容、代谢和理解这些难以忍受的分裂方面的能力，使病人能够容忍并以更容易吸收的形式重新整合这些方面，这与治疗师的主体性（subjectivity）非常相关，但需要持续细致地监控哪些东西来自病人，哪些来自治疗师或他们之间的互动。由于病人和治疗师都无法摆脱与无意识的重要他人之间的内在关系，无意识的三元情境（triadic situations）就会出现，这与克莱因学派作者所描述的三元关系（triangulation）是平行的（Britton, 2004）。与此同时，由于这些二元和三元关系的激活与病人在其外部世界中的其他体验是分离的，所以TFP治疗师会始终关注病人外部现实中发生的事情，尤其是在严重人格障碍中占主导地位的破坏性和自毁冲动的分离表达[②]。

我们认为，在治疗中，被激活和投射的是一种"关系"，而不仅仅是自我的"异己"部分。这种观点将TFP与MBT的根本方面区分开来（Bateman and Fonagy, 2004）。TFP治疗中诠释的是病人有意识的和前意识的防御性分裂体验，而不是心智化疗法所说的"压抑"或"伪装模式"表述，后者绕开了病人的主体性。我们强调关注病人在外部现实中的冲突，其主要目的不是提高病人对这些外部环境的心智化过程，而是探索病人将其生活中潜在危险的发展与治疗情境分离开来的移情含义。我们所做的努力，并不是为了通过更好地理解病人和其他人在外部环境中的动机，来直接影响病人的行为；相反，我们的努力是为了让病人认识到，他们将潜在的自我毁灭发展与潜在的治疗理解和帮助分离开来，具有重要的移情意义。

TFP采用自我心理学的方法之一，即按照"由表及里"的原则探索移情中的防御操作，检查移情中被激活的客体关系，以逐步深化病人的主观体验。然而，TFP系统地聚焦于二元和三元的原始客体关系及其防御，使它与同样倾向于结合使用诠释性和支持性技术的自我心理学方法有所区别。这种差异同样适用于德国的基于深度心理学的精神分析性疗法，该疗法在很多方面类似于美国在二十世纪六七十年代发展起来的表达性支持心理疗法（Rudolf, 2002），也类似于最近发展起来的短程动力性人际治疗（dynamic interpersonal therapy, DIT；Lemma et al., 2011）。DIT旨在通过识别和处理主导的适应不良自我-客体情感单元（affect

严重人格障碍的治疗：
攻击性的解决与爱的修复

units）来改变症状，特别是在情感障碍中，这些单元是症状和人格病理的基础和支撑。DIT融合了多种TFP战术和技术，包括在早期阶段识别并持续关注由自我表征、客体表征和连接的情感构成的主导客体关系配对（在DIT中称为人际情感焦点）。在中期阶段，当个体交替认同关系配对中的自我和客体两极时，DIT会关注角色的反转（role reversals），并关注客体关系配对的防御功能，而且在所有阶段都是如此。DIT关注人际情感焦点在外显关系和内隐关系中的各种表现形式（当病人共病有人格障碍时，内隐关系尤为重要）。

然而，由于DIT治疗时间较短（16周），而且始终关注一个占主导地位的客体关系配对，这必然限制了对移情中出现的一系列退行的、往往是相互矛盾的分裂客体关系的全面探索和诠释。先前的研究已经证实，TFP中对移情关系的持续关注，会将两极化的情感状态以及自我和他人的分裂、矛盾表征整合为更加连贯和稳定的身份认同，这反映在症状的显著改善和反思功能的增强上（Fonagy et al., 1998）。此外，病人在工作和亲密关系中的叙事连贯性和心理社会功能也得到了改善（Clarkin et al., 2007; Levy et al., 2006）。

TFP的技术方法更接近于伦敦克莱因学派对原始防御操作和客体关系的关注。除了对移情采取系统的客体关系配对分析外，TFP始终关注病人外部现实中的主导问题——超越了对病人材料的"整体移情"诠释——这也是TFP与伦敦方法最明显的区别。

TFP 的最新发展

一般理论与技术

在测试TFP治疗潜力的过程中，我们扩大了病人的选择范围，将在环境中功能孱弱的严重障碍病人也纳入其中。我们还发现，某些病人最初表现出功能相当稳定的假象，这实际上掩盖了他们的社会心理适应的更严重的恶化。最令人震惊的是，病人往往会把他们病情的严重性和他们不断恶化的社会适应能力，与治疗情境中呈现的材料分离开来。在大多数情况下，这似乎是一种无意识的策略，是他们潜在破坏性和自毁的分离或分裂出去的一部分，往往是对内化的施受虐客体关系的无意识认同的表达。有时，这种情况被发现时已为时已晚，无法阻止它给病人和治疗带来灾难性后果。我们抵制住了将治疗方法从分析性转为支持性模式的诱惑（这些病人中的许多人已经有过支持性方法治疗失败的历史），而是致力于探索这些发展的移情含义。

我们拓展了我们的技术方法，包括采用了 Betty Joseph 对克莱因的移情概念的发展，即将移情视为一种整体情境，重要的是探索病人在移情/反移情配对中试图影响分析师的无意识尝试（Joseph, 1985, 1989），我们也将分析师的均匀悬浮注意扩展为比昂提出的治疗中的"无忆、无欲"（Bion, 1967, 2013）。我们还认为，对整体移情情境的关注可能没有将病人在其环境中互动的特定分离方面纳入其中，严重的破坏性和自我毁灭倾向的无意识付诸行动很好地掩盖了病人的意识觉察和关注能力。在探索和阐述这种分离的材料时，病人会戏剧性地表现出一种有效的原始否认，即对这些问题毫不在意。但是，在每次治疗开始时，治疗师如何既能不影响移情/反移情配对中的无意识因素的自由呈现，又能纳入这种探索呢？我们的应对措施是，在进行初始诊断评估时，治疗师应获取关于病人当前生活状况各方面的可靠而详细的信息，然后对其当前的生活状况进行持续更新的检查，并以此作为我们思考病人的持续背景。这意味着我们要不时地询问病人经历中的奇怪时刻，或者觉察到我们和病人对其外部状况的认识之间存在重大差异。对病人生活的持续关注，以及治疗师对"病人可以做些什么来改善自己的命运，而不是继续瘫痪在痛苦中"的想象，可能是这种关注的一部分。

治疗师必须尝试对治疗中可能出现的情况持完全开放的态度，只有当外部因素在他的反移情中因治疗的移情发展而被强烈激活时，才会利用对外部因素的意识觉察。换句话说，这些因素进入了治疗师的体验主题，即在病人的语言交流、非语言交流和反移情的共同影响下，这些主题在治疗师的内心占据了情感主导地位。简而言之，这是对整体移情情境的一种放大或扩展的意识觉察。André Green对分析失败案例的冷静描述（Green, 2010）与我们自己的经验相吻合，即在这些案例中，某些重要的自毁行为领域在多年的分析治疗中一直未被认识或触及。

也许有人会问：治疗师对病人外部生活状况或危机的了解怎么可能不影响治疗师的"记忆和欲望"呢？显然，在某些情况下，考虑到病人病情的严重性，这是不可避免的。然而，在治疗开始时对病人生活状况的扎实了解、个性化治疗条件的建立，以及治疗开始时必须满足这些条件的坚定要求，应该能够为治疗师提供足够强大的框架，以保护病人和治疗，使治疗师能够保持技术性中立的立场，并有心理空间来克服反移情压力，"无忆、无欲"地面对个体治疗。我们认为，治疗师必须容忍这种矛盾，并不断加以阐述。需要牢记的是，我们在这里所讨论的病人群体有严重的人格障碍，在社交生活、工作和亲密关系中长期处于失败和危险的崩溃状态，并有潜在的灾难性自毁行为。我们发现，每周两次的治疗频率是一种总体上令人满意的安排，但有时也存在需要关注这些病人的社会和身体生存状况的压力。

我们发现，治疗师在每次治疗开始时"无忆、无欲"的态度，即治疗师对可能出现的新的和意想不到的元素持坦诚开放的态度，可以通过治疗师在治疗之外对自己关于病人外部生活状况的反移情压力进行持续勾画（mapping）和修通，来实现和促进。这有助于治疗师保持或恢复技术性中立的立场，并促进治疗师对病人的沟通保持开放的态度。这种立场限制了治疗师对治疗过程中未出现的材料完全"视而不见"的理想状况，但它保护了治疗师免受过度的反移情压力，因为他可以在治疗间隙详细琢磨病人危险的自毁行为的含义。这样，虽然治疗师并没有达到Bion（2013）所说的理想状态，但技术性中立却得到了加强，即在移情/反移情配对之外从"被排除的第三方"立场出发进行干预。

在这方面，还需要强调的是，技术性中立不是指选择什么材料，而是指分析师的客观探究态度，即分析师试图澄清一个问题，而不是采取赞同或反对的立场。这就要求分析师能够自由地在内心体验和琢磨反移情反应，并在达到或恢复技术性中立时将其作为诠释性干预的元素。

这种矛盾状况在标准精神分析中的作用要小得多，因为在标准精神分析中，治疗频率较高，慢性退行和病人在社会和身体生存方面的威胁较小，这些因素结合在一起，就会使分析中的材料更多来自病人主观体验的交流，而非付诸行动。

下面将概述一些实用的技术创新，它们反映了我们理论框架的扩展。

实用技术创新

根据病人目前在治疗之外的社会和个人生活中的功能状况，对病人的冲突进行初步和持续评估

我们发现，在对病人进行初始诊断评估时，必须连贯地评估他们目前的四大功能领域：①学习、工作或职业；②爱情与性；③家庭与社会生活；④个人创造力。事实上，在初始诊断访谈中对这些领域进行评估，不仅能大大提高人格评估的诊断精确度，还能确定病人目前的整体功能状况，以及他现在的状况与理想状况（如果病人没有患人格障碍的话）之间的差距。

对病人的这种普罗米修斯式的态度③，是对病人严重功能受损的某些反移情反应（例如诊断医生心中的绝望感甚至怜悯感，这意味着对病人的绝望）的重要平衡。面对最严重的功能受损病人时，很难不产生怜悯之情，因为他们中的许多人似乎已经毁掉了生活中几乎所有的机会，对自己所处的可怕生活境遇感到无助和无奈。但这种反应可能会限制治疗师对病人主要问题的治疗评估：从解决这些问题的角度来看，治疗的目标应该是什么？如果病人不受这种病理的影响，他的理想状态会是什么样的？在这里，我指的不是一种"狂热"（furor sanandi），即将某种抽象的总体治疗目标强加给病人的不切实际的完美愿望。我指的是，设想一下，如果这位病人没有受到疾病的困扰，他本可以取得什么样的成就，以及未来可能的发展。对这些进行现实的评估，有助于明确诊断定义、治疗目标和预后评估。如果在临床实践中，某些重病病人没有在他们周围营造出一种悲观和听天由命的氛围，而这种氛围反过来又会限制治疗干预的努力，那么就没有必要强调

③指治疗师的执着探究态度。——译者注

这一点。

然而，同样的评估也成为对这些病人进行治疗的一个重要技术方面，即在大多数治疗开始时，对病人与外部生活的重要领域（爱情、工作、社会生活和创造力）的关系进行快速评估。治疗师需要警惕病人自己忽视或忽略的紧急问题，或者自毁的力量正在破坏或摧毁病人的可能性。在对有严重人格障碍和普遍自毁倾向的病人进行强化心理治疗的过程中，我们一致发现，病人在这四个方面持续存在自毁行为的诱惑，这几乎是治疗过程中不可避免的一个难题。这自然会成为移情付诸行动的一个主要领域。治疗师对病人自毁诱惑或行为的警觉性，使他能够将这一主题纳入治疗焦点，特别是探索背后的移情含义。这可能会产生根本性的影响，因为在某些情况下，这种付诸行动会给病人造成实际上的悲剧，包括病人的机会丧失或被破坏，生活目标受损，或者自毁行为在会谈材料中被发现之前就达到了目的。

我们已经认识到，对外部生活的关注为确定治疗中的"选定事实"（Bion, 1967）增加了一个重要方面（即病人生活中可能正在发生什么紧急或威胁性议题，尤其是移情，而病人却隐瞒、掩饰或忽视了这些问题）。因此，治疗师在根据言语交流、非言语行为和反移情选择每次治疗中的情感主导元素时，必须考虑到哪些议题（如果有的话）正在紧急发展并威胁着病人的生活或治疗。这种持续诊断评估的一个含义是，对于这种特别紧急、威胁性的问题，我们可以做些什么。如果治疗师处在相同的条件下，他可能会考虑做什么，而此时病人似乎忽视、压制、掩盖或否认这些问题？这个问题很复杂，因为病人为了回避因外部生活中的紧急危险而需要采取的行动，可能会诱使治疗师采取反移情付诸行动，试图引导病人采取某些行为或避免某些行为，并采取"支持"的立场，这反过来又可能对应于移情/反移情付诸行动——病人将自己的责任投射到治疗师身上。

根据我们的经验，转向支持性再教育模式可能会被纳入病人的自毁（有时甚至是明显的受虐）移情，并满足病人的依赖需求，但病人仍然没有真正关心自己，而是放弃了个人责任。在这种情况下，重要的是，首先应该把病人生活中被排除在会谈内容之外的紧急问题纳入探索的焦点。我们必须分析病人可能没有意识到、不关心、忽视或"隐藏"某些极为紧迫和重要的问题的原因。重要的是要帮助病人意识到自己与破坏机会的无意识需求相勾结，并检查这种意识觉察在多大程度上激发了病人对发生在自己身上的事情的真正关注。首先要探讨的问题是病人是否缺乏这种关注，因为只有在病人对自己产生真正的关注之后，才有可能探讨病人的想法或感受，即他需要做些什么来避免危险、纠正自毁行为，或防止潜在灾难的发生。

我们的一位病人就是这种情况的典型代表，他有明显的自恋人格特征，对同事有明显的贬低态度。他进入了一个竞争激烈的新工作领域，他相信自己的聪明才智会让自己迅速晋升。然而，他的贬损态度和对早期批评他工作表现得不屑一顾的反应，导致他在怀疑自己处于危险之中之前，就被这个他非常向往但竞争激烈的公司解雇了。

另一名病人是一位女性，患有边缘性人格障碍并有明显的表演性人格特征，长期的强烈焦虑使她无法参加聚会和社交活动，甚至无法约会。不过，她还能在办公室里高效地工作，她的老板是一位颇具母性的女性，试图帮助她发展自己的专业能力。这名病人在工作时会莫名其妙地大哭，需要老板直接介入才能安抚她。随着时间的推移，她的同事们意识到只有老板才能安抚她，于是决定在病人莫名哭泣时直接打电话给老板。然后，老板就会穿过数人正在工作的大办公区，观察现场情况，去安慰坐在办公桌前的病人。这件事让老板很尴尬。这使得现实的工作关系逐渐扭曲，病人似乎很满意，但从客观的角度来看，这显然是一种难以为继的状况，长此以往会威胁到她的职位，而病人却完全忽视了这一点。起初，治疗师也忽视了这些治疗中的"小插曲"是如何威胁到病人未来的工作状况的，而这是她生活中唯一一个运作相对良好的领域。直到最后一刻，治疗师才得以介入，澄清了病人不稳定的行为可能最终会导致她失业。

另一位病人出现了长期迟到的问题，这威胁到了她的就业，而就业是她继续为治疗付费的必要条件。还有一位病人对自己的女友极度矛盾，他在女友面前表现得像孩子一样，长期要求对方关注自己，却完全忽视他们关系中的危机——女友已经厌倦了他，很可能会离开他，这将重复他之前在几个女人那里遭遇的创伤经历。

在这些病例中，最令人印象深刻的共同点是，他们在治疗过程中都倾向于不讨论——事实上是忽略——他们的自毁行为，从而使治疗师无法意识到病人的行为可能会引发迫在眉睫的重大危机。

在这方面，一个普遍原则可能会很有帮助：治疗师应该在治疗中对病人自我引起的、对其福祉的威胁保持高度警觉和"不耐心"（impatience），同时在分析病人的自毁行为和其他主要性格问题时保持长期耐心。长期的耐心和每次治疗中的"不耐心"是两个互为补充的战术方法。

生活目标和治疗目标

多年前，Ernst Ticho（1972）就指出了将现实的治疗目标与病人的生活目标区分开来的重要性。生活目标的一个典型例子是，一位女性病人来接受治疗，因为她想结婚，但一直找不到伴侣。对病人的人格组织进行全面评估后发现，她有严重的受虐或自恋性人格病理，这种病理妨碍了她建立令人满意的关系，也妨碍了她在稳定的关系中安顿下来并建立家庭的意愿。现在，考虑到生育能力的生理极限，她希望有一个孩子，或者为此结婚。当然，有类似病理症状的男性也可能抱着这样的目的来接受治疗，尤其是具有自恋人格和在以前的婚姻或爱情关系中长期严重失败的男性。正如Ticho指出的那样，有一点非常重要，那就是治疗可以帮助病人解决在建立稳定和满意的爱情关系方面存在的任何冲突，但不能保证病人在外部现实中会找到这样一个伴侣。这听起来可能微不足道，但这种情况经常发生，即当治疗师没有给病人提供合适的伴侣时，病人会产生负性移情或表现出对治疗师失望。

在这方面，事实证明，在治疗之初就明确病人期望从治疗中得到什么，以及治疗师认为治疗可以合理地达到什么效果，是非常有帮助的。共同的目标和期望，以及明确的责任划分，应该成为治疗合同的一部分。这也可能是治疗师探讨病人因某种原因而未考虑过的合理生活目标的好时机，也可能是帮助病人设想可能实现的更好生活状况的第一次机会。当病人在负性移情发展严重的情况下威胁要中断治疗或完全不记得最初为何来寻求治疗时，这样的讨论可能会有所帮助。

简而言之，现实的、一致同意的治疗目标会成为治疗框架的重要组成部分，在病人出现严重的移情退行的情况下可能会有所帮助。

病人的潜力 vs 现实生活状况

我们发现，边缘人格组织病人的过去（他们的背景、教育、家庭支持以及童年和青少年时期的社会和文化环境）与他们成年后的现在（灰暗、无法形容、空虚的生活方式，缺乏对友谊、爱情关系或工作的有意义投入）之间经常出现明显的差异。他们不仅对过去和现在之间的差异缺乏雄心壮志和关注，而且是在无意识的情况下这样做的，他们的态度意味着治疗师对他们生活现状的任何质疑都是对他们的空间和现实的不受欢迎的侵犯。有时，人们会发现一种相反的情况，病人抱有一种与他们的日常生活、工作和行为性质不一致的、雄心勃勃的幻想，它代表了按照他们的潜能和机会本可以实现的目标。

在开始治疗时，治疗师必须考虑到，根据病人的背景、人格和潜能，他是否真的能够在生活中获得成功和满足。有时，当治疗师了解到病人明显无望的生活状况时，不妨想一想，如果不是因为病人所表现出的病理，治疗师会如何应对这样的挑战。当然，治疗师也有可能将自己的社会偏见和生活目标强加给病人，从而扭曲了治疗关系。随着时间的推移，病人往往会"洗脑"治疗师，使其在内心接受病人所呈现的生活，特别是因为这些慢性的自我约束和自我限制行为通常不会以活跃、冲突的方式出现在移情中。

对个人责任感的防御

如前所述，一旦治疗师发现病人在其生活的主要领域中存在紧迫问题并将其带入移情分析，那么病人对于自己在制造和维持这些高度自我毁灭的情况中负有责任的否认，就可能成为治疗的主要焦点。从现实生存的角度，而不是从"超我"、道德主义的角度——治疗师必须是道德的（moral），但不是道德说教的（moralistic; Ticho, 1972）——来面对病人不负责任的行为，尽管这仍然可能会导致病人将其视为道德说教的攻击。特别是在病人具有明显的反社会特征，并相应地将自己无法忍受的超我功能投射出去的情况下，这种情况就可能会发生。此时，病人需要先修通偏执移情反应，然后才能认识到自己在自我破坏行为中的责任。如果病人表现出长期动荡、被动、寄生的生活方式，或者工作水平与他们的背景、教育、智力和社会支持系统完全不符，治疗师就应该警惕这种长期的自我毁灭行为，并将这一议题纳入移情分析中（Kernberg, 2007）。

治疗师"道德而非道德说教"的立场，可能会被理解为强调纠正病人的"不良行为"，从技术性中立的角度来看，这显然违背了诠释性干预的原则。治疗师感觉自己的道德信念受到了病人行为的质疑，后者构成了反移情中的一个重要警报信号：病人的行为是否代表着一种未被承认的、对他人或对自己有潜在危险的攻击？还是治疗师试图将自己的价值体系强加给病人？表面上看似不道德（unethical）的行为或意图是否会给病人或其他人带来客观危险？这些问题都需要研究，治疗师的道德观应该发挥诊断功能，而不是行动的命令。病人的"不道德行为"（immoral）可能具有他们所否认的实际意义，代表着对现实的防御性否认。

面质病人对现实的否认，包括他们的行为对自己和他人造成的后果，可能是探索这种行为的无意识功能的重要的第一步，而不应该成为强迫病人改变其行为的一部分。很明显，如果病人和治疗师之间存在文化差异的简单冲突，治疗师的任务就是探索自己的反移情。然而，如果病人有具体的危险行为——例如，我们的一位HIV阳性病人与他没有告知其HIV感染状况的伴侣进行了无保护的性行为——那么治疗师就需要设定限制，以此作为实施TFP治疗的条件，并同时对这种彻底放弃技术性中立的行为的移情含义进行诠释。这是日后探索这种行为的无意识含义和通过诠释来恢复技术性中立的第一步。简而言之，设置限制本身并不是目的，而是在极端情况下探索这种行为意义的必要前奏。这也可以大大减少治疗师对病人危险的付诸行动的焦虑。

在长期的治疗过程中，治疗师需要警惕自己可能会被诱导，默许一种稳定但极不令人满意的生活状况，就好像它是完全正常的。治疗师应该保持一种关注的态度，了解处在病人的生活环境下，一个"正常人"会做些什么来丰富自己的生活体验、提高生活效能感和满意度。如果遇到某些病人长期过着寄生生活，或者过着严重的自我设限的生活，反映出一种防御性自恋的与社会心理现实的隔离，或者一些严重的受虐病人，以及那些无意识地想要挫败试图帮助他们的人的病人，治疗师就要想到这个问题。

有一名病人具有严重的受虐人格特征，其功能处于边缘水平，她是一家知名律师事务所的优秀律师。在结束了与公司一位高管的恋情后，她感到自己受到了排挤，无法参与重大战略决策，并卷入了与前男友的争吵中，这些争吵升级到了威胁到她在公司的前途的地步。在一次治疗中，她不经意地提到，在最近一次与前男友的争吵中，她得意洋洋地告诉他，一家作为竞争对手的大型律师事务所的领导向她提供了一份重要的工作：她告诉这位充满敌意和潜在危险的高管，其他人都很欣赏她的能力。当她继续抱怨她目前在律所受到的虐待时，我问她是否考虑过接受这份工作的可能性。她说，没有，她没有考虑过，只是把它作为一个理由。我对她进行面质，她现在的工作情况和前景都在恶化，她担心自己被解雇，而她却拒绝了一个看似重要的机会。很明显，这里包含着某些移情含义，即病人无意识地"引诱我"来"强迫她"去克服她的自我挫败行为，但在检查她的受虐性的付诸行动时，很重要的一点是牢记外部现实。

这种突发事件凸显了技术性中立、常识（common sense）和治疗师对病人的印象（即病人有能力在比病人所能想象的更高水平上发挥功能）之间的关系。治疗师牢记这一切，就能抵消病人顽固的慢性病理所带来的影响，并在一定程度上避免放弃病人的诱惑，还能帮助病人和治疗师接受病人现实中无法实现的生活目标。无论如何，"心理治疗从缺乏常识的地方开始"这一原则应该有助于治疗师（至少是不时地）重新评估病人在其与现实的整体关系中所处的位置。面质病人对"关注现实生活"的严重忽视，不应与为了帮助病人而采取的传统的"支持性"干预相混淆；相反，它为探索这种忽视的意义，以及如何理解这种忽视提供了机会。

违反治疗合同与"第二次机会"

下面介绍的是我们设定合同的技术方法，Yeomans等人（1992）对此进行了广泛的探讨。我们经常发现，治疗师在给了病人一次违约后的第二次机会后，很难系统地分析第二次违约的风险，以及与之相关的破坏和结束治疗的风险，这些分析是移情诠释的一部分。一个典型的例子是，一位病人明白，如果她有强烈的自杀冲动，她应该在接下来的治疗中讨论这些问题，或者，如果无法控制这种冲动，她可以向精神科急救中心或综合医院急诊室咨询。治疗师按照协议为她提供了继续治疗的机会，但她明白，如果再次违反这项合同，治疗就肯定会终止。治疗师和病人都清楚地意识到，这为病人提供了一种全能的控制权：她可以戏剧性地、轻而易举地结束治疗。病人这样做的强烈诱惑可能来自以下方面，例如，占主导地位的负性移情、负性治疗反应、无意识地转移到治疗师身上的指向第三方的攻击冲动的付诸行动，等等。

对治疗师来说，尽管这个问题影响着治疗进展的所有其他方面，但可能很难始终牢记这个问题的紧迫性，事实上，它可能代表着治疗中断的一个长期但又尖锐的严重风险，这是每次治疗中共同的"选定事实"中的"最高优先级"问题。病人可能不会再提及违反合同的问题，而可能会提出其他情感主导的问题，分散治疗师对潜在违反合同问题的注意力。然而，对这一风险保持警惕可能会对病人大有帮助，并避免治疗失败。具体来说，当移情发展似乎与这种威胁相一致时，就提示着治疗师将潜在威胁与治疗的继续联系起来，并诠释病人通过重复特定的违反合同行为，隐晦地将破坏性的移情冲动付诸行动。特别是对于长期有自杀倾向的病人，治疗师在每次治疗中都需要保持这种关注，直到病人的材料清楚地表明，自杀已经成为一个完全无关紧要的问题，在病人目前的功能背景下，自杀已经不再有意义。简而言之，在治疗师的诠释性干预中，需要适时地纳入第二次违反合同所带来的结束治疗的威胁的移情含义。当病人令人信服地告诉治疗师，他应该停止谈论自杀的威胁和念头，因为这些威胁和念头已经几个月没有出现在病人的脑海中了，而且病人也无法再想象这些威胁和念头会控制自己，治疗师就可以停止在不同的移情语境中反复提起这个话题！然而，作为一项安全措施，治疗师需要时刻牢记，当治疗过程中出现"第二次机会"时，结束治疗的诱惑风险始终存在。

同样的道理，当需要根据新的发展情况设定新的限制或修改最初的治疗合同时，这些考虑因素也适用，例如，对于患有严重厌食症的病人，合同中规定了病人体重波动超过双方共同设定的限制所产生的后果；或者对于药物滥用或依赖的病人，关于药物滥用的限制已经成为治疗整体结构的一部分。

也许最困难也是最常见的情况是，病人长期面临自杀行为的威胁，他接受了治疗条件，要么在治疗过程中讨论自杀行为，要么去急诊室，但他仍然用暗示自己已经决定自杀的言论或行动来恐吓朋友和家人。这可能会引起极大的恐慌，给治疗师带来来自外界的压力，同时治疗师自己也会担心，即围绕这些威胁性言论的限制设置是否应该作为继续治疗的条件。

面对病人的长期自杀或自残行为，我们发现与病人和相关家庭成员（或朋友）进行一次联合会谈是最有帮助的。治疗师可能需要与亲属坦诚地讨论这种慢性自毁行为所带来的不可避免的严重风险，因为它不是抑郁症的反映，而是深深植根于人格特质和性格倾向中，既无法预防，也无法预测。因此，这是一种持续的风险，必须作为治疗所需的条件之一加以接受。另外，面对这种长期不可预测的自杀风险，家人可能不得不考虑长期住院或寄宿治疗，但这只能提供一种安全的假象。

长期住院治疗的一个主要不利之处在于病人的生活被打乱，影响病人履行正常职责，而不是在治疗师的帮助下促进各方面功能的正常化。因此，尽管存在自杀行为的长期风险，但继续接受TFP（每周两次）治疗可能比长期住院治疗更可取。然而，只有当病人和亲属接受这样的风险——尽管病人做出了种种努力，但最终可能会出现自杀或自毁行为——才能进行这种心理治疗。

围绕严重致命性的议题签订合同，即病人接受进行治疗的必要条件，各方接受不可避免的固有风险，这为治疗师提供了一定程度的安全保障，也为治疗提供了适当的框架。这样，即使病人继续做出可能使第三方感到不安或恐惧的行为，治疗也可以继续进行。在美国，鉴于美国文化的诉讼性质，绝对有必要就这些风险的充分沟通以及家属对这些风险的接受情况进行书面记录。有时，甚至与家属和病人之间的协议也是必不可少的。在这些安排的背后，是需要确保治疗师在进行治疗时的安全。治疗师的人身、情感、社会和法律安全，以及对其财产和个人生活的保护，是治疗严重人格障碍病人的基本前提。治疗师在进行治疗时必须感到安全，不受病人破坏性冲动的全能控制，否则治疗没有可行性。如果做不到这一点，最好是停止治疗，将病人转介到别处。充分讨论风险和相应合同安排的另一个重要好处是，这种方法可以有效减少症状的继发性获益，防止症状成为一种全能控制和移情付诸行动的强大机制。

技术性中立和反社会行为

我们的经验证明，严重的继发性获益和反社会行为是预后不良的首要指标。除了这两个特征之外，如果病人长期有强烈的死亡愿望，并伴有长期和严重的自我折磨、自杀或准自杀行为，那么预后也会很差。

有反社会倾向的病人在移情中会表现出长期欺骗性的精神变态（psychopathic）移情（Kernberg, 2007）。在理想情况下，对与治疗师关系中的不诚实行为进行系统分析，即公开探索病人不诚实行为背后的偏执原因，会将这些移情转化为偏执移情。但在有些情况下，反社会行为（现在已被完全承认，但仍然是自洽的）与病人心理体验的另一部分之间会发生彻底的分裂，在这一部分中，病人会对这种反社会行为产生负罪感和焦虑感。例如，一名病人在工作场所偷窃工具和材料，但在其他时间却对这种行为表示内疚和羞愧。同样，对性伴侣进行自洽的、愉悦的虐待行为，与对虐待行为的内疚和羞耻感之间交替出现的情况并不少见。

在这种情况下，治疗师在探索这种分裂的移情含义的过程中逐渐形成的真实性和关注的强度就会使局面变得明朗，在这些病例中，病人对超我功能的容忍能力以及有限的对与治疗师关系的情感投注，将有利于诠释发挥作用。相反，其他病人从这种分裂中表现出无法解决的继发性获益，他们表现得就好像对自己的反社会行为所表达的悔恨或担忧已经使他们免于进一步的负罪感，也不需要探索或改变自己的行为。这是变态综合征的一种表现形式：爱被用来为攻击性服务（见第13章）。

一个病人反复向他的女朋友询问她的行为以及她对家人和朋友行为的理解。起初看似友好的询问经常变成施虐攻击和无情的贬低，让他的女友泪流满面。在治疗过程中，病人承认他喜欢自己的攻击性和挑衅性的行为，并反思这可能与他过去对母亲的强烈憎恨有关。然而，这种认识并没有影响他现在的行为。事实证明，他坚信自己过去对母亲的不满为他现在对女友的行为提供了理由。尽管他表现出对自己的行为感到内疚，但他希望治疗师承认，他在周期性内疚感下所遭受的痛苦足以成为一种赎罪行为，从而消除对未来的担忧。对于治疗师来说，变态综合征对其技术性中立的立场产生了压力：如何才能保持道德立场而不成为道德说教者？有些病例允许设定限制，然后分析是否需要偏离技术性中立。另一些情况则需要终止治疗，因为对治疗关系至关重要的限制可能无法维持。从根本上说，问题在于病人是否不想失去治疗师，是否能够承认他对完全孤独和被遗弃的存在感到绝望，后者是由他自己的攻击性造成的。

性与金钱：两个禁忌话题

在对治疗师，甚至是资深治疗师的培训中，我们经常遇到的两个问题是：1）不愿充分探讨病人的性经历、性幻想和性活动；2）不愿详细讨论病人对其财务状况的管理。治疗师错误地回避病人整体功能的这些重要方面，可能会发展成移情/反移情活现，从而有可能限制治疗的进展，甚至可能威胁到治疗的继续。作为初始评估的一部分，全面了解病人的性生活和爱情生活是极其重要的。病人是否有能力恋爱和建立令人满意的爱情关系，是否能充分体验性亲密关系，是否能将温柔和情感关系与性满足严格分开；病人手淫幻想的性质；以及手淫幻想、性活动和性梦主导特征之间的关系——所有这些都提供了有关病人心理组织的重要信息。一般来说，病人在移情中对性行为和性幻想的表达更容易被思考和概念化，但有时也很难被充分探索，尤其是在病人具有高度性诱惑行为的情况下。也许，特别是对于严重自恋的病人来说，性引诱可能会成为他们以性兴趣为幌子对治疗师进行优越感或控制的一种方式，这可能会导致治疗师在充分探索病人的性冲突时受到抑制。

同样，我们也发现治疗师非常不愿意详细讨论病人的财务状况，尤其是那些在处理财务需求和承诺方面有很大困难的病人，以及在财务管理方面表现出严重不负责任、继发性获益甚至反社会行为的病人。当财务议题影响到治疗情况本身时（例如，病人因经济困难而将中断治疗的愿望合理化），治疗师因自身对财务议题的焦虑而产生的反移情反应，可能会抑制对移情情境的充分探索，也无法澄清客观现实及其在移情发展中可能出现的扭曲（Berger and Newman, 2012）。治疗师必须从一开始就确保治疗的现实条件，并警惕病人不切实际的承诺所导致的受虐行为，以及病人剥削倾向中可能表现出的自恋和反社会特征。

结语

TFP技术方面的主要新进展扩展了整体移情情境的概念，使之包括在移情中探索病人外部生活中严重自毁倾向的分离和明显"未察觉"的表达。这种付诸行动的微妙性和慢慢积累的严重性，可以通过对病人在治疗情境之外的功能进行持续深入的探索来发现。治疗师对表面上混乱或令人困惑的"无辜"、"琐碎"事件或发展的警觉性、关注和常识分析，可能会提供一些重要线索，揭示某些危险的现实状况。治疗框架的清晰度和稳定性有助于治疗师保持技术性中立，同时始终如一地关心病人，并帮助治疗师"无忆、无欲"地进行每次治疗。在这种情况下，系统的移情分析比反移情诱惑下的支持性捷径更有效，因为后者会导致有问题的、威胁性的付诸行动。

开发新的方法来处理严重退行的自恋移情，是TFP新的技术性发展的另一个重要领域。本书第三部分将对此进行探讨。

参考文献

Bateman A, Fonagy P: Psychotherapy for Borderline Personality Disorder: Mentalization-Based Treatment. New York, Oxford University Press, 2004

Berger B, Newman S (eds): Money Talks: In Therapy, Society, and Life. London, Routledge, 2012

Bion WR: Second Thoughts: Selected Papers on Psychoanalysis. New York, Basic Books, 1967

Bion WR: Los Angeles Seminars and Supervision. Edited by Aguayo J, Malin B. London, Karnac, 2013

Britton R: Subjectivity, objectivity, and triangular space. Psychoanal Q 73(1):47–61, 2004 14750465

Clarkin JF, Levy KN, Lenzenweger MF, et al: Evaluating three treatments for borderline personality disorder: a multiwave study. Am J Psychiatry 164(6):922–928, 2007 17541052 17541052

Doering S, Hörz S, Rentrop M, et al: Transference-focused psychotherapy v treatment by community psychotherapists for borderline personality disorder: randomised controlled trial. Br J Psychiatry 196(5):389–395, 2010 20435966

Fonagy P, Steele M, Steele H, et al: Reflective-function manual: version 5.0 for application to the adult attachment interview. July 1998. Available at: http://www.mentalizacion.com.ar/images/notas/Reflective%20Functioning%20Manual.pdf. Accessed June 30, 2017.

Gill MM: Psychoanalysis and exploratory psychotherapy. J Am Psychoanal Assoc 2(4):771–797, 1954 13211443

Green A: Le Travail du Négatif. Paris, Les Éditions de Minuit, 1993

Green A: Illusions et Désillusions du Travail Psychoanalytique. Paris, Odile Jacob, 2010

Green A: La Clinique Psychanalytique Contemporaine. Paris, Les Éditions d'Ithaque, 2012

Joseph B: Transference—the total situation. Int J Psychoanal 66:447–454, 1985

Joseph B: Psychic Equilibrium and Psychic Change. London, Routledge, 1989

Kernberg OF: Severe Personality Disorders: Psychotherapeutic Strategies. New Haven, CT, Yale University Press, 1984

Kernberg OF: The almost untreatable narcissistic patient. J Am Psychoanal Assoc 55(2):503–539, 2007 17601104

Kernberg OF, Yeomans FE, Clarkin JF, et al: Transference focused psychotherapy: overview and update. Int J Psychoanal 89(3):601–620, 2008 18558958

Lemma, A, Target M, Fonagy P: Brief Dynamic Interpersonal Therapy: A Clinician's Guide. New York, Oxford University Press, 2011

Levy KN, Meehan KB, Kelly KM, et al: Change in attachment patterns and re-
flective function in a randomized control trial of transference-focused psy-
chotherapy for borderline personality disorder. J Consult Clin Psychol
74(6):1027–1040, 2006 17154733

Rudolf G: Konfliktaufdeckende und strukturfördernde Zielsetzungen in der
tiefenpsychologisch fundierten Psychotherapie [Gaining insight and struc-
tural capability as goals of psychodynamic psychotherapy]. Psychosom
Med Psychother 48(2):163–173, 2002 11992326

Sandler J, Sandler AM: The past unconscious, the present unconscious and the
vicissitudes of guilt. Int J Psychoanal 68(Pt 3):331–341, 1987 3667083

Ticho EA: Termination of psychoanalysis: treatment goals, life goals. Psycho-
anal Q 41(3):315–333, 1972 5047036

Yeomans FE, Selzer MA, Clarkin JF: Treating the Borderline Patient: A Contract-
Based Approach. New York, Basic Books, 1992

Yeomans FE, Clarkin JF, Kernberg OF: Transference-Focused Psychotherapy
for Borderline Personality Disorders: A Clinical Guide. Washington, DC,
American Psychiatric Publishing, 2015

Zanarini MC, Frankenburg FR, Reich DB, Fitzmaurice G: The 10-year course of
psychosocial functioning among patients with borderline personality disor-
der and Axis II comparison subjects. Acta Psychiatr Scand 122(2):103–109,
2010a 20199493

Zanarini MC, Frankenburg FR, Reich DB, Fitzmaurice G: Time to attainment of
recovery from borderline personality and stability of recovery: a 10-year pro-
spective follow-up study. Am J Psychiatry 167(6):663–667, 2010b 20199493

第8章

支持性心理动力学疗法的新构想

一直以来，我们在康奈尔大学威尔医学院人格障碍研究所运用 TFP 治疗严重人格障碍病人，本文是我们获得的一些新知识和经验的结晶。有两个主要的问题促使我们重新审视基于心理动力学原则的支持性心理治疗的概念和技术。

首先，对于传统上以支持性方式治疗的病例，是否有可能开发一种新的支持性心理动力学疗法（supportive psychodynamic psychotherapy, SPP）？这包括病情较轻的个案，短程的心理动力学治疗足以有效地治疗他们，也包括在谱系另一端的更严重的病例，他们对治疗没有反应，或存在禁忌证，或没有充分的条件实施 TFP 或其他高频心理动力学疗法。后一种情况包括大量严重的人格障碍病人，他们经过足够长程的、专业的、广泛的心理动力学和认知行为治疗，却仍然没有反应（Rockland, 1989）。

我们的第二个考虑，是一个非常实际的问题——将治疗频率减少到每周一次的社会和财政压力，这对要求每周至少两次个体治疗的 TFP 的实施构成了障碍。事实上，我们训练过的对严重人格障碍病人进行 TFP 治疗的治疗师，在社会约束的压力下进行了每周一次的治疗尝试（"轻 TFP"）。虽然一些病人似乎对每周一次的 TFP 有反应，但许多其他病人最终在长程治疗中没有产生足够的治疗反应。这需要进一步的实证研究，以确定哪些病人-治疗师特征可以预测成功的每周一次 TFP。

临床实践中在上述情况下，支持性心理治疗技术成为处理移情发展的必要条件，因为这些移情发展无法从技术性中立的角度得到探索。鉴于多重议题的紧迫性——这些问题反映了病人糟糕的社会功能，需要在每周一次治疗的情况下对其进行快速干预，所以治疗师无法通过解释对病人干扰性的移情阻抗进行处理。

我们遇到的这些障碍，促使我们重新审视开发一种支持性心理治疗方法的可能性，该疗法可以每周进行一次，借鉴我们运用TFP治疗严重人格障碍的经验，同时保持治疗的内在一致性，为治疗师在清晰的技术理论范围内进行干预提供适当的框架。

SPP 的传统定义及其变化

传统的支持性心理治疗模式基于精神分析理论和心理动力学技术，其核心是帮助病人在防御和冲动之间实现更好的平衡，通过强化适应性的防御操作和利用正性移情发展，培养病人对治疗师更健康的自我功能的认同，来加强病人的自我功能（Gill, 1954）。这一概念发展于20世纪50年代和60年代的美国，在后来的几十年中，该概念在梅宁格基金会心理治疗研究项目（Kernberg et al., 1972）的研究结果的影响下进一步扩展。在我们人格障碍研究所的Lawrence Rockland和Ann Applebaum的领导下，它最终实现了针对边缘人格障碍的支持性心理治疗的手册化，并在随机对照治疗中进行了探索，呈现了该方法的积极效果和局限性（Kernberg et al., 2008; Rockland, 1989）。

回顾支持性心理治疗的当代发展过程，我们持续发展的TFP疗法对其产生的以下影响似乎很重要。首先，我们注意到当代精神分析客体关系理论的贡献。很明显，基于分裂机制的原始防御操作（包括投射性认同、否认、全能控制、贬低、原始理想化以及自我和客体表征的严重分裂），对自我功能有显著的削弱作用。与减少这些原始防御操作的主导地位相比，"加强适应性防御"的概念变得不那么重要。对这些原始防御的认识取代了旧观念——即病人的自我是"脆弱的"。病人自我体验和自我概念的显性脆弱是这些原始防御操作的结果，这正如同病人在与重要他人的关系中歪曲了自己对他人的体验。支持性心理疗法必须关注病人习惯性的防御操作的消极影响。

其次，我们在TFP中对精神分析技术进行了改良应用，这开启了将这些改良技术的某些方面与其他支持性技术相结合的可能性。作为基本支持性疗法的一部分，这些支持性技术体现了我们对存在严重生活问题和危机的人格障碍病人的治疗经验。

再次，我们已经敏锐地意识到，持续监测病人在日常生活的主要领域（即工作和职业、爱情和性、社交生活和创造力方面）的功能是多么重要。治疗师必须随时评估病人生活问题的紧迫性，并相应地改变治疗干预的优先级。

最后，我们持续关注移情发展的经验，使我们能够更恰当地诊断显性（相对于隐性）消极移情的激活。这些消极移情在支持性疗法中必须得到处理，以维持一个最低限度的治疗联盟，来执行在病人-治疗师关系中商定的任务。

新定义的治疗策略

我们开发的支持性心理治疗策略包括努力改善病人的整体功能，而不试图解决病人的认同弥散问题（Kernberg, 1999）。该疗法的重点是：帮助病人意识到，他们对情绪压力和触发因素的失调反应如何导致了他们的困难持续存在，以及如何用其他方法来处理这些压力可能会改善他们的功能和体验。这种支持性治疗的主要目标是：使病人在工作和职业、爱情和性、社交生活和创造力等主要领域的功能更好，但我们要明确认识到，如果不接受更传统的精神分析性治疗，爱情和性的改善可能会极为有限。支持性心理治疗可能无法解决这些病人在爱的能力、将温柔和性欲结合起来的能力方面存在的严重限制。然而，尽管存在这一局限性，在工作和职业、社交生活和创造力领域实现的行为改变仍将为病人带来广泛的收益。

因此，实际上，该疗法的治疗策略取决于高度个性化的目标，这些目标来源于治疗师对病人当前困难的全面评估，以及对其能在多大程度上解决困难的潜力的评估。这涉及治疗一开始时的即时战术方面——即治疗师所能想象到的病人的潜力。换句话说，关于某个具体病人的缺陷获得改善的可能性，治疗师怎么想？如果病人不被他的人格和症状限制所束缚，他能做些什么？相关的反移情涉及这样一个问题：如果治疗师在病人体内，确切地说是处于病人当前的位置上，但治疗师有能力用自己的头脑评估情况，并且知道自己可以做些什么来改善情况，那么，治疗师会怎么做？这些问题说明了最初的反移情反应的重要性，这些反移情可能包括：同情和反感，希望和怀疑，兴趣、遗憾和绝望。在移情发展的更微妙方面开始显现之前，病人可能激发治疗师产生这些反应。简而言之，治疗师在脑海中建立起一个现实的治疗目标，然后可以与病人讨论和协商。这些商定的优先事项是对 TFP 的修改：从一开始，支持性疗法的治疗目标就比 TFP 解决病人的认同弥散和人格结构变化的目标更温和。

SPP 的主要技术

对诠释方法的修改

治疗师可以自由地运用诠释的前期技术（即澄清和面质），以帮助病人充分觉察他的沟通和互动在治疗过程中的意义。同时，治疗师也指出病人叙述中的适当和不适当方面，有问题或混乱的方面，以澄清治疗中的互动的直接现实，以及病人在其外部环境中的人际互动的现实情况。实施这一技术时，对于治疗师的一个重要提醒是：如果有不明白的地方，就向病人询问，直到你明白为止。在这一点上，SPP 对 TFP 进行了修改：治疗师不会对病人的互动的无意识意义、互动与病人的过去无意识的关系进行解释。这一层次的解释将局限于移情的一个方面，如下所示。

移情分析

与标准 TFP 相比，治疗师在支持性疗法中不进行系统的移情分析，正性移情被用于维持和加强病人对治疗师的支持技术做出积极反应。只有在明显的负性移情出现时，治疗师才使用移情分析。由于病人能够在前意识水平上进行探索，所以为了减少负性移情，治疗师首先进行充分的澄清和面质，之后再努力探索负性移情的起源。治疗师会澄清治疗情境的现实情况，减少病人对双方关系的误解，并承认自己可能导致了病人的误解。治疗师还必须警惕的是，负性移情发展在多大程度上可能与病人外部环境中的负性互动是平行对应的。治疗师会指出这一点，并尝试在减少治疗情境中的显性负性移情的同时，减少病人外部环境中的负性互动。

例如，一个病人在和他的女友性交时很难保持勃起，当我向他询问失去勃起的具体情况等细节时，他认为我是在讽刺他，认为我带着一种优越感暗中取笑他在性生活方面的困难。他觉得我在质疑他的男子气概。当我逐渐明白这一点后，我告诉他，这只是他的幻想，就我所知，我对他的男子气概没有任何质疑，我只是在努力找出可能抑制他的因素。这让他联想到了他的父母对他的手淫行为极为挑剔的态度。我没有进一步探究他对我在批评他的恐惧中包含的明显的移情意义，但我进一步探究了这种恐惧可能如何影响到他与女友的互动。病人告诉我，当他无法勃起时，他的女友会微笑，这让他觉得她看不起他，没有把他完全当成一个男人。他在女友这里看到了同样的态度，类似于他所认为的我由于他在性方面的困难而贬低他。在这一点上，我告诉他，在我看来最合理的可能是：她可能会感到不安，因为她会觉得自己不能够吸引他，不足够让他保持勃起，她可能将他的困难解读为这反映了自己女性魅力的不足。病人证实了这一点，他说，偶尔当他勃起有困难时，她也会有同样的笑容，我提到的可能性是真的，因为她脸上的笑容中包含着一些无助。因此，治疗师结合使用"减少"和"输出"①对显性负性移情进行探索，对于支持性技术主要利用的正性移情来说，这是一个很好的补充。

① 指减少对病人过去无意识的诠释，并增加对病人外部互动的探索。——译者注

严重人格障碍的治疗：
攻击性的解决与爱的修复

偏离技术性中立

当治疗师使用认知信息和情感支持时，就不再处于技术性中立的位置。治疗师有时可能会清楚地向病人指出，什么行为对病人可能更合适，或者以治疗师的视角来看，哪些行为是病人对环境的不适当反应，并指出病人这种行为的危害程度。该方法的一个风险是：治疗师向病人提供过多的建议或指导，会忽略了病人对自己行为该负的责任，从而导致病人婴儿化；此外，这样做还存在一种风险，即放弃技术性中立可能会助长反移情活现。

反移情运用

治疗的一个关键要素是，治疗师需要就自己对病人的反移情反应（和治疗情境中付诸行动的特定移情）进行持续的内部探索，这会指导治疗师对正性和负性移情发展的反应，并持续为治疗师提供关于主导情感的信息。同时，反移情反应是治疗师制定干预措施的优先级的一个重要因素。本质上来说，SPP 中的反移情探索与 TFP 中的反移情探索没有区别（Yeomans et al., 2015）。

对原始防御操作的面质

在边缘人格组织病人的治疗过程中，严重人格障碍特有的以分裂为基础的防御性操作占据主导。普遍的付诸行动、解离性的情感风暴、严重的偏执移情发展和躯体化，所有这些都与原始防御操作有关。这些方面也威胁到病人的社会生存，以及治疗的持续性。

在支持性疗法中，治疗师会以现实为导向，与病人预测性地讨论其当前的反应或将要采取的行为所带来的风险。治疗师可能直接处理病人行为的潜在后果，这些行为的背后是病人严重扭曲的对内部现实和外部现实的评估。例如，病人基于投射性认同的挑衅性挑战行为，可以经由治疗师指出这种行为具有"自证预言"风险而减少。治疗师也指出病人总是需要对别人的动机（这实际上可能与病人无关）保持警觉，并提醒病人注意自己所表现出的将消极意图归因于他人的倾向。

一位病人提到，当在工作中上司对她提出批评意见时，她总是以哭闹的方式进行回应。我开始担心这种行为会对她的工作表现评价产生影响。我指出，她否认了自己工作中情绪爆发的潜在消极后果（即这种退行行为积累起来会让她有被解雇的危险）。这帮助她对这些情绪爆发采取了更多的控制，而不需要我去探究病人更深层的无意识愿望——她通过激怒上司而创造出被虐待的情境。另一位自恋病人存在一种重复倾向：他总是理想化女人，但几周后她们总是令他"失望"。治疗师指出，他对于"完美"女人的绝望的寻觅正让他付出代价，对这种代价的探索可能"减缓"这种倾向。

因此，支持性疗法虽不能从根本上改变病人爱的能力，但可以减少病人对这种情感困难的否认所导致的破坏性影响。这种面质原始防御操作的一般方面，可以定义为针对病人性格中的行为模式的一种"常识（common sense）"方法[②]，同时尊重这些防御操作的无意识根源，及其慢性和重复性特征。这是一种努力，即通过提高病人对重复性问题行为的破坏性影响的认识，来加强病人的适应性行为。

到目前为止，我们已经讨论了支持性疗法中对基本精神分析技术的改良。互为补充，我们在下一小节中将描述该疗法使用的具体支持性技术。

支持性技术

支持性技术包括提供认知信息和支持、情感支持、促进情感发泄，以及通过向病人或其辅助照料者提供指导和建议，来直接或间接地干预病人的社会现实。如果有需要，治疗师可以激活在治疗之外为病人提供支持的第三方，并加强与他们的工作。治疗师应该自由地与病人生活中的他人直接沟通，如果治疗的总体策略需要这么做的话。一般来说，病人可以参与此类三方会谈，或完全知晓治疗师会进行此类与第三方的会谈。

② 即提出一个常识性问题，一个正常人在病人的处境下会怎么做？——译者注

支持性技术还包括治疗师持续地详细监控病人的生活任务，监控治疗情境中设定的推荐病人完成的任务的进展，确保病人以预期的协作方式与治疗师合作。所有这些支持性技术都涉及初始的治疗合同设定、限制条件，以及病人需要完成的具体任务（这些任务是治疗方案的组成部分）。

治疗战术

评估

支持性心理疗法的一个重要方面，是对病人目前的人格进行详细的评估，找出病人在生活各方面可能存在的所有症状、困难和问题。治疗师还需要获取病人身体状况、病史和疾病等信息，并评估病人对其身体健康所承担的责任。TFP中的结构访谈，能够完美地应用于对接受支持性疗法的病人的初步评估。

确定总体干预的优先级、预后和治疗限制

治疗师必须对病人的治疗可能性和局限性进行现实评估，并与病人充分讨论病人可以从治疗中获得什么。关于病人参与治疗工作的责任，以及治疗达到预期改变所需要的条件，治疗师应该明确告知病人，并与其达成一致。之后，当病人产生严重的付诸行动时，特别是治疗的连续性和过早结束治疗的风险方面，这些最初的讨论和澄清可能有助于治疗师提醒（可能需要反复提醒）病人为什么来治疗，以及在什么条件下治疗才可能成功。

基于最初获得的所有信息，治疗师可以确定治疗干预的一般优先级。整体的治疗任务是决定干预的一个重要标准，然而，在每节治疗中，这又需要与病人即时情感主导的干预优先级相结合。与TFP相比，SPP治疗师进行干预时最主要考

虑的，不再是情感主导，而是情感主导和一般治疗优先级的结合。

合同设定和治疗频率

关于治疗的一般条件、频率和对错过治疗的处理方法，治疗师应该在一开始就跟病人讨论。支持性疗法的频率可能是每周一次，但也可能更高或更低。与TFP的较高频率相比，支持性疗法中更重要的是始终如一地坚持预定的最低频率。

自由联想

治疗师应指导病人以一种改良的方式进行自由联想。在临床实践中，我们告诉病人，在每一次治疗中，他可以自由地提出当时自己最担忧的事情，以及自己目前的困难是如何演变的。如果没有重要的议题，病人可以自由地谈论治疗过程中脑海里浮现出的任何事情。换句话说，治疗师告诉病人不必按照固定的议程，同时仍然邀请病人自由地谈论想要提出的任何担忧。这样做的一般目的，是帮助病人尽可能地进行自由联想，因为我们知道，病人的自由联想会受到当前现实议题的压力，也受到治疗师根据自己的标准进行选择性干预的限制。

选定的事实

如前所述，治疗师的干预标准既考虑到治疗开始时设定的优先级，也结合病人当下的情感主导，后者来自病人的言语沟通、非言语沟通，以及治疗师在每节治疗中感受到的反移情。从临床实践的角度来看，支持性疗法中的干预包括以下经常相互竞争的优先事项：

a.病人工作或职业中的紧急议题，这决定着他的"社会生存"。

b.病人身体照顾方面的议题，包括病人不能恰当地处理疾病和在预防医疗并发症方面的困难——换句话说，"身体生存"。

c.病人亲密关系或"关系生存"方面的议题，这是一个特别困难的领域，因为支持性疗法在影响病人对伴侣和性对象的主观情绪反应方面存在局限性[3]。

d.控制病人对自己或他人的攻击性，或"控制自我破坏"，这对于存在严重慢性自残的病人尤为重要[4]。

e.控制反社会行为或"合法生存"（这可能成为一项紧迫的治疗任务）[5]。

移情监控和管理

如前所述，治疗师对负性移情保持警觉和疏导，并修复或维持可用的正性移情关系，是很重要的；对于一些在以前的心理动力学和认知行为治疗中没有反应的严重人格障碍病人，这可能需要很长时间，有时，他们公开的阻抗和挑战会主导治疗过程，病人可能会带着胜利感挑战治疗师，认为他没有能力帮助自己。治疗师可以采用一种以现实为导向的方法来减少显性消极移情，即指出病人行为的重复方面——病人过去对他人也实施过这些有意识行为。这是一种对移情的澄清和偏转，与支持性疗法完全相称。在这种情况下，治疗师的主要任务是充分和耐心地从现实的角度跟病人讨论形势。重要的是，治疗师在沟通中要开放、直接、机智和诚实，而不是试图人为地培养一种"治疗联盟"。

有时，治疗师的任务是耐心地尊重病人，系统地探索病人认为自己无法获得帮助的所有原因——正是这些原因让病人积极反对治疗师的干预。有时，治疗师需要让病人清楚地知道，实际上，如果病人（不管出于什么原因）坚持拒绝治疗师提供的所有东西，治疗就不会有帮助。接受下面一个事实可能会有所帮助：如果治疗师的负性反移情反应或失败感一直没有呈现，那么治疗可能没有帮助到病人。相反，治疗师应对病人的拒绝式攻击的合适方式是：内心平静地接受治疗可能不起作用，同时仍然对研究是否有什么东西在该情况下能够使治疗发挥作用感兴趣。

治疗师可能还需要传达出自己的质疑态度，询问治疗是否有助于转介者、病

③ 特别是对于具有自恋性人格的病人，他们的爱的能力和建立结合情欲和温柔的稳定亲密关系的能力受到严重限制，支持性疗法的局限性就变得明显起来。这是一个实际问题，可能需要治疗师考虑清楚该病人通过治疗能有多大的进步，反过来，病人必须就自己需要做出的存在决定（existential decisions）进行认真、持续的澄清。
④ 这通常涉及到某些自恋性人格病人，自残往往反映出他们病情的严重性和消极预后。
⑤ 有时在特定情况下，这一议题会给治疗师自身的风险和责任带来问题，并提示治疗师可能需要就治疗情况的局限性征询法律意见。

人的家人和/或任何第三方。尽管病人一贯地拒绝帮助，但这些第三方似乎希望治疗师能够帮助病人。

换句话说，治疗师需要在情绪上掌控情境，而不是将自己置于来自社会环境的治疗期望和病人的强烈反对（病人幻想自己通过抵制治疗来打败治疗师）的双重压力下。作为治疗干预的一部分，治疗师可以使用自己的反移情反应进行选择性交流（如果这有助于减少病人在互动中的情绪歪曲），努力降低负性移情强度，并促进即时的治疗互动的改善。

当初始评估阶段出现严重消极情况时，这似乎是一种非常恰当地使用反移情的方式，但它增加了一种风险——病人可能通过升级自己的消极反应来获取治疗师信息。病人对于治疗师敌意、冷漠、麻木等指责，可能会达到这个目的；因此，治疗师必须谨慎地限制这种反移情交流，因为它们明显会加强病人的全能控制。虽然支持性疗法一般不需要治疗师交流自己的反移情，但只要治疗师意识到在移情过程中这种交流可能被病人利用的风险，就可以对反移情反应进行选择性地交流，以处理严重的显性消极移情，或作为有重点的再教育方法的一部分。

在一般情况下（即至少在表面上似乎没有紧急的议题，需要治疗师立即对病人的外部现实进行干预），在治疗中占主导地位的是正性移情，治疗师可能需要公开讨论移情的有意识方面。这包括治疗师承认病人对治疗师存在良好感觉，同时现实地减少病人对治疗师的过度理想化（这种理想化增加了病人的自卑感和无能感），这有助于缓解严重人格障碍病人典型的严重分裂过程。其他一些时候，病人外部现实冲突的紧迫性，可能会阻止治疗师在该时刻提出移情（尽管在治疗中存在移情的呈现），除非这种移情在意识层面上与病人外部环境中活现的紧急问题相关。

治疗师与外部环境的关系

在SPP中，治疗师需要从外部环境获取病人信息的程度是不固定的。有些病人没有反社会特征，他们诚实而直接地报告了他们的环境中发生的事情，治疗师

严重人格障碍的治疗：
攻击性的解决与爱的修复

有一种现实的感觉，即自己对病人生活的持续发展很了解。在其他情况下，特别是那些表现出严重反社会特征、不诚实、隐瞒信息或撒谎的病人，治疗师与家庭成员或病人生活中的重要他人保持持续的联系可能是必不可少的。治疗师必须确定自己在何种程度上需要定期与第三方接触，以获得关于病人治疗之外的生活信息。这是治疗某些病人的一个关键方面，必须使其成为进行治疗的必要条件，治疗的成败取决于病人是否同意治疗师保持这种联系。如前所述，如果可以进行这种接触，并且可以自由使用，那么让病人完全知情是很重要的，不要做任何未经病人完全同意的事情。

这一议题与人格障碍青少年尤其相关，在治疗人格障碍青少年时，治疗师必须告知病人自己会与父母、学校和其他官方机构进行公开交流。假设门诊治疗是适当的照护水平，治疗师必须记住，青少年病人理论上应当控制自己对他人或自我的攻击行为，他们的爱与恨等主观感受是无法通过这些行为得以处理的。病人必须能够自由地感受自己的情绪，但也要对自己的行为负责，这在整个治疗过程中都是如此。

SSP的一个突出问题是病人存在疾病的继发性获益，这是一种通常（但不总是）与严重的反社会行为相结合的消极预后特征，后者是严重人格障碍的另一个突出问题。这两种特征中的任何一种都预示着治疗不成功，如果二者同时出现，就更不可能成功。对治疗师来说，尝试尽可能地控制和消除病人的继发性获益是很重要的。这些继发性获益最常涉及对病人家庭和/或国家和社会服务机构的剥削，治疗师可以通过非常直接地表达自己在这方面的观点和建议，来帮助减少病人对家庭的剥削，同样，也要充分了解病人如何看待治疗师正在做的事情。对于从国家或其他社会服务机构获得长期补贴的病人，治疗师可能更难干预。如果基于一种错误的假设：严重人格障碍限制或禁止病人工作或学习，那么，病人可能成功地利用这些系统。

治疗师必须牢记，没有理由因为人格障碍就断言病人无法进行正常工作或学习。这是一个普遍的原则，可能与某些亚文化中的传统理解相悖，后者可能会带来一个不利于治疗的社会现实。在某些情况下，病人的被动性加上长期以来认为该病人没有工作能力的言论，会使病人处于一种消极状态，从而阻碍整体的改善。在某些时刻，社会或家庭对病人潜力的破坏将会限制治疗的预期效果，甚至可能导致治疗的结束。

在这种消极的情况下，对于终止治疗的一种替代，是将病人视为"终身病人"。如果继续治疗，治疗的预期就必须大幅降低。现在的治疗需要进行一种转变：即接受病人的局限性，治疗师通过向病人提供建议，如有需要就开药，并培养病人充分利用其生活状况和人格能力，来作为社会支持的补充。这种治疗可以以较低的频率进行（例如每月一到两次），以处理病人可能需要并能够受益于某些帮助的即时生活问题，但不做任何改变整体状态的尝试，即在无意识冲突的外化和维持现状的主导防御操作之间保持平衡。在这种情况下，治疗师最好清楚地说明，病人处于长期的支持性咨询状态，不要与SPP中通常所指的非常积极的治疗相混淆。

病人的责任

SPP的一个核心方面是建立具体的治疗目标，即聚焦于改善病人在主要生活领域的功能：工作和职业、爱情和性、社交生活和创造力。这种现实性的目标来自病人的潜力，来自他的外在现实，尤其重要的是来自治疗师对病人的期望和信心——如果病人不受其人格障碍的限制，他可能会实现什么目标？这些总体目标可能转化为必须完成的复杂任务，例如返回工作岗位，获得额外的教育或培训，完成学业或返回学校。在人际关系领域的治疗目标可能包括：学习独立工作，学习如何管理亲密关系中的严重冲突，避免危机。治疗师自己的生活经历和专业技术知识，以及对病人目前人格的全面、详细的评估，是建立具体治疗目标和病人必须承担责任的任务的关键决定因素。因此，支持性心理治疗总是需要双方共同的努力，是一个共同的任务，并非治疗师在做、病人被动接受。

例如，一位患有幼稚性人格障碍、智力低于平均水平、长期学业失败、性滥交并滥用药物的青少年病人认为，她有限的智力永远不会让她完成大学学业。她对成为一名护士很感兴趣，但她认为自己永远无法实现这一目标。在与她讨论了她的智力困难的性质，以及这意味着她必须比那些智力好的人要付出更多努力之后，我坚持认为，如果她努力学习，她也许能够完成大学教育。在父母的经济支持下，她确实上了大学，在治疗期间她努力学习，成功地完成了大学学业。治疗师相信，只要有正确的动机，尽管她的智力有限（这似乎是该病例的一个关键特征），她仍然能够努力学习，满足大学的要求。

与此同时，很明显的是，病人的性滥交涉及想要获得一个男友的幼稚努力，一种摆脱孤独的依赖愿望。在不探索她人格中深刻的受虐特征的情况下，我们讨论了她将如何寻找一个可能对她感兴趣的男友，而不仅仅是简单地发生性关系。上述方面之所以成为可能，是通过"强迫她"进行艰苦的学习，同时刺激她与男性交往方面的开放和自由——这帮助她制定了更高的关于谁将更被接受的标准，从而改善了这两个主要困难领域。在这个过程中，我还让她遵守了停止使用所有药物的严格要求（"在大学里吸毒，你将无法成功"）。除了间接地减少与她的性生活有关的负罪感，我们并没有探索她出现的一种微妙但清晰的情色移情。这个病人已经习惯了我将和她详细讨论（至少每个月一次）她的成绩、学习困难以及她花在这方面的时间。她清楚地意识到，为了不失败，治疗是她必须进行的另一项工作。她得到的回报是，治疗师与她分享了她成功掌握的每一个年级和课程的胜利。

简而言之，建立现实的任务和持续监测这些任务，并关注治疗中的情感主导因素，决定着治疗干预的优先级，也概括了这种治疗的战术方法。

一般适应证、禁忌证和频率

如前所述，SPP 适用于最轻至最严重的人格障碍病例，特别是对于非常严重的病人——他们可能存在各种 TFP 疗法的禁忌证，例如现实不允许超过每周一次的治疗，或对广泛的心理动力学疗法和认知行为疗法都没有反应。在我们的医院中，我们经常看到一些病人已经接受过一般类型的支持-表达心理动力疗法、TFP、MBT、辨证行为治疗或认知行为治疗。通常，病人攻击性的严重程度、严重的反社会特征、无法控制的继发性获益，以及家庭或社会环境中的破坏性因素都会导致上述这些消极发展，我们的支持性心理治疗可能会成为一种备选疗法，或者是最后的治疗手段。

SPP的目标是高度可变的，可能为病人带来彻底的改善，也可能成为一种为病人量身定制的长期支持疗法，也可能最后转变为一种对"终身病人"的维护咨询。根据我们的经验，反社会人格本身是任何心理治疗的禁忌，但在一些案例中，这种诊断是否能在治疗之初得到证实尚不清楚。SPP可能用作在这种不确定情况下的诊断试验，以探索病人是否仍存在得到帮助的可能性。一些存在无法控制的继发性获益的病人在开始治疗时，可能会理解并同意将消除继发性获益作为治疗目标。病人为了达到这个目标而进行合作的能力，将预示他是否还能得到SPP的帮助。最后，有些病人虽然没有反社会人格特征，但表现出一些阻碍治疗中诚实沟通的反社会行为，这使心理治疗变得几乎不可能。

如前所述，SPP可每周进行一次。这一立场的基本理由是，在移情不会得到充分展开和系统解释的情况下，治疗师可以迅速采取支持性措施来处理病人的重大危机和紧迫的生活问题。我们试图帮助病人管理他的持续冲突，同时通过持续审查共同商定任务的完成情况（或未能完成这些任务），来监控病人自己管理冲突的能力。基于这些原则的支持性心理治疗可以以更高的频率进行，然而存在的一个问题是，病人的反社会行为提示他无法通过TFP疗法更彻底地改变人格。

SPP 和 TFP 的比较

总结这两种相关治疗方法的共性和差异可能会有所帮助。TFP和SPP均基于同样广泛、深入的诊断评估，并在不同功能领域对病人所有生活问题进行了详细了解。两种治疗方法都试图根据病理性质、病人的人格和治疗条件，建立需要探索的内容的优先级和潜在限制。这两种治疗都有主要的预后限制，即继发性获益的消极影响和反社会特征，特别是病人的不诚实，这可能限制治疗师控制整个治疗情境的能力。

两种治疗方法之间的主要区别包括：SPP疗法对病人与外部环境关系的信息需求变得更大，远大于TFP。在SPP治疗过程中的每个阶段，都有一组更复杂的干预优先级。但在TFP中，设定优先级的主要标准是情感主导，除了某些明确定义的紧急情况以外。相反，在SPP中治疗师需要意识到情感主导，同时关注病人如何实施主要治疗任务，并关注病人现实生活中当前的紧急情况（即"生存"议题）。治疗师需要减少和/或转移由显性的负性移情所带来的活现和付诸行动对治疗的干扰。SPP可能需要更快的决策和危机干预，任何中断（例如不管出于什么原因而取消会谈）都会在治疗中造成更长、更危险的间隔。

SPP要求治疗师持续评估所了解的信息、每次治疗中发生的变化，并识别实施治疗的基本条件什么时候受到了影响，而使得治疗陷入风险。SPP非常适合于改善病人的功能，但不聚焦于病人根本人格的改变。涉及病人的外部现实，并监测病人任务和困难的密集咨询，往往会使治疗师偏离技术性中立，因此，支持性疗法存在的一个重要危险是造成反移情付诸行动和病人的婴儿化。在SPP中，病人和治疗师必须最大限度地评估和践行"常识"，但治疗师必须意识到自己的价值观可能在道德、性别、宗教等领域造成的风险。治疗师对病人的环境的直接干预也是SPP与TFP的区别之一。

最后，在SPP和TFP之间有一个基本的相似之处，即在SPP中当不适合进行移情解释时，治疗师会对移情进行持续监控，甚至对移情中潜在的角色反转进行选择性管理。这两种治疗都具有的特点是，治疗师会对反移情进行严格而复杂的监测，并觉察分裂机制在个案材料中的主导地位。在SPP中治疗师一定程度上接受分裂机制，即病人对于治疗师内在客体关系中的积极部分的认同，同时，治疗师一方面鼓励病人减少对治疗师的过度理想化，另一方面接受移情中的显性攻击。移情中不恰当理想化的减少和对显性攻击的有限忍耐，将减缓病人基于分裂机制的主导原始防御。

参考文献

Gill MM: Psychoanalysis and exploratory psychotherapy. J Am Psychoanal Assoc 2(4):771–797, 1954 13211443

Kernberg OF: Psychoanalysis, psychoanalytic psychotherapy and supportive psychotherapy: contemporary controversies. Int J Psychoanal 80(Pt 6):1075–1091, 1999 10669960

Kernberg OF, Burnstein E, Coyne L, et al: Psychotherapy and psychoanalysis: final report of the Menninger Foundation's Psychotherapy Research Project. Bull Menninger Clin 36:1–275, 1972

Kernberg OF, Yeomans FE, Clarkin JF, et al: Transference focused psychotherapy: overview and update. Int J Psychoanal 89(3):601–620, 2008 18558958

Rockland LH: Supportive Therapy for Borderline Patients: A Psychodynamic Approach. New York, Guilford, 1989

Yeomans FE, Clarkin JF, Kernberg OF: Transference-Focused Psychotherapy for Borderline Personality Disorders: A Clinical Guide. Washington, DC, American Psychiatric Publishing, 2015

第三部分
自恋病理

第 9 章
严重自恋病理的治疗概览 [①]

本章概述了严重自恋性人格障碍的病理，精神分析和TFP中移情发展的共同特征，以及其临床表现的差异和对技术方法的相应影响。本章是对早期文章（Kernberg, 2004, 2007）中所探讨的理论框架和临床领域的扩展，反映了我对这些病人的治疗方法在技术上的发展，特别是在对移情发展的特定群集的诠释，以及将外部现实融入移情分析的详细诠释方面。在本章中，我将按照严重程度递增的顺序介绍各种自恋综合征，首先是功能水平较高且稳定的自恋移情；其次是波动的、边缘水平的自恋移情；然后是极端的非抑郁自杀和自毁；最后转向反社会维度。

数十年来，我所构建的综合临床-理论框架借鉴了多位作者的研究成果，他们描述了不同类型的严重自恋病理及其临床表现。在概述我自己的概念模型的发展过程时，我将把我自己的想法与这些作者的贡献联系起来，并说明我是如何将他们工作的各个方面与我自己的工作联系起来，从而形成一个综合理论框架的。我还将把这一综合模型与其他作者的工作联系起来，这些作者对严重自恋病理临床类型的划分做出了重要贡献。

这项工作代表了康奈尔大学威尔医学院人格障碍研究所近年来的经验，是将临床综合征、移情发展和治疗方法从一个共同的理论视角进行概念整合的努力。它基于人格障碍研究所对大量自恋病人进行标准精神分析和TFP治疗的经验，并探讨了它们之间的共性和差异（Clarkin et al., 2006）。

我们的基本假设是在治疗以下一系列自恋病理的经验中形成的，包括：Rosenfeld（1987）描述的所谓"薄脸皮"病人、早期研究中描述的恶性自恋综

① 本章最初发表为 An Overview of the Treatment of Severe Narcissistic Pathology. *International Journal of Psychoanalysis* 95(5): 865-888, 2014.版权所有© 2014 Institute of Psychoanalysis. 经许可改编。

合征病人（Kernberg, 2007）、患有自恋病理的慢性自杀和自残病人（Kernberg, 2004），以及André Green（1993b）描述的"死妈妈"（dead mother）综合征病人。

在阐明各种综合征的基本共性和差异之前，我想简要总结一下在这项工作中形成的、适用于理解这些综合征之间关系的一个理论框架。这个框架应被视为一个有待进一步探讨其有效性的初步假设，而接下来的概述应被视为一份初步工作文件。

我们的理论模型与关于自恋和攻击性关系的一般假设相关联，我们相信我们的临床案例为这一假设提供了支持。我们对弗洛伊德驱力基本理论的看法与André Green（2007; Kernberg, 2009）后来的表述相似。Green认为，在弗洛伊德提出双重驱力理论后，自恋的提法逐渐消失，这表明他意识到了自我导向攻击的破坏性，即Green所说的"死亡自恋"，与死亡驱力是一致的。换句话说，力比多与死本能的双重驱力理论意味着力比多和攻击性都被注入了自我（从而构成了自恋的要素），同时也被注入了客体关系（从而决定了爱与恨之间的深刻斗争，而这决定了客体关系的底层）以及自我的构成。在正常情况下，从分裂-偏执心位向抑郁心位的转变保证了力比多投注在自我以及与重要他人的关系中占据主导地位。

而在攻击性占主导地位的情况下，这可能会导致在原始防御操作水平上的固着，以及相应的边缘人格组织典型的身份认同弥散。另一种情况是，攻击性可能被浓缩在一个防御性的、病理性夸大自我结构中，从而构成最严重类型的病理性自恋的基础。

病理性自恋总是以病理性夸大自我的结晶为特征，但如果这种病理性结构中的力比多占主导地位，那么就将产生一种功能较好的自恋人格，后者能够有效地抵御攻击性在其客体关系世界中的直接表现。与此相反，最严重的自恋人格病例则表现为病理性的夸大自我受到攻击性的支配。这可能反映在恶性自恋综合征中，在这种综合征中，攻击性仍然主要指向与外部世界冲突中反映的内在客体关系。在最严重的情况下，攻击不仅指向与重要他人的所有内部关系，而且指向自我本身。在这种情况下，我们会发现"死妈妈"综合征（本章稍后讨论）和严重自残性的（self-mutilating）自恋人格中的极端去客体化（de-objectalization）。

反映病理性夸大自我的常见移情特征

虽然自恋病人的临床特征会因病理严重程度和病人的退行特征而有很大不同，但有一些共同的移情发展是不变的。其中包括一种主导移情关系的激活，即一个夸大的、有权利的、优越的自我和一个被贬低的客体（反映了病人的病理性夸大自我），以及一个互补的、被贬低的、自卑的、无能的对应物（通常被投射到治疗师身上，但有时也在病人自己身上活现出来）。这个被贬低的客体对应于病人自身被贬低的、分离的、投射出去的或退行的婴儿期自我。与典型的婴儿期自我各方面与其内化的、分离的客体表征之间的关系（即自我表征 - 客体表征配对）的激活不同，这里的关系配对是由病理性夸大自我和被贬低的自我表征之间的关系构成的。

然而，这种夸大自我和被贬低自我的组合（constellation）可能会以不同的形式出现，这取决于各种相关的性格特征。这些特征决定了自恋性人格障碍的类型，在文献中被描述为"厚脸皮"和"薄脸皮"自恋者、"傲慢综合征"、慢性非抑郁自杀和准自杀，以及具有反社会特征的自恋病理。

此外，自恋谱系的病人无法依赖治疗师或分析师。病人会抛弃、忽略治疗师或分析师的干预，或者不信任地检查治疗师是否提供了一些自己以前没有听过的"新东西"。治疗师表现出的兴趣和关注并不能让病人感到被理解或得到帮助，病人也无法好奇地探索分析师的评论会在他的脑海中唤起什么。病人要么在治疗师面前自言自语，要么向治疗师倾诉，目的是给治疗师施加影响，使他朝着病人希望的方向发展。正如早先的研究（Kernberg, 1984）所提到的，这会影响治疗师的反移情反应，因为这会让治疗师感觉独自一人待在房间里。

这两个特征（即在移情中这种特殊的自我 - 自我关系的激活，以及病人无法依赖治疗师）将各种严重程度的自恋病人与边缘人格组织病人在精神分析治疗中激活的通常类型的原始、分离的客体关系区分开来。当这些自恋移情占主导地位时，就需要长时间的持续治疗。下面介绍的是这些移情在不同病人群体中的特殊形式，以及我们发现对其有帮助的技术方法。在按临床严重程度描述这些群体时，我们会发现在这种病症的严重病例中，夸大的自我与攻击性的渗透占据主导地位，而在最严重的病例中，指向自我的攻击性逐渐占据了主导地位。

功能水平较高且稳定的病人的自恋移情

如果一些自恋病人因为某些症状上的困难来寻求治疗，那么标准精神分析通常适用于功能处于相对较高水平的自恋病人。

典型的移情发展

对于这类自恋病人，分析师最初的主要体验是好像没有移情发生。事实上，这里的移情是一个病理性夸大的、否认依赖的自我与一个不重要的局外人之间的关系，后者可能是一个有用的崇拜来源，但也是一个有潜在危险性的客体。在病人的心目中，分析师可能会复制病人的夸大，在这个过程中贬低病人，或者在病人对他的隐性贬低的影响下崩溃，让病人感觉浪费时间、空虚和对治疗失望。这就好像病人在保护自己，避免双重危险：要么被一个比病人高明的人贬低，要么在一个毫无价值的治疗师身上浪费自己的时间和金钱。病人努力控制分析师——分析师应该和病人一样好，但不能比病人更好，因为这会引起嫉羡或更糟糕的贬低——是这种移情的典型特征。这种占主导地位的移情可能会在很长一段时间内顽固地无法改变。

自恋病人可能会将治疗视为一种"认知学习"。他们可能会对诠释感到好奇，认为这是他们必须学习和吸收的知识，以便不再需要分析师的帮助，而这些知识一旦被吸收，通常就会被无意识地贬低，病人也不会觉得有进一步探索的必要。一位病人仔细地重复我对他的诠释，"检查"其正确性或可疑性。同一位病人的脑海中反复出现这样的问题：这次治疗或治疗的某一部分是"好的"还是"无用的"？这些病人被迫对分析师进行全能控制，以保持分析师处在他们可接受的价值范围内，而在这种控制和疏离的背后是一种强大的防御，以防止深刻的嫉羡和怨恨，因为他们不得不依赖于分析师可能给予的他们所需要的东西。

病理性夸大的自我与局外人（局外人需要被控制，以保证不会成为病人自我概念中被贬低部分的复制品）之间的这种主导关系，可能会摆荡为一种相反的关系（即病人会感觉自卑、失败和屈辱，而分析师被想象为夸大、轻蔑、有优越感的，现在这种幻想占据了主导地位）。在对这种移情进行系统分析后，病理性的夸大自我和被贬低的自我之间的关系会逐渐被分解成不同的组成部分——即病人自己活现或被投射出去的关于自我和他人的理想化表征。

随着病理性夸大结构的瓦解，我们会看到一些微妙的移情，这些移情似乎更多地与客体相关联，而当病人将其过去重要他人的夸大和威胁性方面投射到分析师身上时，这些移情则具有更原始和主导的偏执特征。我在一个相对较小的城镇治疗过一个心理健康专业人士，那里整个心理健康社区的人都彼此熟悉，这位病人向几位同事散布了对我的贬低。几周后，他听到其他人重复这些评论，感到害怕，于是在一次治疗中坦白了这些评论。对这种行为进行探究后发现，他的行为是出于对其母亲的认同，其母亲长期的自卑感使她散布关于其社交圈内朋友的贬损性流言蜚语。于是，病人开始害怕我可能会与其他同事讨论他的病例。

现在，我们的任务是探索病理性的夸大自我与这些内化的部分-客体关系（part-object relations）以及相应的无意识冲突的瓦解（rupture）阶段的渐进发展。随着时间的推移，治疗方法会变得更像普通的边缘病人，即理想化关系和迫害性关系的分裂激活。病理性夸大自我防御结构下的潜在冲突可能会逐渐显现出来，通常表现为与嫉羡感相关的强烈原始攻击性、前生殖期（pregenital）冲突和俄狄浦斯冲突的浓缩，以及早期创伤性经历的激活，而病理性夸大自我已成为这些创伤性经历的主要防御结构。

"厚脸皮"自恋者

然而，在另一些情况下，即使对夸大自我的防御功能进行谨慎、一致的诠释，也不会使其逐渐转变为内化的理想自我和理想客体。相反，在顽固的夸大阶段与短暂的、分离的、毁灭性的自我贬低、抑郁和自杀倾向之间的严重分裂，需要对被施虐攻击渗透的夸大自我进行非常长期的诠释性解构。Rosenfeld（1987）

所描述的"厚脸皮"自恋人格就属于这类病人。

这些病人通常在社交和工作生活中表现良好，但他们的内心世界却缺乏客体关系，似乎完全封闭了幻想和白日梦的可能性。他们生活在与分析师互动的具体现实中，这种互动不会引发任何幻想、欲望、恐惧或更深层次冲突的发展。病人自己可能会坦白地说，他们认为没有理由对这种关系产生任何特殊的情感反应，毕竟，这种关系遵循的是商业契约的原则，即"一个人拿钱来解决另一个人的问题"。一位病人向我宣称，虽然我看起来是个好人，但如果我突然死了，他也不会有什么特别的感觉。

病人进行自由联想的努力，可能会因为他顽固地要控制分析情境而受到严重扭曲。他们的自由联想结构严谨、有序，显示出病人有意识地将分析师的注意力引向某个方向。或者说，病人在向分析师传达他所说的话时"检查"其含义，这可能会使病人的话语带有一种空洞的、理智化的特质。

我发现，通过关注病人对分析师诠释性干预的反应，来分析这种联想方式的防御功能是很有帮助的。病人可能会直接忽略分析师的话，在恭敬地短暂沉默后继续自己的独白，也可能会仔细检查分析师评论的所有含义，推测其意义，表示同意或不同意，或者将分析师的陈述完全废除——总之，这些都是为了避免以一种不完全在病人控制之下的方式受到分析师的影响，试图避免自己依赖分析师、自己不如分析师，这些方面对病人来说是一种羞辱。对这些方面的诠释可以让病人意识到，他需要对自由联想的风格中所隐含的治疗关系加以控制。

针对这些病人的另一个有用的技术方法可能是详细分析他们在移情情境之外的困难，分析他们在工作、亲密的性关系、社会生活和家庭中遇到的困难的细节。通常情况下，治疗师不难通过聚焦于病人生活中的日常冲突领域，逐渐了解到他们互动的各个方面是出于情感压力和更深层次的恐惧或欲望，进而将其与移情中以微妙方式出现的类似表现联系起来。治疗师通过对移情关系的"微观"分析，可以逐步探索移情本身。例如，在对伴侣漠不关心的背后，我们可能会发现病人开始嫉羡对方拥有爱和友谊的能力，以及自由地拥有一个有趣的日常体验世界，而病人却被排除在外。

我上面提到的那位冷漠的病人对他的妻子通过电话与她的朋友畅谈数小时深恶痛绝，并将其与他自己在与熟人进行这种有趣交流时的限制和局限进行了比较。同样，在他们短暂的迷恋所带来的崇拜和性兴奋背后，人们可能会发现并凸显病人对令人兴奋、挑逗和隐忍的伴侣的怨恨，以及这种怨恨重复了过去与童年和婴儿时期重要客体的类似经历。在治疗过程中出现的负性治疗反应，反映了病人嫉羡治疗师有能力帮助他们并对他们感兴趣，并无意识地希望贬低治疗的价值，这为移情的发展提供了另一个入口。最重要的是，这些病人总是需要将自己与他人进行比较。病人在胜利的优越感和被贬低的焦虑恐惧之间的波动，是需要探索的移情关系中的主要问题，这为以后探索移情关系中的类似问题提供了一座桥梁。

处于波动的边缘人格水平上的自恋移情

在使用TFP治疗边缘性人格障碍的研究项目中，我们发现大量边缘性人格障碍病人的自恋移情发展占主导地位，我们也更有能力识别在明显的边缘性人格障碍功能水平上的自恋性人格障碍病人，以及以过度傲慢和攻击性为核心症状的病人和恶性自恋综合征病人（Clarkin et al., 2006；Kernberg, 2004、2007）。

有严重临床综合征的病人可能会适合精神分析或精神分析性心理治疗，但当他们出现描述性的"边缘"症状时，即行为模式普遍混乱，社会生活、工作、爱情和性生活崩溃时，他们可能最适合接受TFP治疗（Clarkin et al., 2006）。尤其是当他们表现出预后不良的特征时，如病理性的妄自尊大、对他人或自己有严重的自洽的攻击行为、慢性的自杀行为，以及特别是反社会行为。

指向他人或自我的攻击行为、严重的偏执特征和反社会行为构成了恶性自恋综合征（见第11章）。虽然恶性自恋处于可治疗的边缘，但如果能建立并维持一个清晰的治疗框架和结构，TFP还是可以适用的。

在这一最严重的自恋病人群体中，我们还发现了其他典型的移情发展，这些发展与"薄脸皮"自恋人格（Rosenfeld, 1987）、傲慢综合征（Bion, 1967）或无

严重人格障碍的治疗：
攻击性的解决与爱的修复

法容忍任何三元关系、社会功能几乎达到精神病水平（Britton, 2004）的病人相对应。其中一些病人表现出严重、长期的自毁倾向，极有可能自杀（Kernberg, 2007）。超我整合程度、反社会行为、偏执倾向、自洽的攻击以及慢性的、明显的自毁性自杀和准自杀行为等变量，都会影响特定治疗的适应证以及治疗中的复杂情况、预后和技术。

"薄脸皮"自恋者

"薄脸皮"的自恋者退行更严重，他们在精神分析治疗中往往遭遇失败，但对TFP反应良好。在他们身上，既存在严重的攻击性对病理性夸大自我的渗透，又有病理性夸大自我的结构性脆弱，因此可能会频繁而迅速地从傲慢、优越和蔑视治疗师的状态转变为严重的自卑、羞辱、抑郁、自责和自杀倾向。这种转变有时是由微不足道的胜利或失败引起的，他们对任何真实的或幻想的批评都非常敏感。他们的临床表现表现为严重的性格抑郁或慢性抑郁反应、自杀倾向和明显的身份认同弥散（尽管他们存在病理性夸大自我），表现为缺乏目标，对生活的方向和关系感到不确定和困惑。自洽的施虐特征既被表达出来，也被投射到治疗师身上，治疗师经常被视为一个诱惑性的、诡计多端和不诚实的迫害者。这些病人的移情发展变化迅速，他们对无法完全控制治疗师的思维或行为感到极度沮丧，愤怒地贬低治疗师，并希望中断治疗。他们的轻蔑态度可能表现为指责治疗师什么都不懂，将自己与重要他人关系中的困惑投射到治疗师身上，以及在移情中的偏执倾向增强。

这些病人通常在婴儿期或幼年时期遭受过身体虐待、性虐待或严重的忽视，造成了严重的心理创伤。他们在移情中重新激活这些创伤的无意识倾向，一方面传递了有关过去的重要信息，但另一方面由于极有可能付诸行动而造成困难。John Steiner（1993）建议对这些病人进行"投射中"（in the projection）的诠释，澄清他们的体验和对分析师的看法，而不去诠释他们投射到分析师身上的东西。这与TFP的一种极为有效的技术方法相对应，即治疗师会利用一切机会指出病人在移情中的体验激活了哪种关系，并关注同样的关系是如何通过角色反转

（role reversal）一次又一次地被激活的。在角色反转中，病人会体验到自己在内部客体表征中的角色，这个角色是他之前投射到治疗师身上的，同时他仍然认同了自我的一个方面。但现在，自我的这个方面被投射到客体中，病人可以体验到他之前投射到客体中的部分，并且被投射出去的部分的性质可能会成为病人的主观体验。

例如，一名病人认为治疗师对他表现出讽刺和贬低的行为。他被激怒了，变得对治疗师极度挑剔和贬低，认为治疗师完全没有用、不诚实、不理解自己。10分钟后，病人再次感觉到治疗师也在以同样的方式对待他。治疗师的做法是突出（highlight）病人的体验，即"夸大的、贬低别人的自我"对应着"没有用且卑鄙的治疗师"，而不是试图直接诠释这是一种投射。治疗师指出，这是病人此前受到治疗师以类似的高高在上和贬低的方式攻击的体验的反转（reversal），通过对角色反转的诠释，从而完成了对投射性认同的诠释。被攻击的感觉促使病人进行反击，反击又使病人担心治疗师会以同样的方式进行报复，这样就形成了一个恶性循环，同样的关系随着这种角色反转一次又一次地上演。

病人对治疗师的蔑视和贬损态度逐渐被诠释为一种保护，以防御相反的角色关系的激活。同时，我们也更容易对病人与治疗师之间短暂的理想化关系进行诠释，即：一方面，病人确实认识到了这种关系中存在的好的方面；另一方面，病人也在努力保护自己，避免在其他交替出现、相互贬低的时刻遭遇糟糕和可怕的经历。根据我们的经验，对分裂移情进行一致的诠释，特别是考虑到容易破碎（fragmented）的病理性夸大自我的参与，对"薄脸皮"的自恋病人很有帮助。同时，当移情中发生的事情是病人在很多时候觉察到的过去经历的实际重复时，治疗师需要对病人冲突的起源学方面进行完整的诠释，此时这些冲突已经成为带有情感的一种现实，而不是对病人记忆中的或重构的过去的理智化防御。

Rosenfeld（1987）认为，过去经历过严重创伤的"薄脸皮"自恋病人可能会因为分析师对他们在移情中的攻击性冲突的诠释，而再次受到创伤。根据我们的经验，治疗师需要首先"在投射中"对占主导地位的移情进行澄清（而不对当时的投射性认同进行全面诠释），一旦自我和客体表征在移情中相互激活，就可以完成诠释。这种源自 TFP 的技术可以帮助治疗师对极其负面的移情进行系统的诠释，而不会让病人感到这是一种攻击。在此，我同意 Steiner（2008）的观点，他质疑 Rosenfeld 在诠释这些病人的负性移情发展时过于谨慎。

傲慢综合征

Bion（1967）描述了严重退行病人的傲慢综合征，包括：1）对治疗师公开的攻击和极端傲慢的行为；2）没有任何认知反思能力，因此病人看起来是"假愚蠢"（pseudo stupid）；3）对治疗师而不是对自己过度好奇。Bion 描述了这些特征在分析师身上的投射，并提出这种情况的一个基本动力：一个不耐烦的母亲在没有真正理解婴儿的情况下就对婴儿说话，并"愚蠢地"期望婴儿像她对婴儿说话那样作出口头回应，这激活了受挫婴儿对母亲的愤怒。这意味着对一个破坏性的、施虐性的客体的投射性认同，干扰了投射性认同的沟通功能。分析师对这种极具破坏性的、旨在破坏语言沟通的内在客体投射的涵容，是处理这种情况的关键。根据我们的经验，这种情况反映了原始仇恨和嫉羡在治疗过程中的慢性活现（chronic enactment），但其特点是，病人在没有任何自我反思意识的情况下将攻击性付诸行动。这种傲慢的行为表现了病人好斗的攻击性需求：也就是说，病人需要不表现出任何与治疗师进行认知交流的能力，拼命努力不去觉察自己行为的意义，以及需要控制治疗师，以避免自己投射出去的、害怕的攻击以治疗师反击的形式返回来。

我发现，处理这种综合征的最佳方法是将诠释与维护治疗设置的严格界限相结合。治疗师需要设定非常明确的界限，规定病人可以在多大程度上用语言表达其攻击性，而不对治疗师或办公室进行身体攻击，也不在治疗之外侵犯治疗师的空间，从而将攻击限制在治疗中可控的范围内。同时，治疗师需要关注的是，病人无法容忍自己从攻击行为中获得施虐快感。当病人克服了害怕承认自己从施虐行为中获得快感的心理后，就能接受这种快感，而不必担心报复或内疚。同样的道理，这种接受往往会降低攻击性的强度，从而为探索移情中这种反应的起源提供了可能。

我们的一位病人在治疗师的办公室里剪植物，并在公共场合辱骂治疗师，但最终她能够承认并探究自己在这些攻击中的快感是对施虐性的姨妈的无意识认同。病理性夸大自我被分解为其内化客体关系的组成部分（在这个案例中，是对施虐姨妈认同的激活），这标志着在移情诠释过程中，病理性夸大自我结构得到了解决。

有些病人的功能水平要高得多，他们在治疗内外的行为控制能力也要好得多，但他们对治疗师的蔑视、贬低和贬低性竞争的态度，伴随着这种自我蔑视的影响下的自卑、绝望和自杀倾向。这些病人通常有强烈的偏执倾向，并倾向于通过与治疗师进行智力辩论来证明自己的蔑视是正当的，而这种辩论则表现为一种傲慢好斗的态度。这种蔑视同样会在病人的工作、社交和亲密关系中造成严重的冲突。这些功能较高的病人的蔑视行为和傲慢态度，不像那些退行的傲慢病人那么强烈和具有压倒性；然而，分析师很清楚自己受到了蔑视，病人也很清楚自己正在这样做，因此，在短期内，这是可以进行移情探索的。然而，长期无休止的蔑视可能会破坏分析师对病人的积极态度，而这正是移情发展的无意识目标之一：它既是对憎恨的父母形象的报复，也是在这种行为下仍想与分析师保持良好关系、不被抛弃的绝望努力。

有一位这样的病人，她在接受了一系列分析师的治疗后，来到了我们这里，所有的分析师都曾被她嘲笑过。在接受我们小组的一位成员治疗后，她对他也非常蔑视，在这种行为变得明显并可以在移情中探索之前，她说了他很长一段时间的坏话。另一位病人偷偷买了一整套培训治疗师认知行为疗法的视频，并兴高采烈地与治疗师争论了几个星期，讨论他的分析取向方法的局限性。在移情中修通这些问题，并对病人傲慢和蔑视的所有含义和特征进行一致的诠释，可能会解决问题，但分析师要付出很大的代价来修通相应的反移情反应。随着时间的推移，这些病人会极大地挑战分析师的自尊和对其工作的信心。

事实上，在这种情况下，对反移情的容忍可能会成为一个相当核心的问题。当病人牵涉到第三方时（例如，向亲属和其他治疗师抱怨，要求会诊以抗议他们受到的治疗方式），治疗师要保持技术性中立立场尤其困难。在某些情况下，可能有必要对病人的行为做出限制，以便治疗师能够获得不可或缺的安全感（包括生理、情感、专业和法律上的安全感），治疗师需要这种安全感来保持自己的客观立场。治疗师评估移情/反移情发展过程中激活了哪些活现和投射性认同的能力，需要得到保护。

在各种程度的自恋病理中，病人都使用一种全能控制，这代表着病人无意识地阻止改变发生，他们试图"冻结"治疗情境，病人试图保护对其病理性夸大自我的认同。在"较高"水平的自恋病理中，这可能表现为一种特立独行的信念，如政治意识形态或高度个人化的思想体系，即使在其他方面具有出色的现实检验能力的人也不例外。在这里研究的处于边缘水平的自恋病理中，这些个人思想体系可能具有一种准妄想（quasi-delusional）的性质，并可能起到保护病人对自己智力优越性的信念的作用。一位病人坚信，任何对女性的爱都意味着一种低人一等的弱点；另一位病人则坚信，他是自己领域中最伟大的艺术家，所有与此相反的经历都是那些嫉羡他的艺术家同伴所设计的。这些信念阻止了治疗对病人产生任何影响，并保护了病人的夸大心理。移情中"不相容现实"的发展，以及在这种情况下使用的技术（已在早期研究中描述过）（Kernberg, 2004、2007），可能会成为对这些病例进行移情分析的一个重要方面。

无法容忍三元关系（triangulation）

在退行严重的自恋病人身上，可能会出现一种极端形式的全能控制，即无法容忍三元关系（Britton, 2004）。无法容忍三元关系指的是内化客体关系的一种特别严重的扭曲，在这种退行中，病人不能容忍任何与自己想法不同的想法。治疗师被用来确认病人的观点，并向病人保证这种共同体验的真实性和稳定性。治疗师所做的任何与病人想法不同的贡献，都会破坏病人夸大自我的稳定，并带来恶性影响。从根本上说，病人是在寻求一种完美的二元共生关系，这种关系不能容忍第三方的、被排斥在外的客体的破坏，它代表了病理性的夸大自我脆弱的全能性，试图保持对所体验到的现实的绝对控制。在这里，原始的俄狄浦斯冲突（即对父母伴侣关系的不容忍，婴儿觉得自己被排斥在外）在移情中表现为对治疗师与自己的内在客体（他对与病人的关系中发生的事情的独立思考、想法或反思）

的关系的嫉羡怨恨，这使得病人无法容忍不同的观点。

治疗师努力引入的与病人不同的观点，要么被病人完全放弃和拒绝，要么被病人视为施虐式的入侵，一种控制病人思想的攻击性努力。Britton（2004）最早描述的这种情况，甚至可以在自恋病理谱系内功能相对较高的病人身上观察到，在这种情况下，病人通过高度复杂的操作，以非常微妙的方式表现出对治疗师独立思考的拒绝，这些方式重申了病人的初始观点，并迫使治疗师暂时进入情感撤退。但这种情况也会出现在退行严重的自恋病人身上，他们的边缘程度非常明显，病人对现实的体验极度扭曲，近乎精神病。

在后一种情况下，病人可能会完全相信其情感体验就是现实，在这种情况下，病人的行为在其社会环境中可能是极其不合适的，实际上接近于精神病。在这里，治疗师探究现实检验的任何努力都可能会被病人视为一种攻击，导致病人愤怒地想要摆脱这种入侵。

有一名病人几乎是妄想性地认为，一个明显在剥削她、处处表现得冷漠的男人爱上了她。反过来，当治疗师试图面质她的幻想时，她表现得好像治疗师对现实的看法是完全不切实际的。这位女性在生活的其他方面表现得非常好。另一位明显严重边缘水平功能的病人在一次家庭葬礼上制造了极大的混乱，以至于家人将他从墓前护送走。在随后的治疗中，他怒斥家人对他的强烈痛苦无动于衷，治疗师若想婉转地询问他在这种情况下表达哀悼的方式是否确实非常有问题且不合社会标准，他都会被激怒。

有一种技术方法对这些情况很有帮助，那就是以极大的耐心和一贯的态度向病人指出这样一个事实，即任何与病人不同的观点都会给病人带来强烈的痛苦，就好像病人的思维或处理现实问题的能力受到了质疑，因此病人必须保护自己免受这种危险的攻击。对病人来说，这似乎是治疗师试图把病人逼疯。分析师需要逐步阐明造成病人恐慌的危险的性质：对自己的思考能力被完全剥夺的恐惧，对被完全抛弃和孤独的恐惧，以及病人自己对这种危险情况的强烈愤怒反应，还有他对一个想象中的外来者的施虐意图的幻想——这个外来者似乎致力于摧毁病人早期体验的安全——以及治疗师与这样一个敌人的勾结。这些病例所描述的情况

严重人格障碍的治疗：
攻击性的解决与爱的修复

表明了"三人心理学"存在的重要性（这些病人正是缺乏这种心理），它构成了治疗关系的基础，而这种严重退行状况的解决，将标志着这些病人的重要进步。

三人心理学的概念是指治疗关系至少由移情、反移情和分析师作为"被排除的第三方"（即分析师人格中能够探索移情/反移情关系而不沉浸其中的部分）所决定（Kernberg，2012）。它反映了分析师的自我与病人之间的内在分裂，而这种分裂在反移情活现和投射性反认同（counter-identification）的发展中一次又一次地被"抹去"（Grinberg，1979）。在更深层次的象征层面上，三人心理学指的是分析关系的俄狄浦斯结构化，以及在退行、共生移情中对俄狄浦斯情境的潜在不容忍。在这个象征层面上，病人成为被排斥的第三方，即被排斥在父母伴侣关系之外的婴儿。Britton（2004）所描述的病人就是这种情况。

极端的非抑郁性自杀和自毁

严重的自恋性自杀

通常不难将无明显自恋特征的严重人格障碍病人的慢性自杀和准自杀行为与具有明显边缘特征的自恋人格病人的慢性自杀和准自杀行为区分开来。边缘性人格障碍病人的非抑郁性自杀行为通常是冲动性的，相当于急性情感风暴或其症状，与挫折、激怒或创伤体验有关，或者是为了影响或控制近亲或爱恨客体。与此相反，自恋性人格障碍病人的慢性自杀或准自杀行为会在数周或数月内以一种坚定的方式缓慢发展，其准备和实施过程给旁观者留下了冷静和深思熟虑的印象，而且往往是在表面行为看似友好和放松的情况下进行的。这种极端严重自恋病理的病人与那些自杀行为是严重不安、具有攻击性、情绪多变并伴有强烈抑郁特征的病人不同。在这里，相比之下，自恋病人总体稳定、看似正常的行为被自杀和准自杀行为（甚至是严重的自残）不时打断。

从心理动力学和移情的角度来看，这种行为反映了一种对外部世界深刻而持续的攻击性贬低，一种对重要他人和自我的彻底贬低，用Green（1993b）的话来说，是一种"消极的自恋"，病人的深刻优越感来自克服了所有对痛苦和死亡的恐惧感，克服了所有涉及他人的需求感，以及通过控制自己的死亡作为最终的、绝对的权力和自由而产生的全能感。这种普遍的移情倾向有许多不同的形式。治疗师在其反移情反应中，对病人这种可怕的心理现实的共情，以及对病人自毁性的夸大自我部分的共情能力，可能会是移情诠释的一个关键方面。治疗师是这一内在客体的天敌，由此产生的一个重要问题是，治疗师在病人心中是否有盟友：是否有某种方法可以接触到病人被压制的、脆弱的生存愿望？在这种情况下，治疗师的一项重要任务就是识别和强调病人头脑中这种潜在的内部冲突（当这种冲突在移情中被激活时），即死亡驱力与求生愿望之间的真正斗争。

例如，我们的一位病人长期摄入鼠药试图自杀。尽管我们在她住院期间进行了仔细搜查，但仍无法找到毒药的来源。病人否认自己持续摄入毒药，而血清凝血酶原却在数日内逐渐增加。她曾有过严重的内出血病史，需要进行广泛的诊断和治疗干预，而在这期间，她却保持着表面上的平静和近乎开朗的态度，这掩盖了她病情的极端严重性。

另一位病人进行了严重的自残，割断肌腱，导致失去手指，并试图自焚，差点酿成大祸，威胁到住在她公寓楼里的许多人的生命安全。有时，她的自毁企图是严重的准自杀行为，例如，在病人看似完全放松和适应的行为中，却发生了严重的自残行为。还有一位病人和她姐姐一起出去购物，和她姐姐度过了一个看似非常愉快的下午，回到家后就回到了自己的卧室。她姐姐走近她，想和她分享一些她们买的东西，却发现她的两只手臂上有多处伤口，血流不止，需要到急诊室进行治疗。

有些病人会否认自己的自杀意图和准备，并传达出一种胜利感，因为他们有能力用自己的行为震撼毫无戒心的治疗师。还有一些病人可能会对自己的自杀倾向侃侃而谈，同时暗示这不是他们所能控制的，而且他们暂时还没有接触到希望自己死去的那部分自己。这种行为中隐含的对家人和治疗师的攻击往往是无意识的，但有时会伴随着一种施虐的满足感和胜利感。与此同时，病人可能会无意识地制造一些情境，使他们的自杀行为似乎反映出治疗师的疏忽或警觉性不够，而家人可能会因为他们认为治疗师未能控制或阻止病人的行为而变得愤怒。有些病人得意洋洋地指出，他们的行为不仅不受自己的控制，也不受治疗师的控制，因此反映出治疗师的无能和不称职。我们都见过这样的案例：家庭成员在不知情的情况下与病人串通一气，指责治疗师，然后另寻治疗师。病人扮演着治疗师"连环杀手"的角色，因此在"杀死"另一位治疗师后，会不自觉地产生一种胜利感。

严重的自毁倾向和反社会倾向的结合可能表现为一种挑衅和诉讼行为，指责治疗师没有注意到病人有严重自杀企图的风险，通过诱导偏执恐惧和负罪感间接对治疗师施加全能控制。在这里，病理性夸大自我的严重渗透为病人提供了一种虚幻的力量，这种力量不仅可以控制治疗师，还可以控制生死、控制痛苦和折磨，并使病人逃离无法控制的世界，死亡被视为一种"解脱"。

在一项随机对照试验中，我们比较了TFP、辩证行为疗法（dialectical behavior therapy, DBT）和基于精神分析原则的支持性心理疗法（supportive psychotherapy, SP），发现TFP在减少自杀和准自杀行为方面与DBT一样有效，而SP的效果较差。只有TFP增强了病人的心智化（Kernberg et al., 2008）。

我认为，治疗师在与病人和病人家属的关系中，以及在体会自己的反移情时，必须诚实地接受病人可能会自杀以及治疗可能无法防止自杀的可能性。治疗师在与病人和家属进行诊断时，必须公开承认，鉴于病人的严重病情，门诊心理治疗具有严重的、不可避免的自杀风险，但这可能仍然优于长期的、无休止的住院治疗。在这种情况下，病人的自杀既无法通过严重抑郁的存在来预测，也无法因为其深刻的性格基础而预防，这一事实必须以口头方式明确说明，有时还必须在文件中说明，以便在法律上保护治疗师。与此同时，如果病人知道自己无法以自杀威胁来要挟治疗师，可能会减少这种症状带来的继发性获益，并限制病人的全能感。治疗师需要确保自己的身体、心理和法律安全，才能全心全意地帮助这些极端困难的病人。

在所有这些情况下，我们必须坦率而冷静地解释，病人虽然愿意接受心理治疗，并希望这种治疗能够改善自己的病情，但仍然受到强大的、具有破坏性的内在力量的支配。承认对病人自毁行为的客观关注（被排除的第三方），传达了公开讨论破坏性冲动的可能性，以向病人保证，我们尊重其病情的严重性和这部分力量。在治疗的其他时刻，病人需要保护性地将自己具有破坏性的部分与表面上"开朗"的参与分离开来，这一点需要得到澄清和解决，而病人公开承认自己具有主导性的自毁动机则成为治疗过程中需要探讨的主要议题。

一个重要的相关技术要求是，探索病人为何显然不关注自己身上一心求死的部分对希望存活的部分所拥有的可怕控制，并探索病人对希望存活部分的贬低和隐性憎恨的原因。在这里，逐渐发现活着的危险、隐含在与死亡的认同中的与失去控制和优越感相关的可怕痛苦、不得不体验自己孤独和被遗弃的感觉、不得不面对对无需遭受这种自我毁灭的人的嫉羡——所有这些都可能出现在病人婴儿期和童年历史的更具体方面的背景中。有时，病人会无意识地希望有一个全能的好客体将自己从绝望的状态中解救出来，并将自己的全能投射到一个虚幻的神一样的拯救者身上。反过来，这种幻想也需要加以探索，探索其潜在的自我毁灭的含义。

"死妈妈"综合征

André Green（1993a, 1993b）所描述的"死妈妈"综合征反映了相关的一类病人，他们表面上看起来病情没有那么严重，但在更深层次上却表现出一种无情的决心，要摧毁所有的关系和治疗师的努力，甚至他们自己的活着的感觉。在这种情况下，由于对死亡母亲的内化形象的认同，病人会拒绝所有重要的关系，而这种死亡母亲的形象往往来自早年与严重抑郁、无法陪伴的母亲相处的经历。病人会无意识地试图维持与这位缺席的、反应迟钝的母亲之间的关系，无意识地幻想在自己情感死亡和自我丧失的过程中，会与一个理想化的母亲团聚，免受进一步的痛苦。在这些病人的幻想中，放弃自己作为一个独立自我的存在，放弃自己依赖任何人的需要，完全贬低所有重要他人，就会带来明确的安宁、安全和平静。这些病人表面上可能会认真倾听治疗师的解释，然后说："这一切都很有趣，但根本触动不了我。"他们对诠释所持的"那又怎样？"的态度是顽固而不可动摇的。Green（1993b）称之为"去客体化"（de-objectalization），通过无意识地瓦解所有关系，他们获得了与那些反复严重尝试自毁的病人相同的效果，这反映了他们在生活中的主要动机。

去客体化是死亡驱力的一种极端表现形式，它攻击的正是维持内摄过程并允许在内部空间建立自我和客体表征的心理结构。作为对无法忍受的攻击性支配力比多投注的终极防御，病人体验内部世界的能力受到了攻击：时间感被冻结，对客体和自我的攻击性和力比多投注都被瓦解，心灵被完全的虚无所占据（Green，1993b, 2010）。Green 认为，这种自我毁灭远远超出了受虐的范畴。根据我们的经验，这些病人明显缺乏对攻击性和力比多冲动的意识觉察。他们在工作和表面的社会关系中通常很有效率，但基本上是独来独往，给人一种完全与世隔绝、对生活缺乏兴趣的感觉。他们并不抑郁，随着时间的推移，他们最初在分析师那里引起的抑郁性反移情反应会转变为一种疲惫和空虚感。如果在漫长的治疗过程中，能够揭开他们无意识地努力削弱与分析师的关系的面纱，后者被用来抵御他们在需要爱和依赖时所遭受的严重挫折，并探索他们对分析师所谓的冷漠、自我中心和漠不关心地享受自己的生活所产生的强烈愤恨，那就可能会有希望。在最有利的情况下，强烈的原始憎恨和嫉羡可能会被重新激活，内化客体关系的"复兴"成为可能。

严重的施受虐移情

另一类病人的自毁表现稍轻一些，他们会无意识地试图将所有的人际关系转变为敌对的互动关系，或者是严重的施受虐关系。这就好像他们唯一能相信有人关心他们的方法就是激怒对方。在心理治疗的框架内，这种通过敌意来激发依恋的需要可能会导致灾难性的僵局和破裂。至少，这些病人仍然试图与治疗师保持某种关系，这与"死妈妈"综合征病人形成鲜明对比，后者似乎将破坏所有关系作为首要目标。在这里，治疗师对这种试图激怒治疗师攻击病人的一贯做法的诠释性澄清，可能会为改变这种模式提供可能性。事实上，这些病例代表了最严重的负性治疗反应。

关于上述最严重的病例，我们建议采用的技术要求包括：第一，建立现实的治疗条件。通过合同确定的治疗框架必须创造条件，使治疗师在身体、心理、社会和法律上都受到保护。在讨论治疗条件的过程中，家庭的参与至关重要。在治疗过程中，治疗师可能有必要与家人保持持续的联系，以维持和加强治疗框架和现实的期望。在美国这样的诉讼文化中，尤其重要的是，治疗师必须得到坚实的保护，以免卷入与病人自杀未遂或自杀身亡有关的威胁性诉讼中。如果不能保证治疗师的安全，治疗也就无从谈起。

在所有这些挣扎中，病人试图摧毁治疗师、破坏治疗师的声誉、暴露治疗师的无能、在家人面前抹黑治疗师的形象，这些都是病人内心深处试图毁灭自己的那部分的表达，需要加以探讨。一个施虐的、凶残的内在客体的暴露，病人对该客体的迷恋、服从和认同，以及对婴儿期自我和爱的渴望的野蛮压制，都是移情的可怕方面。它们也可能成为反移情发展中非常令人不安的方面。这同样需要治疗师的客观安全感，以及修通自己反移情反应的"空间"。在病人持续不断地将治疗师转变为施虐和被贬低的客体的无意识努力中，治疗师需要存活下来，并容忍在主体间领域中占主导地位的挫折、妄想、嫉羡、胜利和孤独的感觉，这是进行这些治疗的沉重代价，也是获得理解的基础材料，同时也是治疗成败的关键。

反社会层面

虽然具有反社会特征的自恋病人与外部世界的接触程度高于之前研究过的最严重的自恋类型，但他们的保护性超我功能的实际缺失会助长不受控制的攻击行为，这很容易破坏治疗关系，对任何治疗干预来说都是一个负面的预后特征。在我们正在探索的治疗自恋病理的过程中，高度的继发性获益和严重的反社会特征是负面的预后指标（Kernberg, 2007）。我们发现，治疗师必须在治疗开始时进行充分的诊断，将反社会性人格与具有明显反社会行为的自恋人格以及恶性自恋综合征区分开来。与反社会性人格不同的是，后者是可以进行心理治疗的[参见 Hare（Hare et al., 1991）、Stone（1993）和 Kernberg（2004）概述的标准]。

如果决定开始治疗，即尽管预后可能不佳，但仍然需要进行 TFP 治疗，那么重要的是要做出治疗安排，不仅要有家人的参与，还要保证治疗师有足够的外部信息，以保护病人、治疗师和治疗免受严重的破坏性行为的影响，这些行为被病人与治疗割裂开来，反映了病人长期未解决的不诚实问题。如果病人没有出现严格意义上的反社会性人格障碍，那么病人在治疗中的欺骗性交流的反社会行为仍然是可以治疗的。对不诚实行为进行系统分析是改变这些病人结构的核心前提。通常情况下，可能需要一个团队结构来评估病人，以及保护病人免受严重的反社会行为的影响，治疗师必须做好准备，将分析所有欺骗症状作为其干预的重中之重。我们必须接受这样一个事实，即病人不能被信任，不能诚实地表达他们生活中发生的事情、他们的想法和感受，我们需要在治疗过程中探讨他们有意识和无意识的动机。显然，欺骗和不诚实可以保护病人免受想象中的危险，如果病人不采取这种不诚实的行为，就会发生危险。

这就意味着，严重的偏执特征作为保护移情中反社会行为的有意识和无意识动机而不断出现，将"精神变态（psychopathic）移情"转变为"偏执（paranoid）移情"是这些治疗的主要策略目标。通常情况下，治疗过程中的气氛至少在最初是友好和疏远的，但当这种转变实现后，气氛就会变得极其偏执和充满敌意。病人的情况似乎更糟了，付诸行动可能会加剧，治疗可能会显得更加危险，但更现实的关系可能正在发生。反社会防御和病理性夸大的结合，使这种从精神变态移情到偏执移情的转变变得更加困难和费力。

在这一过程中，病人可能会以与治疗师进行更诚实的合作为幌子，试图引诱治疗师与他们的某些欺骗行为串通一气。当然，抵制这种诱惑是很重要的，在这种情况下，治疗师对病人、对自己的道德价值观以及对社会的责任可能会发生冲突。在任何情况下，任何与反社会行为相勾结的行为都会付出沉重的代价，最终可能导致治疗失败。当治疗条件不再符合治疗师对诚实和道德关系的承诺时，中断治疗可能是更好的选择。再次强调，治疗师的安全是决定治疗是否可行的首要条件，精神分析性心理治疗不适合过度的英雄主义。

有些病人的反社会行为是在分离状态下表现出来的。例如，一名病人会在愤怒发作时对妻子进行肢体虐待，这种行为被合理化为父权意识形态的一部分，要求妻子接受他的命令而不提出质疑。这种行为充满了施虐快感，在这种危机之外逐渐变成了自我失调的（ego-dystonic），但在其他时候，尽管他自称有负罪感，这种行为却依然存在。就好像内疚和担忧的表达非但没有影响这种行为模式，反而起到了稳定这种行为模式的作用，取代了任何基于内疚感的补偿行动。在另一个例子中，一位科学家伪造了他的实验数据，然后复制了这些实验，以消除之前传播的错误结果的影响。有时，反社会行为被合理化为病理性夸大自我所宣称的权利的一部分：一位病人拒绝纳税、不遵守停车规定、无视收到的邮件，以至于对自己造成了严重的破坏性后果。

这些行为模式的移情含义差别很大：从对超我前体的普遍投射，到对特定的不诚实或有毒的婴儿期客体表征的认同，再到对治疗师对病人的投入的挑衅性测试。在这种情况下，反移情的发展反过来又挑战了分析师对病人的投入，有时甚至会导致分析师麻痹大意，否认情况的严重性。治疗师需要意识到，病人持续不断的反社会行为有可能使治疗师成为某种帮凶，这可能有助于治疗师现实地考虑治疗是否仍然可行。

正如之前提到的几个病例，通过系统地研究与病理性夸大自我相关的移情，可以逐渐揭开病理性自我结构的自我和客体表征的面纱。一位女性病人出现了恶性自恋综合征，长期表现为欺骗性社交行为、剥削性关系、偏执反应、好出风头和性滥交。她童年时曾遭受过近亲的性虐待，与母亲的关系极度矛盾和共生，父亲对她极具诱惑力，但与她关系疏远。在分析过程中，她的移情逐渐从对分析师傲慢、冷漠的要求和贬低，转变为每当她感到分析师在帮助她时就会产生强烈的负性治疗反应。在她每周四次的分析中，这些因治疗而感觉更糟的情况持续了几个星期，起初似乎反映了她对分析师帮助她的能力的无意识嫉羡。然而，渐渐地，这些症状反映出病人越来越多的偏执恐惧，即她认为分析师之所以帮助她是出于一种诱惑意图，这代表了她对童年性虐待者的投射性认同。这也反映了病人对自己的诱惑和淫乱行为的投射。后来，由于对一个无法得到、戏弄和吝啬的母亲的依赖，她出现了严重的攻击性冲突。她在处理金钱上越来越不负责任，拖欠治疗费用，这与她在治疗过程中遇到挫折而产生的怨恨性抑郁有关，这就在移情中形成了一个饥饿的婴儿和一个吝啬的母亲之间的关系，并产生了相应的角色反转。现在，吝啬、施虐的母亲的表征反映了病理性夸大的另一种模式，最初表现为她对与她有关系的男人的戏弄和吝啬行为。在治疗的这一阶段，她第一次产生了负罪感和抑郁反应，这是因为她意识到了移情中的欺骗行为，即通过撒谎和隐瞒重要信息来保持对分析师的虚幻优越感。所有这些移情发展都可以在她与男性的混乱关系中逐渐得到探索，从而使她的爱情关系更加稳定和深化。最终，她的性格结构发生了非常深刻的变化，获得令人满意、稳定的爱情关系的能力趋于正常，她的职业功能和社会生活也得到了有效的改善。

虽然这名病人在社会交往中长期表现出的不诚实和在财务问题上的不负责任是微妙和相对轻微的，并没有对他人或自己构成重大的客观危险，但情况并非总是如此。许多有严重反社会行为或被动剥削或攻击行为的自恋病人确实可能威胁到他人、整个社会和他们自己。只要病人的行为似乎对其生理、心理或法律生存构成威胁，就可能需要明确的限制作为治疗条件。在某些情况下，可能有必要从外部来源获取确凿的信息，当然要征得病人的同意。例如，长期欺骗、对性伴侣或其他家庭成员实施暴力行为而又不告诉治疗师的病人，或参与偷窃、贩毒或其他严重违法行为，对自己或他人构成严重威胁，但又对治疗师隐瞒的病人，都可能需要这种干预。这种安排可能仅限于治疗的早期阶段。针对此类严重病例的TFP技术方法包括设置适当的限制、提供外部信息来源、就所有与第三方的牵连与病人进行坦诚沟通，以及在治疗师暂时放弃技术性中立立场的情况下（如果情况需要治疗师采取更积极的干预措施）对移情含义的持续诠释。

对于酗酒、吸毒或严重进食障碍等严重的继发性并发症，我们发现，如果不首先控制这些治疗的障碍，精神分析或TFP是不会有效的。根据并发症的性质、病人的病理程度以及并发症带来的实际危险，需要用其他方法来实施干预。

作为一般规则，酒精或药物滥用，而不是依赖，可以作为一种并发症被容忍，可以在普通的治疗环境中处理。相比之下，明确的依赖需要在精神分析性心理治疗或精神分析开始之前进行戒毒和康复治疗，或者治疗时间与康复计划的开始时间相吻合，以便治疗团队和心理治疗师之间进行坦诚的交流。定期参加12步计划或与进食障碍专家持续合作等辅助性安排，都是设定治疗合同的总体策略的一部分，可以让治疗师腾出时间专注于探索病人的客体关系世界。同样，如果主要问题是欺骗，但在治疗之外没有威胁到病人及其社会心理环境的慢性行为，那么普通的治疗安排和治疗师在治疗早期处理精神病态移情的准备通常就足够了。

结语

我试图概述自恋性人格障碍在临床上的不同表现形式，从功能相对最佳、有组织的病理性自恋形式，到退行最严重、可能对病人的社会心理和身体生存造成最大威胁的病理性自恋形式，这些概述可能会对我们目前的临床理解和治疗方法有所帮助。

我认为本章所体现的治疗自恋病理的一般方法非常接近克莱因理论，尤其是Herbert Rosenfeld（1987）、John Steiner（1993）、Ronald Britton（2004）和Wilfred Bion（1967）对自恋人格研究的贡献以及André Green（1993a, 1993b）多年来在临床和理论方面的贡献，他提出了死亡自恋的概念、消极心理学以及作为严重自恋病理表现的去客体化。我本人对自恋性人格（尤其是功能处于边缘水平的最严重病例）的技术方法所做的贡献，代表了这种治疗方法的一个重要方面，也代表了TFP作为严重人格障碍的一般治疗方法所产生的技术启示（Kernberg, 1984, 2004, 2007）。在这一通用技术方法中，我认为对严重自恋病理病人以及一般边缘人格组织病人的治疗，应从治疗一开始就采取诠释性分析的立场。在最严重的病例中，对移情中原始无意识二元关系的角色反转（alternation）进行早期分析，有助于对他们进行精神分析治疗。这种特殊的技术方法能够促进病人的心智化，是处理严重移情时的一个重要技术（Kernberg, 2012）。总之，我提出的方法反映了精神分析病理学理论和技术在广泛的病人中的应用，并通过对一种特定类型的精神分析性心理治疗的扩展，拓宽了经典精神分析的治疗范围。

参考文献

Bion WR: On arrogance, in Second Thoughts: Selected Papers on Psychoanalysis. New York, Basic Books, 1967, pp 86–92

Britton R: Subjectivity, objectivity, and triangular space. Psychoanal Q 73(1):47–61, 2004 14750465

Clarkin JF, Yeomans FE, Kernberg OF: Psychotherapy for Borderline Personality: Focusing on Object Relations. Washington, DC, American Psychiatric Publishing, 2006

Green A: On Private Madness. Madison, CT, International Universities Press, 1993a

Green A: Le Travail du Négatif. Paris, Les Éditions de Minuit, 1993b

Green A: Pourquoi les Pulsions de Destruction ou de Mort? Paris, Éditions du Panama, 2007

Green A: Illusions et Désillusions du Travail Psychoanalytique. Paris, Odile Jacob, 2010

Grinberg L: Countertransference and projective counteridentification. Contemp Psychoanal 15:226–247, 1979

Hare RD, Hart SD, Harpur TJ: Psychopathy and the DSM-IV criteria for antisocial personality disorder. J Abnorm Psychol 100(3):391–398, 1991 1918618

Kernberg OF: Technical aspects in the psychoanalytic treatment of narcissistic personalities, in Severe Personality Disorders: Psychotherapeutic Strategies. New Haven, CT, Yale University Press, 1984, pp 197–209

Kernberg OF: Aggressivity, Narcissism, and Self-Destructiveness in the Psychotherapeutic Relationship. New Haven, CT, Yale University Press, 2004

Kernberg OF: The almost untreatable narcissistic patient. J Am Psychoanal Assoc 55(2):503–539, 2007 17601104

Kernberg O: The concept of the death drive: a clinical perspective. Int J Psychoanal 90(5):1009–1023, 2009 19821849

Kernberg OF: Mentalization, mindfulness, insight, empathy, and interpretation, in The Inseparable Nature of Love and Aggression: Clinical and Theoretical Perspectives. Washington, DC, American Psychiatric Publishing, 2012, pp 57–79

Kernberg OF, Yeomans FE, Clarkin JF, et al: Transference focused psychother-
apy: overview and update. Int J Psychoanal 89(3):601–620, 2008 18558958

Rosenfeld H: Impasse and Interpretation: Therapeutic and Anti-Therapeutic
Factors in the Psychoanalytic Treatment of Psychotic, Borderline, and Neu-
rotic Patients. London, Tavistock, 1987

Steiner J: Psychic Retreats: Pathological Organizations in Psychotic, Neurotic,
and Borderline Patients. London, Routledge, 1993

Steiner J: A personal view of Rosenfeld's contribution to clinical psychoanaly-
sis, in Rosenfeld in Retrospect: Essays on His Clinical Influence. London,
Routledge, 2008, pp 58–84

Stone MH: Abnormalities of Personality. New York, WW Norton, 1993

严重人格障碍的治疗：
攻击性的解决与爱的修复

第 10 章
自由联想扭曲中的自恋防御及其潜在焦虑 [1]

在本章中，我研究了自恋性人格障碍病人在自由联想上的扭曲特征。我提出，在对这些病人进行分析治疗的早期和中期阶段，典型的自恋性移情发展占主导地位，这反映在自由联想的扭曲上，并提出了针对这些扭曲的技术干预措施。

在接受标准精神分析或TFP治疗的自恋性人格病人中，一个常见的现象是他们在进行自由联想时总是遇到困难。他们可能会表现出一种特殊的联想，这种联想反映出他们对脑海中出现的事物不断进行批判性评价，而不是对未知或不理解的事物，或者对可能出现的意想不到、令人惊讶的新想法充满好奇。他们普遍表现出一种对所想到的东西进行智力猜测的现象，这使得他们的联想具有一种强迫特征。虽然他们看起来比强迫症病人能更自由地做出强烈的情感反应，但他们对自己感受的事不关己、不加思索的断言也表明，他们在探索头脑中的未知事物时遇到了很大的困难。

当分析师提请这些病人注意他们在自由联想过程中明显产生的奇特想法、行为反应或问题时，他们的反应会以智力猜测、理论思索或对分析师意图的反思的形式出现。简而言之，他们对自己头脑中出现的东西或对分析师的诠释性干预的反应进行了持续的自我监督。

这就是我想探讨的自由联想问题的本质，它尤其影响到"厚脸皮"自恋性病人（见第9章），也包括那些在广泛的自恋性人格障碍中病理程度相对较轻的病人（Kernberg, 2014）。

在早期的研究（Kernberg, 2007）中，我强调了自恋病人的主要防御行动，旨在保护病人不对分析师产生任何真正的依赖，这是病人病理性夸大自我被激活

① 本章最初发表为 Kernberg OF: Narcissistic Defenses in the Distortion of Free Association and Their Underlying Anxieties. *The Psychoanalytic Quarterly* 84(3):625-642, 2015. 版权所有 © 2015 Wiley-Blackwell. 经许可改编。

的最重要表现。在最近的一篇文章（Kernberg, 2014）中，我将自己的整体方法与其他作者的方法进行了比较。对分析师的真正依赖意味着承认分析师为病人提供心理理解和帮助的能力的重要性。同样的道理，这也会引起难以忍受的嫉羡和怨恨，以及低人一等和屈辱的感觉。因此，病人在进行自由联想时，似乎是在分析师面前自言自语，或者是为了影响分析师而与分析师交谈。因此，分析师的反移情就好像是自己一个人在房间里，痛苦地与病人缺乏接触或有意义的互动，通常，这可能会让分析师产生厌倦感，并长期受到分心的诱惑。虽然这种发展在所有类型的自恋性人格中都存在，但在"厚脸皮"自恋性人格的病例中，这种发展在较长一段时间内最为明显（Rosenfeld, 1987）。

这种对真实依赖的防御性回避经常与一种补充性的防御——全能控制相配合，后者指的是病人有意识地影响和控制分析师，以避免自卑感的出现（这种自卑感来自承认分析师所说内容是新颖或重要的）和分析师的完全贬值（由于病人轻蔑的自大感的激活）。如果分析师被完全贬低，病人就不可能得到任何帮助，也不可能从治疗中得到任何有用的结果；然而，如果分析师说了一些有用的东西，这也是不能容忍的，会带来不可避免的怨恨。

这两种互相补充的行动——拒绝依赖和全能控制——可能会以多种方式演变，表现为对自由联想过程的影响，而不是表现在会谈内容中具体出现的幻想或其他材料上。在本章中，我想重点讨论的是这些防御操作对自由联想的影响。

治疗师在向病人解释自由联想的基本规则时，会给出一些指导，包括请他尝试以任何形式（如想法、幻想、观察、关系、恐惧、梦、记忆）说出想到的任何东西，而不要试图以任何方式对这些内容进行组织。我们会指导病人尝试用语言表达自己脑海中的所思所想，不管它看起来是容易还是困难，是值得骄傲还是羞耻的事情，是重要的还是微不足道的事情，等等。我们通常会告诉病人，这在一开始可能会很困难，但可以逐渐学会，分析师会尝试在这方面帮助病人。自恋病人经常以一种有组织的方式表达他们想到的东西，这与强迫症病人的典型表现类似，但自恋病人可能会"学会"用一些词语、想法、感受或问题来打散这种有组织的交流，这些词语、想法、感受或问题传递出一种自发性，让人感觉并非特意控制，但随后又会有序地表达他们最初想要表达的东西。

病人典型的对评论的"组织"，可能包括：他们会列举想要表达的内容或评论，或者他们会说"我稍后会澄清"。这带来的结果是，某些主题以一个清晰有序的序列被反复激活，病人聚焦于从不同角度思考这些材料，作为其自我分析的一部分。整个序列产生了一种"模仿的自发性"，这使得分析师很难察觉到，除了病人对该过程的控制之外，还有什么是与情感相关的。

有些病人担心他们想到的东西是否有用，并反复询问分析师是否理解。在整个治疗过程中，他们可能会怀疑这将会是一次"好"或"坏"的治疗，或者在治疗开始时说这样的话。病人在自由联想的同时，还要不断评估他们现在想到的东西在多大程度上能促进分析过程。

病人对分析师诠释性评论的反应可能会表现出一些典型的重复特征。病人似乎在深思熟虑地思考分析师所说的话，并可能重复这些话，以确保自己理解正确，从而能够"处理"这些话。病人可能会经常表示同意或不同意分析师所说的话，或要求进一步澄清。但他们似乎缺少对分析师所说内容的情绪反应的自发表达。病人给人的印象是一个专注而感兴趣的对话参与者，而不是努力去体验自己身上的新东西。分析师通常需要一些时间才能意识到，病人是在用这种微妙的方式保护自己，使自己免受分析师所说内容带来的意想不到的情感影响。自恋病人很难理解，分析师的诠释是一种假设，只有当它们激发了病人对它们的情感反应时，才能证明它们的对错。相反，病人会把它们当作一种理论或神谕（oracles）。

有时，分析师可能会感觉出现了一些重要的突破或改变，病人会出乎意料地理解一些事情，从而对某个问题有了新的认识。然而，这种新的情感理解在随后的几天或几周内消失得无影无踪。这种发展可能是病人的一种负性治疗反应，或者是一种无意识的贬低，甚至可能反映出病人对分析师所说内容的一种无声的、有意识的拒绝（dismissal）。然而，当分析师因为这件事与后来的治疗材料相吻合而回到这件事时，以及当分析师想知道病人是否还记得在过去的治疗中发生了什么时，病人的反应让人印象深刻。通常，病人会回答"是的，当然记得"，并几乎逐字逐句地重复互动内容，说自己记得非常清楚，事实上，其中涉及的问题已经以不同的方式讨论过无数次了，言下之意是他已经听过了，记得很清楚，因此没有什么可说的了。这一连串的事件清楚地表明，病人从智力上"学习"了这些诠释，但并没有真正受到触动。病人在吸收新知识的过程中贬低了它的价值。

在这种模式之下，隐藏着病人的全能控制，以及避免对分析师产生任何真正情感依赖的防御操作，同时病人也在不断地监控着自己的自由联想和分析师的评论，以发展他自己对会谈进展的分析性理解。在这一点上，最有帮助的可能是提请病人注意，"或许仅仅倾听分析师所说的话，对病人来说有某种风险"，治疗师可以提出一个开放性的问题，即"分析师所说的话让病人产生了什么感觉？"分析师的干预是否只是为了增强自己的优越感，使病人失望，或者是否会强化病人对分析师的恐惧？我们可以向病人指出，他经常担心分析师的评论是"好"还是"坏"，是"正确"还是"不正确"，这些评论是否意味着分析师是接受或拒绝病人？在其他情况下，如果指出病人对分析师的评论缺乏自发性的反应，可能会有助于关注病人对分析师的偏执态度。

病人话语中"填充"主题的发展，也可能提醒分析师注意他们自由联想的潜在困难。病人一次又一次地回到相同的主题——例如，详细提及他的职业技术方面，或他需要在家里完成的某些特定工作项目，以及类似的重复内容——而不提及任何人际交往。这不同于对生活中的主要矛盾的重复叙述，后者即使表面上是重复的，通常也隐含着生动的移情含义。因此，病人对例如园艺中的各种具体工作等内容的重复讨论，可以起到保护作用，避免新材料不受控制地出现。有一个病人反复地谈到他的研究的技术细节，而这个领域是分析师完全不懂的。最终，我们发现他这种明显的强迫性关注是为了维护他对分析师的优越感。

病人在报告情感反应或冲突时，可能会挪用分析师的语言或理论，这样，分析师的诠释可能会被纳入病人的话语中，而不反映任何真实的情感性的学习。很明显，分析师应该尝试用具体、普通的语言进行交谈，而不是引入反映自己理论的专业术语。然而，即使用非常简单的语言表达诠释性评论，分析师潜在的理论取向也可能被病人清楚地感知，并反映在他的联想内容中。在同侪督导中，病人话语中的这种发展可能会使督导小组成员产生对分析师理论偏好的有趣认同。

在不断学习的过程中，自恋病人不断努力监测、吸收和储存分析师的评论，这也反映出自恋病人需要的是被崇拜，而不是任何真正的爱或依赖关系。关于分析师对自己的兴趣，病人怎么看？分析师是否欣赏病人的交流并为之感动？分析师是厌倦、疏远、漠不关心，还是愤怒、怨恨、轻视和有争议？病人可能会把自己病理性夸大投射到分析师身上，包括认为分析师需要从病人那里得到肯定，以及分析师有一种毁灭性的敌意或羞辱性的蔑视。与此同时，病人无法建立起对分析师人格方面的意识觉察，而这些方面通常会在长期的治疗关系中体现出来，比如分析师的关心、同情和兴趣，以及分析师对病人需求的情感敏感性。自恋病人可能无法做到这一切。在病理性夸大自我的支配下，病人只能评估分析师的行为对自己的影响，而不能对分析师作为一个人产生真正的兴趣，这种兴趣会随着依赖关系的发展而增长和发展，并对他自己从分析师那里得到的东西产生欣赏和感激。同样的道理，病人也无法相信分析师对自己的真正兴趣和关心。

当然，这种与分析师的人格产生共鸣的困难同样表现在病人与其生活中所有其他人的关系上。这导致了病人对其生活中重要他人的刻板描述，这在漫长的分析过程中会持续存在。典型的情况是，这些病人对自己的家庭和自己的过去持有固定、僵化的看法，对重要他人的愿望、经历和动机缺乏好奇心或反思，令人印象深刻。这就向分析师传达了这些病人在所有人际关系中都必须面对的痛苦的空虚体验，而夸大、优越和自给自足的幻想则提供了一种虚幻的保护。病人生活的刻板图景与病人自由联想中僵化的认知控制相结合，传递出一种只有通过分析其在移情中的复制才能看到的枯燥情感体验。"病人在没有控制保障的情况下，会对倾听分析师的评论感到恐惧"，对这一事实的分析可以揭示出病人在倾听他人时的困难，以及由此导致的对交流的忽视或误解，病人也存在一种情感上的忽视，源自于潜在的偏执立场（paranoid stance），这种偏执立场是为了保护病人的病理性夸大自我免受威胁。

在这种情况下，病人会讲述自己辉煌、奔放、兴奋、强烈的体验，这些体验可能具有戏剧性或令人振奋的特质。在这些讲述中，病人感觉自己是众人瞩目的焦点，这些报告具有一种浮夸的特质，可以让病人感到安心，并给分析师留下深刻印象，但这些报告也具有一种奇怪的空洞特征。病人可能会热情洋溢地传达一种体验，但这种体验在某些情感关系中并没有留下持久的痕迹，而且在分析师的反移情方面，尽管分析师努力共情病人，但还是会对病人冷淡或不感兴趣。然而，自恋病人可能会在这种亢奋的体验中找到逃离空虚的方法，他们也会通过不寻常的性关系、药物引起的情绪状态或危险的运动，来实现这一目的。

通过反复描述互动所传达的毫无生气的沟通质量，随着时间的推移很少或没有变化，而病人对分析师的评论的反应强化了这一点，病人的反应表明，现在所提到的似乎是以前讨论过的内容的翻版，但病人不会提及分析师在以前对相同材料的讨论中所做的贡献。就好像以前从未讨论过这些或类似的问题。当分析师对这一事实提出面质时，病人可能会产生被攻击的感觉，或者相反，病人表示同意分析师的观点，暗示病人所表达的正是之前讨论中达成的理解。病人可能会自然而然地宣称是后者，这可能与交流的另一个方面相吻合，反映出病人对人际互动的全能控制。一些自恋病人容易重复使用半自动语句，如"如你所知"、"我们以前讨论过"或"我们以前见过"，这意味着他在确认自己的观点或对某一体验的诠释方面，与分析师进行了和谐的合作。从本质上讲，病人会一成不变地重复之前已经深入探讨过的体验，这表达了他们十分强调要保持自己的独立性，不受分析师的干扰。

病人经常会在长篇大论地叙述了自己希望向分析师传达的内容之后，无意识地表示要以某种特定的方式影响分析师，这时病人可能会保持沉默，然后说："我该说的都说了，现在轮到你了。"这种说法也许比其他任何东西都更能反映出自由联想的微妙转变，也就是说它变成了病人和分析师各自的思维轮换交流，或者说，病人在暗示分析师，现在分析师的任务是理解病人所说的话，并添加一些新的东西。有时病人会直接向精神分析师询问是否同意病人所说的内容，这些问题会不时扰乱病人的自由联想，这里的移情含义是，病人在向自己保证分析师没有不同意或隐含的批评，也没有任何负面反应，因为这可能会对病人产生威胁性影响。或者，病人想知道，分析师所说的内容中是否有病人尚未了解的新东西，这可能令病人感到被羞辱。

很明显，这些保持控制以防御依赖，或抵御来自分析师的真正影响的努力，影响了自恋病人的长期移情发展，因为他们会表现出这些防御措施的强烈结合。分析师对病人的投入可能会受到影响，因为病人无意识地破坏了来自分析师的东西，分析师也长期缺乏与病人的真实连接。

在这种情况下，强烈的负性移情可能以多种形式呈现出来。有一位分析师虽然临床经验有限，但非常了解病人，她发现自己经常以一种报复性的享受，将自己满意的爱情生活与病人空虚的性剥削作比较。她似乎从这种比较中获得了一种特殊的满足感，分析师清楚地认识到这是她自己的敌意、怨恨情绪的一种反移情表达。

病人交流中人为的、被操纵的特征往往会唤起一种无意义的琐碎感和单调感，并可能让分析师感到无聊，这就要求分析师持续关注互动中微妙的、短暂的变化，这些变化可能会在分析师的干预下而变得明显。如前所述，病人可能认为分析师的评论宣示了分析师对病人的优越感和支配力，或者是一种敌意冷漠的表达。在另一些时候，病人可能会认为分析师无知、无能或无助，病人有一种优越的安全感，但随后这种安全感又变成了担心，病人担心自己在浪费时间，因为治疗毫无用处。

指出病人在与分析师的关系中，在胜利的优越感和屈辱的自卑感之间的这种快速、起初相对微妙但逐渐明显的摇摆，可能会帮助病人意识到，当他的全能性得不到确认时，他会将病理性夸大自我投射出去，并认同自我中被贬低的方面。这是探索自恋移情的重要一步。它打开了病人的意识，让他意识到，自己对分析师的实际态度是完全不了解的，病人也意识到自己的深刻信念，即认为分析师在根本上也是漠不关心的，无法抱有期待，这从而证实了病人在世界上是孤独的。

在治疗的中期阶段，病人对分析师与自己的关系产生了浓厚的兴趣，这可能会澄清病人对过去致病经历的相应认同，即父母形象的某些方面被逐渐归因于分析师，这些方面反映了病人与父母伴侣之间冲突的根源以及父母的权力。同样的道理，病人现在也会活现出对这些父母形象的认同，同时将其相应的自我体验投射到分析师身上。在反移情中，治疗师在会谈中一度能够相对安静地关注病人体验的发展，可能接着会突然感觉到一种对真实情感体验的开放，与病人的内在关系得到有活力的强化。但是，这种关系的发展可能会因为随后病人不屑一顾的表达，而被近乎粗暴地瓦解。在长期持续努力深化移情分析的背景下，数月的希望和偶尔的情感亲密体验可能会再次转变为令人失望的疏离（disengagement），分析师面临着新一轮的空洞琐事，这些琐碎充斥着整个会谈。在这里，Lucy LaFarge（2015）所描述的反移情中的失望、幻灭和绝望的动力可能会出现。

此时，病人无法感觉自己在一段关系中被他人爱着的缺陷，可能成为一个重要的问题：病人可能会觉得，分析师对自己的积极兴趣和投入都是源于病人的诱惑和分析师的软弱与天真，因此，病人对分析师轻蔑的贬低是合理的。病人无意识地试图激怒分析师，引发分析师相应的指向病人的反贬低（counter-disqualification），这可能会使得病人再次确认分析师是不值得信任的，以及分析师对病人的情感投入是毫无价值的。对这一问题的澄清，可能会凸显出病人对分析师爱的能力的无意识嫉羡，这与病人对早期生活中那些可能成为普通和值得信赖的爱和投入来源的人的无意识嫉羡和怨恨是一致的。

自恋病人通常无法对爱他们的伴侣做出情感投入，这在移情中的这些复杂动力中得到了反映，在修通这些议题的过程中，突出这些动力对于改变他们这一根本病理方面是至关重要的。恰恰是在这个时刻，分析师对病人的情感投入已经证明了他深深地希望理解和帮助病人，分析师对于病人表现出的傲慢和一贯贬低的容忍，对于避免掉入因病人的蔑视而反应性贬低病人的陷阱，是至关重要的。简而言之，病人拒绝分析师对他的强烈投入，以及导致病人在情感上与分析师拉开距离的夸大方式，可能是病人那些隐藏的、能够承认分析师真正兴趣的时刻（病人无法忍受这些时刻）能够呈现出来的一个关键前提。反移情中的厌倦可能是一种防御性烟雾弹，用来抵御对病人的怨恨，因为病人努力破坏分析师对他的兴趣和投入。

有时，我发现与病人分享我的想法很有帮助，这些想法是关于病人在与我的关系中发生了什么，或者我认为病人在与其他人的关系中可能发生了什么，作为移情中的嫉羡贬低的一种置换（displacement）的表达。我可能会把这些想法传达给病人，尽管我很确定这些想法会被贬低，或以一种破坏性的方式被理智化吸收。这样做时，我把病人"当作"一个"正常人"来对待，假设他会有兴趣听我说话，并思考我说的话的含义。然而，我也会坦然预期我说的内容即将被贬低。我说的话可能是对的，也可能是错的，但这只会通过病人的反应显现出来：如果我说的话被认真对待，这至少会反映出病人暂时意识到了我对他的关心。

病人可能会出乎我的意料，对我所说的话做出反应，而没有立即对其进行"分析"，也没有对其做有用或无用的定性，他现在可能会向我传达一种情感反应。这表明了我们对自由联想所抱有的"正常"态度，也表明我对病人的悲观评价是错误的。更常见的情况是，病人确实会以上述不合格的方式做出反应。这时，我会把这诠释为病人在避免反思我刚才所说的话，而且在评估我的评论是否有新意，从而确认我的优越或无用。

作为主导的自恋移情得到修通的一种表现，病人依赖分析师的能力会增强。现在，病人可能会对周末或其他长时间的分离产生反应。这些反应可能主要是偏执性的，但同时病人也可能开始意识到自己的攻击性、贬低行为是一个需要检查的议题。这带来了一些希望，即病人产生了潜在的对分析师的担忧。有时，病人可能会挑衅性地坚持认为一切都没有改变，说自己比以前更糟糕了，并炫耀旧症状的重复，以此证明分析师无能，同时，他们也开始意识到，这种反复挑衅的目的是测试分析师在多大程度上还能为他所用，还没有放弃自己。病人担心自己让治疗师筋疲力尽，可能是他们对依赖关系的担忧和容忍的另一种表达。

自然，与此平行的，病人在生活中与他人关系中的行为可能进一步证明，病人爱的能力发生了变化，对他人内心发生的事情产生了真正的兴趣，病人开始关心自己带给他人的反应。病人开始想象分析师有什么样的体验，这一发展可能反映了移情中特定客体关系激活的加深，这与夸大自我和被贬低的自我之间长期的固定关系形成了鲜明对比。对梦的分析将呈现一个更广阔、更深刻的联想空间，在梦的显性内容和潜在内容之间产生了一个新的、辩证性的张力维度，而这是早期分析阶段所不具备的，在早期分析阶段，病人对梦的元素的联想仅仅是对其体验的理智化诠释的一个新版本。

抑郁心位的实现——病人能够意识到，对其客体的强烈憎恨和怨恨阻碍了病人感知自己在生活中得到的有价值的爱的关系，以及如果病人没有如此怨恨地嫉妒那些爱他的人的能力，病人本可以从他们那里获得一些东西——可能会成为一种非常痛苦的体验。对潜在良好关系的拒绝和浪费、对自己错待那些爱他的人的哀悼，以及对时间流逝的认识，都表明了病人对抑郁心位的容忍。由于病人越来越能忍受对自己的思想和情感的探索，他现在开始意识到其他人的情感和意图，并对其产生兴趣。对那些爱他的人的攻击所产生的负罪感，现在越来越多地激发了病人修复人际关系和挽救好客体的冲动，而且可能会发展出一种对生活中的好客体心存感激的新能力。

自恋病理治疗的成功或失败，可以从这些病人的爱的能力、致力于丰富生活的兴趣和投入（如果这些兴趣和投入不受限于他们自恋性的自我肯定或夸大）以及认同超越自身存在的价值体系的能力中，得到最清晰的评估。关于病人在多大程度上能够实现这些发展，我们一直在研究康奈尔大学威尔医学院人格障碍研究所教师的案例材料。治疗结果的范围清楚地表明，这些病人的治疗体验在性质上存在差异，这可能因为他们的人格和生活状况不同，从而对治疗产生了影响，这仍有待澄清。至少可以这样说，如果病人在生命的最初一年至少与父母有一段稳定的关系，这种关系提供了持续的爱、关心和关注，那么这似乎是一个重要的预后积极指标。如果病人一生中对艺术、文学或科学的情感价值有一定的理解和享受；他的价值体系不是以个人胜利为中心，也不是以合理化的仇恨体系为基础；在某个时期，他有一个不必被贬低和拒绝的爱的客体，这些似乎都是重要的积极特征。有时，病人表现出希望被照顾的愿望，以及获得了被分析师照顾的体验，同时分析师并没有表现出他的优越感，也没有对病人提出任何要求，这可能表明病人有潜在的依赖的能力，这种潜力与严重的破坏性倾向相分离，可能意味着极度孤独的病人也有积极的预后。最后，当病人获得爱的能力的同时，不认为爱会使人感觉软弱或自卑，也不会因为爱可能得不到回应而痛苦，并影响基本的自尊，这表明在正常的自恋发展的背景下，病理性自恋实现了一种朝向正常的客体关系能力的转变。

关于这些病人的自由联想，最重要的问题或许是分析师需要认识到，病人的自由联想能力已经被自恋病理所扭曲，因此分析师无法通过建议病人对那些表面上的重要议题展开联想，来加深对重要情感材料的认识。在治疗中自由联想的深层功能出现之前，分析师必须系统地澄清和修通移情的性质。这种极端的自恋案例说明，更重要的是分析关系的过程，而非那些被压抑的内容，同时，分析师也要留意的是，一旦在移情中发展出更正常的客体关系，这些内容最终会出现。

简而言之，所有对病理性夸大自我的探索的防御，特别是对依赖移情关系发展的防御，都是为了保护病人免受病理性夸大自我与移情关系中被投射出去的自我贬低方面之间的潜在冲突而引发的焦虑。从本质上讲，这是一个自大、自给自足、傲慢、贬低的全能自我表征与一个被投射出去的、贬低、贬值、无能的自我方面之间的冲突——本质上讲，这两者都反映了在早期攻击性冲突支配下原始的内化客体关系的浓缩。

通过扭曲自由联想进行的防御，并不是保护病人免于在移情中激活这些冲突的唯一手段。这些冲突在额外移情关系中的分裂的付诸行动，以及这些冲突在病人会谈中产生的幻想材料中的微妙表达，还有梦和躯体化，都可能反映出这些问题的更深层次的方面，而这些方面并没有到达病人的前意识和意识觉察。

对所有这些防御进行的系统分析，往往会激活病人强烈的负面情绪，包括非特异性焦虑、偏执性恐惧、被羞辱和羞耻的体验，最后，当病人认识到自己所参与的这些移情发展的性质时，就会出现真正的内疚和担忧情绪。

移情中出现的焦虑的性质，揭示了在移情中病理性自我的激活和对依赖关系的防御在多大程度上得到了修通和解决。首先，在对自恋病人进行分析治疗的早期阶段，占主导地位的通常是偏执性焦虑，这种焦虑与病人将其夸大自我投射到分析师身上有关，即感觉分析师是一个冷酷、刻板、批评性的权威，厌恶和鄙视病人，或者施虐性地挑衅病人。这些早期体验会迅速转变为一种幻想，即病人幻想分析师在试图打压或羞辱自己，认为分析师表面上是面质病人的困难，但背后的真实意图是维护自己的优越感，并享受羞辱病人的过程，因为病人的自卑感证实了分析师的强势地位。病人对这种被羞辱体验的防御，可能会在相当长的一段时间内主导分析情境，同时病人也会采取防御性的努力来忽视和贬低分析师的干预。从表面上看，对被羞辱的恐惧和自由联想扭曲的反应性增强（reactive reinforcement）在此时可能占主导地位。

随着治疗的进展，病人能够意识到自己的部分幻想和行为反映了夸大自我的重要性和优越性的议题，羞耻感可能会取代被羞辱和被贬低的感觉。病人可能会开始意识到，他努力宣扬自己的优越性，是试图保护自己免受竞争对手的嫉羡，因为他们会威胁到病人自己所幻想的伟大。病人在移情中围绕嫉羡的激烈冲突被激活，通常一开始会转移到移情外的客体上——病人对承认自己对分析师的嫉羡有强烈的阻抗——这可能会主导治疗情境。当病人开始意识到，他的夸大幻想和愿望的不现实性是如何对自己的日常生活产生负面影响，造成长期痛苦和失败时，羞耻感可能会变得令病人十分痛苦。

羞耻感作为一种正常的、相当普遍的早期体验，与幼儿逐渐意识到一些自发的、天真的兴趣习惯和行为——尤其是某些表演和自我肯定的行为——可能会遭到他所爱的人的拒绝和强烈压制有关。这包括早期喜欢口含"脏东西"，肛门游戏和排泄的享受，以及后来的婴儿期手淫和多种形式的性冲动。对这些行为的批评和拒绝，会导致理想客体所喜爱的自我理想表征与被可耻地贬低和批评的自我（认识到这种新的、意想不到的现实与自我的理想表征之间的差异）之间的冲突（Lansky, 1994; Wurmser, 1981, 2004）。在这种情况下，羞耻感是一种早期情绪，在与婴儿期客体的负面情绪互动中被激活，这使得儿童要做出强大的努力，以不辜负自我理想中新纳入的批判性方面。在一般情况下，羞耻感会逐渐被对不可接受的行为产生的负罪感所取代。这包括，儿童痛苦地认识到自己在维护与自我理想和理想客体的关系方面做得不够，认识到在与重要他人的正常矛盾关系中不可接受的性冲动和攻击性冲动。负罪感的发展反映了超我和自我理想的禁止性方面的整合，是超我整合的体现，也是正常身份认同发展中自我整合的一个关键方面。

羞耻感通常具有一种特殊的、专门的功能，以保护婴儿性欲和性活动的隐私和秘密，这是对父母伴侣秘密生活的婴儿期反应和复制。这种隐秘的内部性生活会增强性冲动的强度，使其后来能够与现实中的客体建立亲密的性关系，即亲密性接触中令人兴奋的"无耻"（Kernberg, 1995）。

然而，在自恋人格中，羞耻感作为理想自我与现实自我之间差异的一种表现形式，具有特别重要的功能。在这里，病理性夸大自我与对情感现实的逐渐接受之间的差异越来越大，以前被否认、被投射和不可接受的自我方面发展出一种完全理想化性质，这能够用来保护病理性夸大自我。因此，在对自恋人格的精神分析的早期和中期阶段或TFP治疗中，羞耻感可能会变得普遍，并逐渐取代被羞辱的感觉，成为介于早期的偏执性焦虑和开始有能力忍受内疚、担忧、抑郁性焦虑和防御之间的一个中间阶段。简而言之，羞耻感介于偏执性恐惧和痛苦的羞辱感，与对自身攻击性冲动的认识和内疚之间。

显然，考虑到分析治疗的前进和倒退时刻，这些顺序在个案中并不那么清晰，而且这些影响可能以组合或明显相反的顺序出现。然而，将它们区分开来，有助于更清楚地了解移情中病理性夸大自我的修通性质，以及"夸大自我-被贬低自我"关系逐渐转变为更具体的客体关系的过程，而后者正是边缘人格组织一般移情发展的特征。此时，治疗师便可以开始揭示病人内化客体关系的历史，这种客体关系的冲突性和创伤性在病人的生命早期带来了压力，导致了病理性夸大自我的形成。

参考文献

Kernberg OF: Love Relations: Normality and Pathology. New Haven, CT, Yale University Press, 1995

Kernberg OF: The almost untreatable narcissistic patient. J Am Psychoanal Assoc 55(2):503–539, 2007 17601104

Kernberg OF: An overview of the treatment of severe narcissistic pathology. Int J Psychoanal 95(5):865–888, 2014 24902768

LaFarge L: Disappointment, disillusionment, and despair in the analytic situation. Presentation at the Midwinter Meeting of the American Psychoanalytic Association, January 2015

Lansky MR: Shame: contemporary psychoanalytic perspectives. J Am Acad Psychoanal 22(3):433–441, discussion 443–448, 1994 7844020

Rosenfeld H: Impasse and Interpretation: Therapeutic and Anti-Therapeutic Factors in the Psychoanalytic Treatment of Psychotic, Borderline, and Neurotic Patients. London, Tavistock, 1987

Wurmser L: The Mask of Shame. Baltimore, MD, Johns Hopkins University Press, 1981

Wurmser L: Superego revisited. Psychoanal Inquiry 24:183–205, 2004

严重人格障碍的治疗：
攻击性的解决与爱的修复

第11章
反社会行为的鉴别诊断—— 一个临床方法^①

① 本章最初发表为 Kernberg OF:Differenzialdiagnose antisozialen verhaltens unter klinischen gesichtspunkten, in *Handbuch der Antisozialen Persönlichkeitsstörungen*.Edited by Dulz B, Briken P, Kerberg OF, et al.Stuttgart, Germany, Schatthauer, 2017, pp 259-270.版权所有© 2017 Schatthauer. 经许可改编。

反社会行为的连续谱

以下是对反社会行为进行鉴别诊断的临床方法，反社会行为是病人精神病理中的一个重要症状。反社会行为可定义为针对他人或整个社会的主动破坏或攻击行为，通常没有负罪感，可分为被动寄生型（如撒谎、偷窃、对金钱不负责任、剥削他人）或攻击型（如毁坏物品、人身攻击、持械抢劫、施虐的性行为、谋杀）。虽然这两种类型的反社会行为可能同时存在，但大多数情况下，病人主要涉及其中一种。进行这种鉴别诊断的实际意义，首先在于评估病人对其直接的社会心理环境和整个社会的危险性，其次在于对治疗预后的影响，我们需要将存在反社会行为或以反社会行为为主的不同病理类型进行严格区分。从反社会行为作为严重人格障碍的一个方面来看，它是心理治疗的两个最重要的负面预后指标之一，另一个指标是疾病的继发性获益的程度和类型。

在下文中，我将简明扼要地描述在这种综合征的鉴别诊断中必须考虑的各种精神病理因素，从最严重和预后最不利的诊断开始，沿着反社会行为占主导地位的性格结构的连续谱，从最严重到最不严重，后者的预后较为乐观。这份清单的实际意义在于，帮助治疗师在进行详细、广泛、全面的精神状态检查时，可以相对容易地进行相应的鉴别诊断评估。

假性精神病态型精神分裂症（pseudopsychopathic schizophrenia）

假性精神病态型精神分裂症这一诊断类别曾在20世纪50年代用于临床，现已废弃不用，但由于精神分裂症的精神药物治疗对这些病人的临床表现产生了影响，因此值得重新关注（Bender, 1959; Durst et al., 1997; Holmesland and Astrup, 1984）。这一称谓最初指的是精神分裂症病人，他们在精神病发作过程中会做出暴力且往往是奇怪的破坏行为，在妄想和幻觉症状的背景下犯下具有怪异特征的谋杀罪。在这种情况下实施的犯罪行为极为严重，性质怪异，因此引起了人们对这一罕见类型病人的关注。

值得注意的是，随着治疗精神分裂症的有效精神药物的出现，这些病人可能会摆脱精神症状，但他们的反社会行为仍然具有攻击性，有时是攻击性和被动寄生性的结合。在这种非精神病状态下，他们似乎具有反社会性人格障碍的典型表现。这些病人通常在专门的精神病医院接受法医司法治疗。临床经验表明，即使精神症状可以通过药物得到控制，这些病人出院后仍会继续其反社会行为，停止用药，最终再次成为精神病病人。如前所述，这些病人属于罕见病例，通常会在专门的精神病治疗机构接受长期住院治疗，在明确和持续的环境控制条件下，他们可能会在这些机构中表现出惊人的适应能力。他们是反社会行为病人中最危险的一类，在对他们进行管理时，保护家庭和社会是最主要的考虑因素。

反社会性人格障碍

反社会性人格障碍是最常见的人格障碍，具有严重的慢性反社会行为，也是对现今所有治疗方法阻抗最强烈的一类。反社会性人格障碍明显表现为上述两大类，即被动-寄生型和攻击型。从 Hervey Cleckley（1941）的《理智的面具》（*The Mask of Sanity*）到 Michael Stone（2009）的《邪恶的解剖》（*The Anatomy of Evil*）等经典著作都对相应的临床特征进行了描述，详细描述了这些病人在广泛的精神病理范围内的类型和严重程度。至于精神变态（psychopathy）这一术语在多大程度上适用于某一特定亚群，如这种精神病理学中最危险、最具攻击性的类型，目前仍存在争议（Coid and Ullrich, 2010）。然而，就目前所有的治疗方法而言，整个反社会性人格障碍谱系的预后都很差。

从临床角度来看，这种综合征有两个主要特征。其一是严重的自恋性人格结构，90%以上的反社会性人格障碍病人都以这种人格结构为主要特征（Hare et al., 1990）。然而，也有一小部分病人的人格特征主要表现为偏执-分裂特征，他们的习惯性行为模式一般比较内向，与大多数反社会性人格病人的外向扩张特征形成鲜明对比。另一方面，除了这些性格特征外，他们还表现出典型的攻击型或被动寄生型的反社会行为。反社会性人格障碍病人的第二个特征是，除了自恋性人格的主要特征，即自大、有权利感和没有情感共情能力（尽管对他人的行为和意图有敏锐的意识和评估）之外，还具有从童年开始的反社会行为史。如果这些病人在童年时期就接触过精神科专业人员，那么他们通常会被诊断为行为障碍。这些病人通常对自己的反社会行为不感到内疚和担忧，尽管他们在临床检查时可能会假装内疚，尤其是在某一反社会行为发生后。

他们与家人、朋友和熟人的关系显然是剥削性的，他们没有能力在与他人的关系中投入真正的情感，如果他们不会从中获得任何好处的话。通常，这种情感上的冷漠和无情甚至会表现在他们对宠物的行为上。有时，这些病人的关系中的剥削性质可能会被表面上假装的兴趣和关心所掩盖，但进一步探究就会发现，这种兴趣和关心是虚假的。他们表现出明显无法忍受焦虑，事实上，通常会引发焦虑的情况可能会引发反社会或敌对行为。这些病人缺乏真正体验悲伤和哀悼的能力。在他们的幸福感或自主性受到严重威胁的情况下，他们可能会发展出强烈的偏执特征，并做出攻击性的努力来逃避任何他们无法控制的情境。

反社会性人格障碍病人如果感到被逼到墙角，可能会表现出自杀的倾向，这也与他们普遍不惧怕疾病或死亡有关。在这种情况下，自恋夸大和全能可能会结合在一起，一旦判断所有的快乐来源都不存在了，他们就会完全不关心自己。这些病人可能会卷入客观存在的危险境地，虽然这些危险会让他们感到兴奋，但也会让他们深深地感到自己是不可战胜的。

鉴于这些描述，这些病人没有恋爱能力，在性关系中也缺乏温柔就不足为奇了。那些攻击型的反社会人格主要通过性行为来表达他们的病态，他们可能会进行危险的施虐的性攻击。

值得注意的是，尽管会带来严重的负面影响，但这些人并不会从经验中吸取教训，他们可能会一而再、再而三地重复失败的行为。同样，他们在策划犯罪行动时也会非常有效，而不会考虑当前行为的长期影响，因为这些影响不可避免地会导致他们的行为被发现或失败。他们给人的印象是，除了眼前的行动之外，他们没有时间观念、未来观念或长远规划。正是由于这种特殊性，那些在计划反社会行动时往往显得非常精明的人，在社会生存中却是出人意料地失败的。具有被动寄生特征的病人在进行重大欺诈行动时，本应能够预测到他们最终会暴露身份，但他们却无法提前考虑到这一时间跨度。

这些病人还表现出一种特征，即无法认同其他人的道德价值观。他们没有能力对治疗关系进行情感投入。当他们参与到心理治疗工作中时，操纵、病态撒谎和不负责任的虚假合理化是他们行为的典型特征。他们有一种令人印象深刻的能力，可以根据他们所认为的对方的期望，以截然不同的方式展现自己。他们被称为"全息"（holographic），因为他们的表述和行为变化令人吃惊，而且令诊断医生感到困惑。

由于反社会性人格障碍病人对心理治疗缺乏反应，因此对以下综合征进行仔细的鉴别诊断评估极为重要，所有这些综合征在心理治疗干预下都有较好的预后。我将在对这些不同综合征的简要描述中强调相关的鉴别特征。

恶性自恋综合征

我曾在早期的著作（Kernberg, 1984, 1992）中描述过这种综合征，现在人们普遍认为（Bender, 2014; M.H.Stone, 2009）它是介于反社会人格和具有反社会行为的自恋性人格障碍之间的中间地带。恶性自恋综合征的特点是除了典型的自恋性人格结构外，还具有显著的偏执性格特征、自洽的指向他人或自己的攻击以及反社会行为。这些病人表现出严重的身份认同弥散特征，通常在工作或职业、性生活中的亲密关系以及维持普通社会关系方面的能力严重不足。他们往往容易与边缘性人格障碍的退行病人混淆，但结合自恋性人格的主要特征、偏执倾向和明显的攻击性与反社会行为，就可以对该综合征做出明确诊断。

这些病人与反社会人格病人的不同之处还在于，他们仍然能够对他人有非剥削性的投入（例如保持非剥削性的性关系），仍然能够对向往的正常生活方式抱有理想化，此外，当他们认识到自己对重要他人受到的伤害负有责任时，会感到内疚。换句话说，他们仍然拥有一个对他们有吸引力的潜在的理想的、良好的关系的"孤岛"。这使得心理治疗关系成为可能，如果治疗能够提供一个充分、稳固的框架，保护病人、环境和治疗本身免受破坏性行为的影响，那么这些病人可能会被证明是可以接受心理治疗的。有重要的人际关系史、有爱的能力、能够很好地照顾宠物、愿意坦诚地告诉他人自己的暴力、混乱和攻击行为，这些都是真实的人性因素。这些有利的预后指标与反社会性人格的永久距离感和情感缺失形成鲜明对比，预示着更好的治疗效果。

这些病人与反社会性人格障碍病人的不同之处在于，他们能够忍受强烈的焦虑和抑郁反应。他们可能具有以下直接针对他人的自洽的攻击，比如挑衅性的暴力行为、破坏财产、傲慢和控制性的互动，或愤怒发脾气等形式，但这些病人没有表现出反社会性人格障碍攻击行为的危险性，也不会有意识地剥削重要他人。

这些病人的病理严重性反映在他们需要高频率的住院治疗上。恶性自恋者是对心理动力学疗法，尤其是TFP有反应的病人的极限。对他们的治疗通常需要设立严格的限制，而具有强烈反社会特征、欺骗性和严重慢性自残的病人可能需要支持性技术方法。

具有反社会特征的自恋性人格障碍

具有反社会特征的自恋性人格障碍的预后较好，可以接受病理性自恋的一般心理治疗方法（Kernberg, 2014）。反社会行为是预后不良的因素，但治疗并不一定不可能。这些病人通常具有被动-寄生的反社会行为，通常是为了满足特定的自恋需求，比如在没有资金通过合法途径获得的情况下，窃取他们职业生涯所需的物品。还有一些病人可能会作为犯罪团伙的头目或成员从事攻击性的反社会行为，但他们对某种理想有明确的忠诚和投入能力。这些病人能够与重要他人建立非剥削关系，尽管他们在建立深度爱情关系方面存在典型的自恋性困难。他们可能会表现出超越自身生存的真实兴趣和理想。反社会行为在维持这些病人的自恋夸大方面具有特定的功能，但通常仅限于某一特定领域，而不是涉及他们所有的社会交往。一位大学艺术系教授会偷窃带有绘画复制品的珍贵书籍，这是他唯一的反社会行为。简而言之，他们可以通过心理治疗来获得帮助，这也与后面所有不太严重的反社会行为方式相对应，而且随着治疗的深入，预后会越来越好。根据不同的个体特征，其中一些病人可能会通过未经修改的标准精神分析获得最大收益。

具有反社会特征的其他边缘人格组织障碍

在这里，我指的是严重人格障碍病人的反社会行为，这些病人都具有身份认同弥散综合征的特征，也就是说，他们表现出自我概念和重要他人概念的缺乏整合，但没有自恋性人格结构的主导地位。这一类别包括了边缘性人格障碍、分裂样人格障碍、偏执性人格障碍、幼稚性人格障碍或表演性人格障碍中的反社会行为。从心理动力学的角度来看，反社会行为通常与他们人格的动力特征密切相关。

例如，对于偏执性人格障碍的病人来说，不诚实行为可能是为了攻击一个被病人认为是敌人的人，或者是为了操纵社会环境以达到报复的目的，反社会行为可能被合理化到一种"符合"普遍维护的道德取向的程度。对于幼稚性人格障碍或表演性人格障碍病人来说，长期撒谎（包括幻想性谎言）可能是为了美化自己的生活，以引起他人的异常兴趣。然而，在这方面，长期撒谎的倾向本身可能会严重限制心理治疗关系的开展，最终可能会使治疗工作功亏一篑。

一般来说，一旦病人的主要分裂防御和投射性认同能够在治疗过程中得到探索和解决，这一类病人都有可能对自己的攻击行为产生真正的内疚和担忧，并在修通反社会行为的过程中达到抑郁心位。虽然目前还没有具体的实证研究结果表明，哪一类病人更容易从心理动力学方法或认知行为方法中获益，但似乎有理由得出这样的结论，即症状越是表现为反社会行为或其他局限性症状，认知行为方法就越是优先考虑的方法。但是，如果严重的人格障碍影响了病人在主要生活领域的功能，即在工作和职业、爱情和性或一般社会功能方面，精神分析性心理疗法（如TFP）则是首选。

具有反社会特征的神经症性人格组织

这一组病人是弗洛伊德在他的"无意识内疚的罪犯"概念（Freud,1916/1957）中唯一明确澄清的类别。事实上，这些病人具有神经症性人格组织，即具有正常身份认同和反社会行为。这类病人包括强迫性、抑郁-受虐性和癔症性人格障碍。他们的反社会行为可能呈现出一种怪异的特质，即其表现方式通常会导致被发现、惩罚或自我惩罚。例如，一位具有强迫性人格的医生在他工作的医院的自助餐厅偷巧克力和其他甜食，结果被人发现，十分尴尬。另一个例子是，一位受人尊敬的生物学研究员伪造了一个实验的数据，并多次重复这个实验，以消除她所报告的错误结果。在心理治疗过程中，病人对某种心理情结的无意识内疚所引发的付诸行动可能会变得非常明显，这将促进该综合征得到解决。在精神分析和精神分析性心理疗法的治疗下，这些病人的预后非常好，问题是在他们严重危及自己的社会、亲密关系或工作状况之前，能否得到治疗。

青少年适应障碍中的反社会行为

我这里所说的是青少年患焦虑或抑郁障碍期间的反社会行为，其背景是他们的主导无意识冲突在社会行为、亲密关系、家庭或学校中被付诸行动。他们的情感危机和相关的冲动行为可能具有挑衅性，表现为发脾气，在某些社会条件下，还可能偶尔出现反社会行为。这些青少年通常会表现出不诚实、人身攻击、参与侵犯财产或偷窃等孤立行为，这显然是在他们在社会生活中严重的情绪动荡和普遍冲突的背景下发生的。

在这种情况下，如果对青少年的诊断评估显示出身份认同危机（与身份认同弥散的严重人格障碍不同），预后就会很好。身份认同危机与严重的身份认同弥散表现的区别在于，在情感退行的过程中，身份危机病人仍能保持具有良好分化的自我感（sense of self），并能对其直系亲属和社会环境中重要他人的人格进行深入的现实评估。及时的心理治疗通常能澄清这些议题，并解决症状。另一方面，如果病人患有严重的人格障碍，那么我们就必须评估其反社会行为在多大程度上不仅仅是最初由于错误判断或同伴压力造成的情境性行为，而且还必须评估病人是否患有前文所述的综合征。通常情况下，在情绪波动、冲动、焦虑和抑郁反应的背景下，青少年有时间限制的反社会行为的组合为将其纳入本类别提供了理由。还需要考虑的是，学校里的社会亚群体在文化上助长的反社会行为，或文化上容忍的青少年行为，也可能涉及其中，例如在美国文化中相当普遍的少女在商店偷窃化妆品的行为。

社交紊乱综合征

社交紊乱综合征（dissocial syndrome）最初是在研究反社会青少年帮派行为的英国文献中描述的，并作为"社会病态人格障碍"（sociopathic personality disturbance）的一个亚组被纳入DSM-I（APA, 1952）。患有这种综合征的病人被描述为生活在不正常的道德环境中，但却能对他人忠心耿耿。他们通常是从事反社会活动的青少年帮派成员。在这里，我们应该区分不同帮派成员的人格特征。通常，团伙头目可能具有反社会人格或严重的自恋人格，并伴有反社会行为，而追随者则表现出广泛谱系的不太严重的人格组织，或者是处于青春期危机中的青少年。他们包括患有幼稚性人格障碍、表演性人格障碍或依赖性人格障碍的青少年，以及在家庭中存在严重冲突的青少年，他们在帮派的社会生活中寻找支持性的社会环境。这种综合征中的反社会行为通常是在群体环境中发生的。有时，只要将青少年从这种社会亚文化中分离出来，问题就会迎刃而解，而严重的家庭冲突，包括家庭环境中的重大精神病理，可能是促使青少年不愿放弃帮派社会文化的重要因素。对病人、家庭和学校进行综合心理治疗干预可能会非常有效。

不存在心理病理的反社会行为

有些人之所以偷窃，是因为他们感到饥饿，而且他们认为自己没有其他办法获得生存所需的最低限度的食物。他们可能是社会病态（social pathology）而非个人心理病理（psychopathology）的受害者。当然，在任何情况下，研究那些助长、支持、鼓励，或者相反，强烈而严格地反对病人所从事的反社会行为的社会心理环境都是至关重要的。

诊断评估

这一诊断范围的实际意义非常重要。病人的预后和治疗指征取决于诊断评估，尤其是特定心理治疗的指征或禁忌。如前所述，假性精神病态型精神分裂症（pseudopsychopathic schizophrenia）是一种罕见的病症，通常必须在司法医学领域进行治疗。对于这些病人来说，最重要的临床考虑因素是精神病的精神药物治疗将在多大程度上使病人能够在有或没有反社会行为的情况下正常发挥功能，相应的危险性，以及可能需要终生住院治疗的指征。

在大多数反社会行为的病例中，最重要的实际诊断问题是，病人究竟是表现出了反社会性人格障碍，还是表现出了一种具有反社会行为的不太严重的综合征。鉴别诊断通常不难，只需通过一系列诊断访谈，仔细考虑病人的既往史，从所有可能的来源获取有关现在和过去反社会行为的信息，并通过一系列访谈评估临床特征的变化，就能确定诊断结果。

以下是一些例子，说明反社会行为综合征严重程度连续谱的应用，以及这些不同情况之间的鉴别诊断。

一名病人用猎枪杀死了他的表妹，割下了她的头颅，并将其钉在了他们居住的房子的花园里，随后被送进了医院。有人看到他围着被刺穿的头颅跳舞，并将他拘留。在医院里，他被发现有幻觉和妄想，被诊断为精神分裂症，并接受了非典型抗精神病药物治疗。经过几周的治疗，他恢复了正常的现实检验能力，没有出现妄想、幻觉或异常行为，但他对自己所犯的罪行完全没有负罪感，这一点值得注意。又经过几周的观察，他在被发现偷窃另一位病人的财物后，残忍地殴打了该病人。在医院接受了几个月的抗精神病药物治疗后，他被确诊为假性精神病态型精神分裂症，在成功逃离医院后，他停止了所有药物治疗，并再次出现精神错乱，表现出强烈的暴力行为，导致他被抓获并再次入院。

另一名病人是一位年轻的东德成年人，他参与了一个新纳粹团伙，该团伙在德国某城市放火焚烧土耳其移民工人居住的楼房，他在精神检查中显示出严重的自恋性人格特征，包括对他人的傲慢和偏执态度（从他的民族主义意识形态角度来看是合理的），似乎随时准备在受到任何轻微挑衅后参与战斗。他最初被认为可能是具有攻击型的反社会人格结构，但后来发现他与一名年轻女子有长达一年的恋爱关系，该女子已经怀孕并生下了一个孩子，而这名女友威胁他说，如果他不停止参与袭击土耳其移民，就结束他们的关系。正是这种威胁导致他向调查当局承认自己参与了种族袭击，并接受了在法医评估过程中为他提供的心理治疗。他爱上了这位女友，不想失去与孩子的关系。这个病例说明了恶性自恋综合征——即在自恋人格、偏执特征和自洽的攻击背景下的反社会行为。

与此截然不同的是前文提到的大学艺术系教授的案例，他多年来成为偷窃艺术书籍的专家，却没有表现出其他反社会行为，被诊断为具有反社会行为的自恋性人格。

与此形成鲜明对比的是，一个曾向黑手党成员支付一大笔钱以杀死其父亲的病人却面临着一个极其棘手的诊断问题。收受这笔钱的人因其他犯罪行为而被拘留，但并没有实施该谋杀行为。他供认了这一金钱安排的性质，这导致了对病人的监禁和精神检查。他表现出分裂样人格，有明显的偏执特征，社交退缩，给人的印象是可能有精神病过程，但无法证实。目前还不清楚这是一种罕见的偏执-分裂类型的反社会性人格障碍，还是一种具有反社会特征的精神病。司法系统将他的案件作为攻击性反社会性人格障碍案件处理。

另一位病人是一名会计，多年来，他设法挪用并花光了妻子的遗产，偷走了子女的积蓄，并在这一切被发现之前积累了巨额的欠税债务，他还宣称自己深爱着妻子和孩子。他偷窃和挪用资金的历史可以追溯到童年时期。他从未对他人、自己或物品表现出任何攻击性行为。只有在他的行为被发现时，他才会假装感到内疚，只要他能够维持自己的秘密，他就会隐匿自己的反社会行为。这名病人表现出一种被动-寄生型的反社会性人格障碍。

我在前面提到过一位具有强迫性人格的医生，他从医院的自助餐厅偷巧克力和甜食，实际上是在确保自己的这种行为会被观察和发现。对这位病人的精神分析治疗证实了他的犯罪行为是由无意识的罪疚感所驱使的这一假设，几年的治疗使他彻底摆脱了这种精神病态。

需要牢记的是，孤立的反社会行为，甚至包括谋杀在内的严重攻击行为，可能是其他病症或特定精神紊乱状态的症状。作为嫉妒行为的谋杀，或者重度抑郁症病人在精神退行过程中偶尔并发的自杀和谋杀，都是这方面的例子。正是由于反社会行为的反复活现和长期存在，才使诊断人员对我所阐述的鉴别诊断产生了警觉。

在所有详述的病例中，精神状态检查是鉴别诊断的最重要依据。我们还没有特异的生物标记物或神经心理学或投射测验组合来提供相应的鉴别诊断。在某些情况下，临床测试组（clinical test batteries）可能是有用的辅助诊断工具，但诊断最终还是要依靠临床精神病学评估。

康奈尔大学威尔医学院精神病学系人格障碍研究所开发的人格结构访谈（Kernberg, 1984）可能对此类诊断研究特别有帮助，Robert Hare（1990）开发的测试工具以及Michael Stone（2009）开发的反社会综合征严重程度细化标准可以提供更多信息。在长期不诚实的情况下，第三方（家庭成员、学校、工作单位、司法医学系统）提供的信息至关重要。当病人以自己的保密权为由，试图干扰诊断医生获取全部信息时，就会出现棘手的问题。应该在多大程度上、可以在多大程度上获得法律支持，以允许诊断医生扩大对病人的评估；在某些情况下，是否必须承认在特定情况下不可能进行充分的诊断研究；设立观察期、住院或部分住院治疗——所有这些都需要高度个性化的决策。临床医生需要认识到，有时根本无法获得进行充分诊断研究的条件，因此必须承认并接受这种不可能性。

一个经常出现的重要问题是病人病理的危险性，尤其是在有攻击型反社会行为的情况下。病人在多大程度上仍能表现出道德层面对其行为的影响、偏执特征和冲动性的严重程度、以往攻击性爆发的潜在致命性、情感失调的严重程度——所有这些都有助于评估病人的即时和长期危险性。

病人在诊断评估开始时的情况、诊断会谈被操纵利用的可能性、从精神评估中获得的继发性获益，以及与纯粹的法律、法医系统管理相对照的心理治疗，都提供了进一步的诊断和预后指标。

治疗师在对这些病人进行评估时，必须仔细观察自己的反移情反应。无论是天真的态度，还是不加辨别的、轻视病人的偏执态度，都存在着危险。有些病人可能很可怕，诊断医生必须对自己所面临的风险做出现实的评估。为了让诊断医生感到安全，采取预防性保护措施可能是必要的。当向病人提出有关反社会行为的问题时，要保持一种道德而非道德说教的态度，以避免在处理病人行为时采取批评或惩罚的态度（与描述和研究的态度相比）。我再说一遍，治疗师不能天真，必须接受自己有时会被欺骗的事实，不应试图用"混乱"（confused）来否认病人有意识的欺骗行为。

有时，只有在几周内反复进行检查，同时在治疗过程中引入新的信息，面质病人之前避而不谈的问题时，治疗师才能更敏锐地诊断出病人的话语中缺乏道德维度。一个病人一开始对治疗师已经知道的反社会行为表示悔恨，但他可能会坚

严重人格障碍的治疗：
攻击性的解决与爱的修复

持说，关于这种反社会特征，"这就是全部"。然而，当后来的独立信息来源向治疗师提供了关于其他重要反社会行为的信息时，病人可能会再次做出反应，声称对此深感内疚，并暗示自己只是"忘记"提及新信息。

心理测试可以提供有关病人自恋病理的更多信息，并有助于明确是否需要考虑精神疾病。然而，在大多数情况下，测试并不能让治疗师确定前面概述的鉴别诊断，因此临床判断和来自可靠外部来源的信息构成了诊断结论的重要依据。

诊断评估的一个重要特征是病人的危险性。这个问题与初始评估，以及评估病人在法律、监护或普通精神病院住院和治疗的每个阶段所需的监督和控制程度有关。需要考虑的关键预后因素有：第一，病人是否确定患有反社会性人格障碍；第二，病史显示的指向自己或他人的攻击行为的严重程度；第三，是否完全没有任何道德约束——换句话说，完全没有任何超我功能——这会加强攻击行为或犯罪行为的危险性。除了这些特征之外，病人的整体冲动程度、偏执倾向的普遍性、非剥削性客体关系的显著缺失，以及严重施虐变态的证据，都是在治疗管理中需要考虑的高度危险因素，其中应包括对病人、治疗师、病人周围的社会环境以及整个社会的适当保护。

参考文献

American Psychiatric Association: Diagnostic and Statistical Manual: Mental Disorders. Washington, DC, American Psychiatric Association, 1952, p 38

Bender DS: Therapeutic alliance, in The American Psychiatric Publishing Textbook of Personality Disorders, 2nd Edition. Edited by Oldham JM, Skodol AE, Bender DS. Washington, DC, American Psychiatric Publishing, 2014, pp 189–216

Bender L: The concept of pseudopsychopathic schizophrenia in adolescents. Am J Orthopsychiatry 29:491–512, 1959 13798781

Cleckley HM: The Mask of Sanity. St Louis, MO, CV Mosby, 1941

Coid J, Ullrich S: Antisocial personality disorder is on a continuum with psychopathy. Compr Psychiatry 51(4):426–433, 2010 20579518

Durst R, Jabotinsky-Rubin K, Fliman M: Pseudopsychopathic schizophrenia—

第 11 章
反社会行为的鉴别诊断—— 一个临床方法

215

a neglected diagnostic entity with legal implications. Med Law 16(3):487–498, 1997 9409132

Freud S: Criminals from a sense of guilt (1916), in Standard Edition of the Complete Psychological Works of Sigmund Freud, Vol 14. Translated and edited by Strachey J. London, Hogarth Press, 1957, pp 332–333

Hare RD, Harpur TJ, Hakstian AR: The Revised Psychopathy Checklist: reliability and factor structure. Psychol Assess 2(3):338–341, 1990

Holmesland P, Astrup C: Pseudoneurotic and pseudopsychopathic schizophrenia: a follow-up. Neuropsychobiology 12(2–3):101–105, 1984 6527748

Kernberg OF: Severe Personality Disorders: Psychotherapeutic Strategies. New Haven, CT, Yale University Press, 1984

Kernberg OF: Aggression in Personality Disorders and Perversion. New Haven, CT, Yale University Press, 1992

Kernberg OF: An overview of the treatment of severe narcissistic pathology. Int J Psychoanal 95(5):865–888, 2014 24902768

Stone MH: The Anatomy of Evil. Amherst, NY, Prometheus Books, 2009

严重人格障碍的治疗：
攻击性的解决与爱的修复

第四部分
移情中的情欲

第 12 章
严重人格障碍病人的情欲移情与反移情 [①]
（1）：性病理的评估

以下内容概述了康奈尔大学威尔医学院人格障碍研究所在诊断和治疗严重人格障碍病人及其相关性生活重大冲突方面的经验。本概述包括使用 TFP 和标准精神分析治疗的病人，也包括使用更具支持性的方法治疗的病人。

第一个主要障碍

我们一直强调需要彻底探索爱与性、工作与职业、社会生活和创造力，将其视为生活满意度的重要来源——也是病人生活中的抑制、冲突和病理的来源——而精神分析师和精神分析心理取向的治疗师在探索和处理这些领域，尤其是性议题时，却经常表现出不情愿的态度，这给我们留下了深刻的印象。我们发现，新手治疗师以及经验丰富的精神分析师都非常不愿意探索病人的性经历、性幻想和性互动的细节，以及移情和反移情的情色元素，即使这些元素在与病人初次见面时就已经显露出来了。这种不情愿一方面可能与文化传统有关，但另一方面似乎也与精神分析文献中对情色生活的兴趣下降有关，这一点令人费解。著名的精神分析理论家，如 André Green（2010），对婴儿期性欲受到的忽视表示惊讶。Ruth Stein（2008）想知道，在当代驱力理论和客体关系理论的争论中，情色在多大程度上被忽视了。在这场争论中，婴儿期性欲的中心地位似乎成了孤儿。关于婴儿期性欲的强烈文化禁忌仍然存在，这一事实似乎是显而易见的。对婴儿和幼儿

①本章最初作为论文提交给 2014 年 10 月 13 日至 15 日在意大利帕尔马举行的国际移情焦点治疗学会第三届国际会议。感谢我的同事和我们试图帮助的病人为本章所做的贡献。

性行为进行观察的实证研究几乎消失殆尽，这方面的研究经费也少之又少。

在我们的工作中，情色因素显然在对病人的初始评估中起着重要作用。治疗师确实能立即感受到病人所唤起的情欲吸引、抑制或排斥的程度——在多大程度上，带有攻击性的情欲展示和诱惑、僵硬的抑制以及爱和温柔与情欲和兴奋之间的明显分离，是病人困难的一个重要方面。同样的道理，治疗师相应的反移情反应也可能预示着治疗中需要探索的重要冲突领域。病人可能在情色方面很有吸引力，也可能很令人厌恶，或者常常看起来完全无性，以至于治疗师不会想到这个问题。

从理论上讲，治疗师——尤其是分析师——都意识到系统地探索病人的性幻想和性活动、喜好和抑制，以及性爱的感觉和行为在他们的人际关系中所扮演的角色的重要性，无论是在亲密的性爱关系中，还是在他们在社会环境中的行为举止中，都是如此。一定程度的性紧张总是社会群体情感特征的一部分。很多时候，尽管最初的病史显示病人有严重的性困难，但病人可能会将性方面的材料与其他方面的体验割裂开来，从而导致其实际的性行为从话语中"消失"。

例如，一位病人因性反应明显受抑制而向一位资深精神分析师求助。她在性插入后能够获得轻微的兴奋，随后在性交过程中她的情欲反应逐渐消失，然后在与伴侣进行任何形式的性互动时完全无法达到性高潮。有趣的是，这一症状从分析治疗的主题中消失了，在接下来三年的标准精神分析治疗中也没有再出现过，尽管双方深入探讨了非常重要的俄狄浦斯冲突和竞争问题。病人和治疗师可能会建立起沉默的"堡垒"（Baranger and Baranger, 1969）——无意识地合谋回避性问题。通常情况下，性行为会被笼统地提及，但缺乏真正的信息。"我们昨晚的性体验非常好，很棒，和其他时候很不一样。"这似乎是一个探索性对话的开始，但事实上，并没有发生进一步的探索。

与这一实际问题相匹配的是，心理动力学方法对主要心理冲突的关注发生了微妙的变化。近来，有关早期依恋的新知识、不安全依恋的心理病理学后果及其在客体关系发展中的核心作用，已恰如其分地成为精神分析早期发展思想的关注焦点。然而，伴随着这些进展的是对早期发展中情欲因素的严重忽视。当代情感神经生物学的知识主要围绕着具有特定中枢神经系统结构、神经递质和激素成分的主要情感系统的发展。这些特定的主要情感系统包括依恋系统本身、情色情感系统和游戏-联结系统——所有这些都意味着积极的、愉悦的、亲附性的动机，而"战斗-逃跑"和"分离-恐慌"系统则是消极的、厌恶性的动机系统。这些主要的情感系统可以被看作是一般情感"寻求"系统的一部分，它促使人们对环境进行一般的、积极的探索，并为环境互动所刺激的其他系统的激活提供强化。对安全或不安全依恋关系发展的关注似乎取代了对其他积极情感系统的关注，尤其是婴儿与母亲关系中的情欲方面。在临床上，对伴侣间直接的积极和消极情感关系以及移情本身的关注，往往是以纠缠型（enmeshed）、回避型或安全型依恋来表述的，而情色领域仍然受到忽视。

与依恋系统相关的原始依赖似乎是母婴关系中唯一的主要积极动机来源，这反映了在客体关系的最早内化中，人们往往不愿意将情欲和攻击性视为与依恋系统共同运作的动机系统中密切相关的部分。母亲对婴儿的情欲反应在原始无意识水平上唤起了婴儿的情欲反应能力，并在母亲与婴儿的互动中无意识地诱导了这种能力，这在理论上是被接受的，如Laplanche（1970/1976, 1987/1989, 1999）的研究，但这一贡献在临床上往往被忽视。Ruth Stein（2008）提到了这种原始情欲诱导的重要性，以及它在产生一种神秘、刺激、海洋般的体验方面所起的作用，这种体验与普通正常生活的体验截然不同，它决定了以现实为导向的、理性的自我体验与作为无限主体性的自我意识的激情扩张之间的终身紧张关系。

Bataille（1957）在对情色的研究中得出结论，人类经验的特点是，受时空感和客观性控制的经验与其他存在性经验之间存在着明显的隔离，后者具有无限感、主观性和对普通限制和界限的超越，与稳定的现实经验中的适应性界限形成鲜明对比。性狂喜和宗教狂喜就代表了这种体验状态。我们可以把这两个情感体验领域理解为：一方面是对社会现实的适应，另一方面是对情感自由的宽容，以充分和无限地探索主观性。它们代表了一种二元性，为日常体验提供了趣味和活力。激情世界的消除，会使生活沦为一种枯燥乏味、受到限制的现实功能主义，而完全沉浸于激情的主观世界则会导致自我毁灭，失去与现实的界限，包括因追

严重人格障碍的治疗——
攻击性的解决与爱的修复

求完全、无限的快乐而导致的极端自我毁灭。

成功爱情的成熟能力

成熟的性爱能力，表现为情欲与温柔、理想与责任、享受与激情的结合，我们能期待一个人具有什么样的理想的成熟的性爱能力？我所说的理想，并不意味着不切实际的目标，也不意味着病人应该实现这些目标，而是一个最佳可能的框架，以突出实现这种状态的最大困难。是什么最严重的限制，导致了病人与他可能拥有的丰富生活之间的距离？我们不是在谈论"正常"的理想，而是一个理论上的大纲，它有助于诊断那些限制爱的能力的问题。首先，这样一个大纲应该包括一个明确的重点，即病人体验适当的性快感，建立深入的客体关系，以及在伴侣关系中建立自己的和共同的价值体系的能力。评估成熟的爱的能力的最佳方法是，对正在恋爱或曾经恋爱过的病人进行评估。

性自由

我们希望病人不仅能够在普通性交中达到性唤起、性兴奋和性高潮，而且能够自由地尝试多形态，至少，这些动机和相应的活动可以在自由、强烈、激情和游戏性的性关系中得到表达。

这种能力将表现在伴侣关系中，并建立在爱的感觉上——即对伴侣人格的欣赏，以及对亲密关系的感激，对伴侣的人和身体的温柔表达和理想化。它还表现在性兴趣的强度、性交的频率、唤起-兴奋-高潮-放松循环的频繁程度，以及在亲密关系中完全摆脱羞耻感的能力。在许多病人中，完全的性自由并不少见，但我们经常看到的是性自由与主要爱情关系的完全分离，在这种关系中，围绕着前俄狄浦斯和俄狄浦斯攻击的分离冲突的各个方面占主导地位；因此，性自由必须在与性欲客体建立深入的客体关系的能力的背景下进行研究。在与伴侣的关系中，性自由和爱是否可以同时存在，或者说，由于无意识冲突的结果，它们是否必然会被分开？

深入的客体关系

深入的客体关系意味着热烈的爱的能力；对矛盾心理的容忍，即任何引起愤怒的挫折或失望都可以表达出来，而不会威胁到基本的爱的承诺；对伴侣人格的兴趣；对对方享受日常生活的关心；以及对关系稳定的幸福感。在这种亲密的客体关系中，不会有"权力"游戏的空间，会有一种公平分配工作责任和相互帮助的感觉，会有享受亲密和容忍分离的能力。俄狄浦斯冲突的存在是不可避免的——其中有三元关系的恐惧和三元关系的报复，有因害怕别人比自己更有吸引力而产生的嫉妒，有与他人建立平行关系的诱惑，以报复性的方式逆转婴儿期被排斥的三元关系体验——这些都是可以容忍的，而不会被这种幻想所接管并控制个人的行为（Kernberg, 1995）。所有这些都涉及并反映了对矛盾心理的容忍度，也表明了深入的爱情关系能力的实现。

当然，明确的性认同（sexual identity）意味着对异性恋或同性恋伴侣的稳定、主要的选择，对符合自己核心性认同的行为的和谐接受，以及对满足自己俄狄浦斯理想追求的另一个人的强烈理想化，也是性激情能力的组成部分。因此，爱的情感强度、对他人人格的崇拜和强烈的情欲共同作用于通过恋爱建立关系的能力，以及将恋爱转化为稳定发展的巩固的爱情关系的能力，这是深入的客体关系能力的表现。成为伴侣的愿望也反映了对理想的父母伴侣形象的无意识认同，敢于认同其角色或建立比自己的父母伴侣更好的关系。

夫妻共同的价值体系

与所爱之人建立共同的价值体系，不仅仅是指在政治、宗教或其他意识形态承诺方面的共同感或和谐感，还指伴侣双方在深刻尊重对方的思想和利益时，就共同的道德原则达成的基本共识。它包括不断向对方学习和分享自己思想的愿望；保护夫妻免受与原生家庭未解决的旧冲突残余、失望和怨恨、内疚和报复的威胁；以及在基本信任基础上的宽恕。Henry Dicks（1967）强调，几乎所有的夫妻都携带着童年时期与各自父母形象之间尚未解决的冲突的某些方面，这些冲突往往会在当下无意识地重新激活。夫妻双方往往会在当前的关系中重新激活过去，无意识地努力解决旧有的冲突，这种诱惑可能会导致"私人疯狂"事件的发生，决定了非理性的行为和危机，而夫妻双方应该能够容忍和解决这些问题，避免怨恨的积累。

然后，我们的目标是进行初始诊断评估时，详细探究病人生活中的性状况，然后在整个治疗过程中，在移情／反移情活现激活的背景下跟踪这些议题。

治疗师应满足的一般前提条件

深入病人的私密性世界是探索病人病理的一个复杂而微妙的方面。治疗师个人能否从尚未解决的性冲突中解脱出来，是其能否评估病人复杂的性生活的一个重要方面。我们假定，精神分析训练使治疗师摆脱了重大盲点，治疗师自身的性障碍也应该得到了探索和解决。然而，在实践中，在康奈尔大学威尔医学院人格障碍研究所，我们在对经验丰富的精神分析师以及初学者或相对年轻的治疗师进行细致的督导工作时发现，对病人性经验的反移情对治疗师充分探索这一复杂领域的自由构成了重要的潜在限制，而治疗师人格中的某些一般特征可能是重要的补偿因素，使分析师能够对病人的问题持开放态度，而不局限于治疗师个人的性生活。我们发现，如果治疗师拥有完整的个人爱情生活，包括在满足、稳定的爱情关系中拥有一定程度的性幻想、性游戏和性探索自由的完全满足的性生活，这对治疗师是有帮助的。这些条件有助于治疗师对病人在这方面的局限性保持警惧，并能够在不过度抑制或保持情感距离的情况下探索这些局限性。当治疗师能够自如地意识到自己和他人对所有社会交往中的情欲成分的反应，意识到他人和自己在社交场合中发出或不发出的性"气息"时，也会有所帮助。有时，病人会有意识或无意识地发出强烈的诱惑性"辐射"，治疗师也会做出不同程度的情欲反应，无论治疗师是否受其干扰，这都有可能拓宽治疗师对病人性冲突的理解。

理想情况下，治疗师应该与Bataille（1957）的精神体验方法中提到的辩证法联系起来，即在基于现实的、客观的工作时间和在受控环境下可以"放手"的时间之间自由转换，在前者这种工作时间里，我们始终专注于处理日常生活任务、挑战和互动，而在后者的时间里，我们可以将自己沉浸在激烈、充满激情的性爱中，沉浸在对艺术品的狂喜中，沉浸在友谊的体验中……这种说法可能会被误解为治疗师的人格中存在某种内在的"精神病"，这当然不是我们的本意，也不是我们要澄清的问题。这是一个对狂喜体验持开放态度的问题。

我们发现，作为严重人格障碍病人诊断评估的一部分，当病人在初次见面时描述自己的性生活时，在治疗师与病人之间形成的情感氛围中，如果治疗师能够开放并警惕任何情色方面的可利用性或不可预见性，就会有所帮助。如果治疗师有能力超越传统的内在限制，在治疗师的幻想中探索与病人关系中的情色维度，并结合病人的性别、年龄和病理情况，那么这种自由是很有帮助的。

如果治疗师拥有内在的自由，他就能更好地在治疗过程中充分探索病人的性生活。同性恋病人和异性恋治疗师之间可能会产生同性恋认同障碍，这决定了探索病人性生活的一个特殊困难。治疗师应该获得充分认同所有病人性生活和性经历的自由，包括同性恋治疗师探索异性恋病人性生活的情况。在理论上，我们认为这是理所当然的，但实际经验却经常揭示出治疗师在认同病人的情欲体验时可能存在的局限性、抑制和不确定性。很明显，治疗师对不同性体验的共情能力与对有组织倒错（organized perversions）病人的评估息息相关。

在治疗过程中，如果出现严重的性抑制和有组织的倒错限制，治疗师可能会出现原始的性反移情，这可能对治疗师来说难以容忍，必须分析这些反移情与病人投射过程的关系。治疗师必须容忍自己性幻想生活中的原始方面。治疗师在性生活和性幻想方面所拥有的性自由度的一个结果，就是能够勇敢地面质病人的困难，并且能够在没有诱惑性态度或源自超我的批判性态度的情况下，深入探讨病人的性幻想和性经验。这必然包括能够以关心病人的态度面质病人性欲化（sexualized）移情中的痛苦方面，并相信病人能够捕捉到治疗师的这种态度。

诊断评估

　　下面是一些关于诊断评估的进一步想法。我曾在其他地方介绍过人格结构访谈，它对评估严重人格障碍病人特别有帮助（Kernberg, 1984），我的评论将仅限于在这种访谈的背景下对病人性生活的评估。获取有关病人感情生活及其性经历的详细信息非常重要。老式的担心是，详细的病史采集会干扰移情的发展，并假设病人性生活和爱情生活中的重要议题会在治疗过程中自然出现，而不是在集中探索中被人为地扭曲，我们的临床经验证明这些担心是错误的。详细的初步评估有助于得出更好的诊断和治疗指征，并为治疗师提供重要的信息来源，这些信息将在治疗的后期为治疗师指明方向，尤其是当病人的生活状况在治疗的背景下发生变化时，对病人的过去有了新的理解、阐述和修通。

　　我们感兴趣的是病人在爱情关系中真正的投入能力、充分享受性关系的能力以及夫妻双方的共同愿望、目标和价值体系。如果病人与伴侣关系密切，我们会在结构访谈中探讨病人对伴侣人格的认识，以揭示病人的客体关系能力。

　　对病人性生活的探究包括探究其性行为的性质、性兴趣或性兴奋的能力、以性的方式接近所爱客体的自由、性交前和性交过程中性兴奋的增加、达到性高潮的能力、性互动和性高潮的频率、在性活动中运用幻想和游戏的自由、在性亲密关系中免于过度羞耻和内疚的自由，以及其内心自由在多大程度上反映在对这种探究做出积极和公开回应的能力上。病人的性活动（包括互动和手淫）的频率、满足程度、性幻想的性质以及含有性内容的梦的频率和性质都很重要。手淫幻想，尤其是经常重复的特定场景，是了解病人性生活中主要冲突的重要窗口：这些稳定场景中凝聚的无意识冲突可能会在精神分析治疗中逐步得到澄清。

治疗师的反移情倾向将提供平行信息，作为对病人的评估和回应：病人是否有吸引力；病人是否似乎在散发性"气息"；病人是否以偏执、抑制、拒绝、诱惑或挑衅的方式做出反应；以及病人是否通过举止、衣着或态度将自己表现为一个会给他人留下有吸引力的印象的人、一个有诱惑力的人、一个令人厌恶的人或一个可疑的人。病人的年龄和性别可能会影响提问的方向和顺序。一个重要的反移情因素可能是治疗师不愿意完全探索年龄相差很大的病人的性行为：包括年长的治疗师为青少年看病，年轻且相对缺乏经验的治疗师为年长的病人看病，这通常说明治疗师身上存在某些抑制。

在这些询问的基础上，我们应该可以评估病人的性自由程度，包括病人的性在多大程度上受到内疚或羞耻反应的抑制、在适当的环境中被使用、以挑逗或诱惑的方式使用，或以和谐地融入病人的思维、行为和幻想为特征。与此同时，当我们从病人对性伴侣的描述中获得有关病人客体关系质量的信息时，我们也要警惕身份认同严重弥散的迹象。病人的爱、情感亲密和激情投入的能力与性欲和性自由的结合程度，或爱的能力与性兴奋和情欲兴趣存在严重割裂的程度，都可以在这种情况下诊断出来。

有些病人的性活动发展得十分激烈且丰富多彩，但他们的客体关系能力却受到创伤性或自恋性的限制，冲动的性接触取代了建立爱情关系的能力，而另一些病人则在性自由受到严重抑制的情况下表现出深入的客体关系能力。多形态的婴儿性成分融入成年病人性生活的程度，或病人被限制在某一特定婴儿期性倾向的程度（在倒错的情况下），需要与病人能够建立的客体关系的自由或限制联系起来。

在这一询问过程中出现的一个重要因素是病人超我功能的性质，以及在多大程度上存在过度严重的超我压力，表现为夸张的内疚和羞耻体验。另外，在性冲动上表现出严重的冲动和混乱特征的病例中，一个问题可能是超我功能的失败或缺陷在多大程度上涉及对性兴奋、诱惑力的攻击性使用，以及控制、支配和剥削他人的需要。我们感兴趣的是病人在尊重和对待性伴侣时的关心、责任感、诚实和一致性，而不是施虐性的支配、不负责任和剥削。如果病人在接受评估时正处于亲密的爱情关系中，则有助于我们探索伴侣关系的这些主要方面。

神经症性人格组织水平的性冲突

用一种高度简化的方法，我们可以将神经症性人格组织中无意识冲突的总体水平与边缘人格组织中无意识冲突的总体水平区分开来，即神经症病理范围内是高级的俄狄浦斯冲突占主导地位，而边缘人格组织中则是与前俄狄浦斯期的攻击性相关的无意识冲突占主导地位，这些无意识冲突凝结着原始的俄狄浦斯冲突。高级俄狄浦斯冲突的主导性体现在对俄狄浦斯性冲动的无意识内疚，以及反映这种无意识内疚的自我肯定和自我挫败行为的性格结构。作为俄狄浦斯冲突的一种表现形式，病人经常出现无意识地寻求三元关系的行为，尤其是直接和反向三元关系：一种固守在自我挫败的、令人沮丧的恋情中的倾向，以及一种无意识地无法容忍潜在的幸福爱情关系的倾向。由于自己爱的客体选择了情敌而被抛弃，或因爱的客体委身于他人而不幸福，这些都是直接的三元关系。反向三元关系可能反映在不忠、同时与两个伴侣发生爱情关系，或报复性地抛弃自己爱的客体。通常，俄狄浦斯冲突反映在不同程度的性抑制，以及在一种理想化的但存在性抑制的爱情关系与一种挫败的或缺乏情感亲密但性方面很自由的关系之间的割裂。这类病人还可能存在一种受虐的性滥交，表现为陷入一系列不愉快的爱情关系，这一点需要与自恋的性滥交区分开来。自恋的性滥交是一连串无休止的暂时的理想化和随后迅速的贬低，自恋病人会在短期内破坏所有的关系，或者是建立一种稳定但肤浅的客体关系，但同时存在与之割裂开来的性滥交。

性冲突的神经症水平的一个标志是病人能够建立深入的客体关系；在爱情关系中容忍矛盾，并作出深刻和稳定的投入；能够对与另一个人的爱情生活产生兴趣，并具有深度的可用性；能够与伴侣建立一种深厚的相互理解。与此相反，在边缘人格组织中，分裂机制和相关的原始防御操作（尤其是投射性认同）占主导地位，这反映在病人混乱的人际关系中，以及无法以一种现实和深刻的方式欣赏伴侣的人格和自己的人格。这种基本情况在自恋人格的病人中更加复杂，自恋病人缺乏对爱情关系的投注能力，这反映在一种典型的、慢性的割裂上，即他们的性兴趣与他们肤浅的情感关系是相互割裂开来的。在极端情况下，自恋病人会陷入一种机械式的性接触（"网络性爱"），这实际上完全取代了任何性亲密关系，或者他们会存在一种完全的性抑制，这反映了性兴趣的完全丧失。

强化的、长期的精神分析性心理治疗或精神分析是俄狄浦斯情境的一种象征性复制，是一种持续的亲密关系，它促进了病人与另一个人——治疗师——之间性欲望（sexual desire）的发展，特别是病人方面的性开放（sexual openness），而治疗关系中对性卷入（sexual involvement）的完全隐性禁止则复制了原初俄狄浦斯场景的抑制。原初俄狄浦斯场景与治疗情境之间的区别在于，病人的俄狄浦斯欲望有可能得到充分的探索：他们的挫折和相关的冲突，失望反应的发展和发掘，因俄狄浦斯客体不可避免的不可得（nonavailability）而产生的怨恨，以及最终这些冲突在开放的环境中逐步地得到升华解决，并在外部现实中寻找到一种替代性的、现实的亲密性爱满足和投入。

在神经症性人格组织水平上，俄狄浦斯冲突未得到解决的一个最典型表现是病人对被所爱客体拒绝或抛弃的病理性反应，这种反应会强化神经症欲望和对无法得到的客体的狂热的爱。这可能会成为具有受虐人格结构的神经症性病人在移情过程中遇到的主要阻抗，也就是说，在治疗中复制了他们在外部生活中寻找不可能的、不可得的爱情关系的诱惑。与明显可用但无意识地引发内疚的俄狄浦斯客体的爱情关系会出现一种防御性、攻击性的恶化，这在敌意和竞争性的移情发展中得到了复制，以此来抵御潜在的情欲冲动。然而，通常情况下，所有这些冲突都是在一种深度关系的能力背景下发展起来的，具有攻击性的俄狄浦斯竞争、报复或对依赖和亲密关系的防御反应，都是在这种具有深度和承诺的客体关系的潜在能力背景下表达出来的。

与此相反，在边缘人格组织的条件下，攻击性冲动的激活反映了俄狄浦斯冲突和前俄狄浦斯性质的冲突的浓缩，前俄狄浦斯期的攻击性、原始的攻击性冲动和对相关的、受挫的早期依赖需求的防御占主导地位，并且从生命的最初阶段开始，施受虐的体验就比爱的体验更占主导地位。在这里，所有的依赖都充满了不信任和怨恨，以及对全能控制和报复的需求，这取代了享受现实中可用的依赖的能力。在自恋病理的情况下，病人需要否认对所憎恨和嫉羡的父母客体的所有依赖，这就使这些动力变得更加复杂。

下面的病例说明了病人呈现出的冲突的性质，这有助于治疗师对更高水平的神经症性人格组织和边缘人格组织中典型冲突的特殊浓缩进行鉴别诊断。

病人是一名40多岁的中年女性，她与一名男子保持着长期的恋爱关系，该男子很爱她，并打算娶她为妻，但却犹豫不决，因为病人会对在街上遇到的其他女性以及她男友看到的任何其他女性表现出强烈的嫉妒。这种情况会引发她的强烈愤怒，并对她的男友进行暴力言语攻击，有时甚至是肢体攻击。她偶尔也会对让她失望的其他人大发雷霆，但最强烈、反复的和最具破坏性的是对她男友的攻击。任何原因都可能引发这些攻击，只要她怀疑他对另一个女人感兴趣，或怀疑他对她不诚实、有秘密，包括他每次都比他们约定的见面时间晚到。每次愤怒发作后，她都会意识到这些行为是不恰当的，是"疯狂的"，影响了她和他的关系，但她完全无法控制自己。

她的母亲是一个强势的、侵入性的女人，她鼓励病人永远不要相信任何男人，也不要对任何关系做出深入的投入，而对于病人所涉入的短暂的性关系，她显然是相当放任的。病人的父亲是一个孤僻、被动的男人，长期与他的强势妻子保持着怨恨的关系，让她操持家务，而自己则忙于自己的事情，他避免介入女儿在爱情关系中遇到的问题。

在移情中，该病人与治疗师之间呈现出一种矛盾的依赖关系，她会向治疗师诉说自己的苦难，恳求治疗师帮助她解决愤怒发作的问题，但却对治疗师帮助她理解其行为深层原因的努力置若罔闻。在1年半的时间里，她每周接受两次TFP治疗，在这种情况下，她已经非常清楚地认识到，她对待治疗师就好像他是她疏远的、不感兴趣的、软弱的父亲的翻版，在她对治疗师的贬低态度中，在她对男友的愤怒攻击中，她不自觉地认同了她那强势的母亲，并表现出她母亲对男人的怀疑、不信任和憎恨。她既顺从母亲，又将母亲作为一个原始的内化迫害者纳入她的超我，在这些危机中病理性地认同母亲。从更深层次来看，她显然不敢与母亲竞争，害怕与男友建立比父母更好的关系，也害怕与男友建立可能比父母更好的婚姻。有一次，她和男友的关系似乎有所改善，他们决定共同经营他们创建的一家企业，并取得了相当大的成功。这时，她无法抵挡诱惑，让她的母亲也加入了这个公司。随后，她的母亲迅速试图接管公司的控制权，并在女儿和男友的关系中煽风点火。病人变得对母亲极度挑剔，时而愤怒和怨恨，尽管是以一种明显分离的方式，但她也变得顺从，并与母亲更多接触。她显然是在助长母亲对她与男友关系的侵入，而她却很难意识到和面对与母亲的这种相反的互动趋势的矛盾性。同时，她与治疗师的行为也表现出同样的矛盾，在恳求依赖、顺从与反对和拒绝之间摇摆不定，这也是她与男友冲突行为的特点。

为了突出基本的冲突和相关防御，这个病例显然被简化了，它展示了该病人中占主导地位的俄狄浦斯冲突，但与母亲之间更原始的关系也被渗透了进来，其中包含一个被需要的、不可用的、愤怒的、控制欲强的母亲，这表明她的依恋关系不安全，而且极度缺乏信任感。她的防御手段包括压抑对父亲的俄狄浦斯冲动和对母亲的深深内疚感，以及更原始的分裂机制，这种机制促进了病人有关依赖和拒绝的矛盾行为的激活，并通过指责男友欺骗和不忠，将自己的敌对冲动投射到男友身上。

在移情中，有必要分析她对一个原始的、充满敌意和控制欲的母亲的认同和服从，以及她为满足自己的性欲而牺牲了一段美满的爱情关系。当她与男友的关系即将结束时，她还能与男友进行激烈、"狂野"的性爱。但是，当他们的关系非常好，她因男友对她的爱而感到幸福和满足时，她的性反应能力却表现出明显的抑制。她与母亲的二元关系被激活，在这种关系中，她时而将自我表征投射到治疗师身上，同时认同母亲；时而又将治疗师视为充满敌意的母亲，试图对她进行洗脑，让她屈从，而她体验到一种与母亲有关的无助的自我表征，这需要一个漫长而重复的修通过程。在这个过程的发展中，她对治疗师产生了内疚感和更多的自洽的情欲移情，逐渐克服了她的俄狄浦斯内疚，并直接表达她对母亲的憎恨，这是她从未敢体验的。

针对该病人的治疗，将包括反复面质她对男友的攻击、她对移情分析的破坏性否认、她对外部现实的否认，这反映在她与母亲对与男友关系的攻击性和破坏性行为的共谋上，以及在移情中反复的角色反转的过程中，与治疗师一起重新活现了这些困难。

反移情中的情欲发展，将标志着病人的情欲冲突在多大程度上被压抑、抑制、否认、投射或付诸行动。在对情欲冲动的压抑占主导的情况下，反移情中可能极少或没有情欲反应，除非治疗师出于自己的移情原因，如果该病人呈现出一些令治疗师特别兴奋的特征。如果病人的情欲反应被公开否认，但在身体外观或表情上，或在治疗中的服装和表达态度上以一种分离的方式表达出来，那么治疗师就可以利用情欲反移情，来获得移情中的情欲冲突被激活的一个重要提示，并可能由此得出对它的诠释方法。如果病人压制着对治疗师性引诱的具体恐惧，将自己的性冲动投射到治疗师身上，那么情欲反移情可能会很少或不存在；但是，如果病人在移情中与有意识的性欲作斗争，那么对该信息的压制可能会导致非常强烈的情欲反移情反应。有些病人将情欲冲动与移情中的情感温柔和依赖的表达分离开来，这将会大大减少治疗师的情欲反移情。最后，情欲移情在治疗情境中被直接付诸行动时，如果病人的反应没有被攻击性暗示所主导，那么治疗师可能会产生积极的情欲反移情反应。有些病人使用诱惑来控制治疗师或破坏治疗情境，这时治疗师不仅可能不会对病人做出情欲反移情反应，而且可能会对突然或不那么突然地表现出来的表面性行为所体验到的攻击性暗示感到焦虑。在治疗严重人格障碍病人的过程中，频繁的付诸行动倾向使得这成为一个需要管理的重要问题，这就要求治疗师在治疗过程中公开面质病人的性行为，而且不带任何惩罚或引诱的意味，在探索病人的行为时保持坚定但尊重的态度。

如前所述，神经症性人格组织的典型特征包括病人能够发展出全面的情感投入的能力，这体现在他们能够与伴侣建立温柔的爱的关系，但同时存在一定程度的性抑制。这种性抑制反过来可能表现为一些直接的性症状，如男性某种程度或某种类型的阳痿，或女性性欲、性兴奋或性高潮的抑制。神经症性人格组织还可能表现为，病人存在一种在缺乏亲密的关系中的性自由，与亲密关系中的性抑制之间的分裂。一般来说，无论是存在性抑制的病人，存在性与温柔分裂的病人，还是存在性倒错的病人，都需要在移情关系中修通病人的俄狄浦斯冲突，才会产生根本性的治疗效果。这是与更严重的人格障碍的一个重要区别，因为在更严重的人格障碍中，病人的身份认同和相关的原始客体关系的紊乱，需要考虑伴随着前俄狄浦斯期攻击性的原始（archaic）俄狄浦斯冲突，来进行一种扩展和复杂的修通。

也许受虐场景（masochistic scenarios）和受虐性格病理在移情中的表现，代表了性障碍在神经症性人格组织水平上最典型的表现。在相对简单的病例中，病人可能对治疗师有被压制的情欲感觉，这种感觉在病人与治疗师的非言语沟通中清晰可见，并可能涉及强烈的情欲反移情，这种反移情可能会抑制治疗师对病人的移情的面质，原因是治疗师害怕它的诱惑效果，或者害怕病人将这种面质体验为攻击性的拒绝或谴责性的干预。

举例来说，一位20多岁的女病人因与男性关系中的严重困难而求诊。她的男友们在最初看似非常积极的关系之后，出于不明原因拒绝或抛弃了她，而这正是她受虐行为模式的体现。在无意识的情况下，她会激怒他们来拒绝她。她出席治疗的方式非常典型。她总是穿着灰色的衣服，搭配得很不美观，明显忽视了自己的穿着和形象，发型似乎与她的面部特征相冲突，衣服上有烟灰，有一种强烈的色情化意味；她的衣服总是露出深深的乳沟，她的乳房有很大一部分暴露在外，这让她的男性治疗师感到不安和兴奋。在探究她对男性治疗师批评的强烈恐惧时，治疗中从未涉及她表现方面的这一元素。她不得不中断治疗，因为要去另一个国家参加一个重要的研讨会。离开后，她给他写了一封很长的信，信中她告诉他，从很早开始，她就被他深深地吸引住了，她可以如此频繁地见到他，与他如此亲近，却又因他而感到如此沮丧，这让她多么痛苦。很明显，在这里，移情中的受虐爱情关系没有得到充分的表达和修通。治疗师未能详细地理解自己的反移情所提供的信息，也未能对相应的移情情境进行诠释。

更常见的是另一种受虐场景。病人来接受治疗时，呈现了他们目前非常不满意的关系。例如，一名女性提到她的男友如何把她当成奴隶，无视她的意愿"拖着她走"，对电脑比对她更上心。在与她发生性关系并共度良宵后，他就会安排自己的日常生活，完全忽视和不考虑她。这似乎是一种施受虐关系的画面，病人痛苦地抱怨着这种关系，却没有采取任何行动来面质他或结束这种关系。在移情中，治疗师起初被认为乐于倾听她的心声，共情她的痛苦，但最终治疗师被她视为一个试图破坏她与男友的关系的"敌人"，而男友"是她的全部"。移情变得充满敌意和攻击性，治疗师诠释了病人如何不得不继续依赖一个"坏"客体，同时又不得不拒绝和扭曲一个"好"客体提供给她的东西。对这种负性移情，以及对病人因被帮助而产生的无意识内疚感所导致的负性治疗反应的探索，逐渐使病人意识到了她与男友的性关系有关的深层焦虑。在无意识中，她产生了这样的幻想，即如果她真的与一个男人建立了令人满意的关系，她就会失去和父母的关系，在更深的层次上，她服从并认同了施虐性的父母伴侣，这一点可以在移情中加以探讨。

通常，这种受虐场景会被退行的依赖移情反应所掩盖，这种反应会激发治疗师的"拯救幻想"。在退行模式中，病人会将治疗师的任何轻微挫折都错误解读为严重的拒绝，提出过高的要求，并在移情中无意识地复制与男友之间令人沮丧的关系。这可能会导致病人放弃这段糟糕的关系，但这样却以一种自我挫败的方式使病人进一步孤立，并在移情中激活这种消极关系。受虐场景有时可能会诱使治疗师采取过度支持的态度，甚至打破常规的治疗结构，为病人提供爱，而这种爱被认为是病人无法从治疗师之外的其他人那里得到的。

参考文献

Baranger W, Baranger M: Problemas del Campo Psicoanalitico. Buenos Aires, Argentina, Kargieman, 1969
Bataille G: L'Erotisme. Paris, Minuit, 1957

Dicks HV: Marital Tensions. New York, Basic Books, 1967

Green A: Illusions et Désillusions du Travail Psychoanalytique. Paris, Odile Jacob, 2010

Kernberg OF: Severe Personality Disorders: Psychotherapeutic Strategies. New Haven, CT, Yale University Press, 1984, pp 3–51

Kernberg OF: Love Relations: Normality and Pathology. New Haven, CT, Yale University Press, 1995

Laplanche J: Life and Death in Psychoanalysis (1970). New York, Johns Hopkins University Press, 1976

Laplanche J: New Foundations for Psychoanalysis (1987). Oxford, UK, Basil Blackwell, 1989

Laplanche J: Essays on Otherness. New York, Routledge, 1999

Stein R: The otherness of sexuality: excess. J Am Psychoanal Assoc 56(1):43–71, 2008 18430702

第13章
严重人格障碍病人的情欲移情与反移情
（2）：治疗发展①

边缘病人治疗中的移情和反移情发展

如第12章所述，边缘病人与性有关的移情发展具有一种动力特点，即以俄狄浦斯期和前俄狄浦斯期议题为中心，其中前俄狄浦斯期的攻击性尤为突出。边缘病人的付诸行动更加频繁，有时甚至是戏剧性的付诸行动，因此，为保护治疗、病人和治疗师免受危险的破坏性影响而对治疗进行结构化的一般技术在这里变得非常重要。边缘病人的主导移情，揭示了内化客体关系的不成熟或严重受损的本质，反映在这些病人无法获得令人满意的爱情关系上。他们的恋爱关系主要表现为爱与攻击性的分裂，这导致了关系的波动、冲突和混乱，客体选择不当，对伴侣的评价不切实际。由于病人难以真实地评估伴侣对自己的投入，因此可能会选择能力受限的伴侣，因此有很多原因导致这类病人容易陷入不满意的关系。与此同时，边缘病人可能拥有表面上的性自由，能够享受与伴侣的性关系，他们比神经症性人格病人有更多的性自由，这实际上是一个有利的预后指标。病情最严重的边缘病人可能会表现出对性生活所有方面、所有情欲投入能力的根本抑制，他们无法享受皮肤情欲，不能手淫，缺乏性唤起，不能获得性兴奋和性高潮。这些病人的预后较差，在治疗过程中会出现特殊的难题。他们存在极度的性抑制，以至于没有任何性欲，这并不像神经症结构那样是压抑的继发表现，而是源于缺乏对主要的性欲情感系统的刺激。他们的性欲情感的激活，往往会被与主要客体的严重消极、强烈的互动所淹没。与此相反，性生活混乱和性滥交的病人，如果能够享受性乐趣并表现出一般的情欲能力，

①本章最初以论文形式发表于2014年10月13-15日在意大利帕尔马举行的国际移情焦点治疗学会第三届国际会议。

235

那么他们的治疗预后会好得多。

边缘病人的一个常见表现是围绕原始依赖的情欲愿望、恐惧和冲突的浓缩，通常表现在他们为了满足依赖需要的情欲行为上，因为边缘病人无法相信其他人可能真正对他们感兴趣（除了性欲和性兴奋之外），他们甚至对此感到绝望。在这种情况下，表面上的性自由可能是维持爱情关系的一种绝望的手段，否则，理想化时刻和攻击性爆发时期的强烈分裂就会威胁到爱情关系。即使这不是激增的性亲密的主要动机，带有情色成分的爱情关系也可能会被要求持续、绝对地献身于病人，以至于病人控制和占有性伴侣的敌对意图变得具有破坏性，甚至会将伴侣赶走，这进一步导致病人感觉被拒绝、被抛弃和困惑。

边缘病人的性滥交，尤其是那些具有幼稚性或表演性人格的病人，必须与自恋人格的性滥交区分开来。这一点明显表现在，自恋人格病人无法投入强烈的爱，因为他们的夸大需求会导致短暂的迷恋，然后迅速贬低他们的爱恋客体。而幼稚性人格或边缘人格的病人则更有能力持久地投入爱河，尽管也会有冲突。

边缘病人可能会表现出某种程度的超我恶化（deterioration），如不负责任或对自己和伴侣缺乏关心，但当意识到这种攻击性行为和虐待伴侣的情况后，他们仍然会表现出内疚感。

经历过性创伤的病人在开始治疗时，由于害怕再次遭受性创伤而对探索过去创伤经历的可能性产生恐惧反应，这就构成了一个特殊的挑战。这些病人可能会强烈拒绝谈论过去的创伤，在对治疗师的偏执反应中产生防御性的情感风暴，并在移情中隐性地再现（reproduce）某种性创伤的情境。在这里，重要的一点是要将这些病例与创伤后应激障碍的病例区分开来，创伤后应激障碍的病例是指在较近的时期（初始评估前的几个月到三年内）有过严重的性创伤，但没有严重人格障碍的迹象。对于没有人格障碍并发症的创伤后应激障碍病人，治疗的思路是在治疗环境的安全氛围下，仔细、逐步地处理创伤情境。这与性创伤病人的治疗截然不同，性创伤是严重人格障碍的病因之一，在治疗初期或心理治疗期间就会显现出来。在后一种情况下，我们必须假定创伤经历已成为病人性格结构的一部分，病人无意识地双重认同受害者和施暴者。在移情中，病人会角色反转（role reversal）来活现受害者与施暴者之间的关系，因此必须帮助病人认识到他或她作为性侵受害者角色和治疗师作为施暴者角色的重新激活，以及病人对施暴者的无意识认同，同时将作为受害者的自我表征投射到治疗师身上。这种内部结构需要在移情中加以分析和解决。在这种情况下，将病人完全作为性创伤的受害者来治疗是有风险的，因为在移情中，病人对施暴者的无意识认同和相关的强烈攻击性激活会被分离或压抑，使病人处于受害者的地位，而重新投射出去的施暴者角色会阻碍性创伤的完全解决，并导致病人的性生活中的持续困难。

边缘病人表现出广泛的性行为，包括多种形式的幼稚特征；自由的性幻想；在施虐、受虐、窥淫癖、露阴癖和恋物癖特征的性行为中的游戏和享受；以及在性生活中交替使用的异性恋或同性恋身份。这意味着一种积极的预后特征，即当这些病人的内化客体关系得到修通，分裂的或原始的客体关系发展为成熟的客体关系（积极和消极特征的整合）时，他们能够建立现实的有深度、兴趣、关心和互惠的人际关系。这样，他们就能在性参与的整体表达下，将多形态的性活动整合为一种完整的、充满激情的关系。因此，解决这种混乱性行为的方法在于在移情中解决病人的性格病理，而不是具体分析他们每一种部分（partial）性倾向的无意识含义。

与此相反，在已经确立的性倒错（性反常行为，paraphilia）病例中，也就是说，当性兴奋和性高潮的能力仅限于与特定的多形态幼稚特征联系在一起时，重要的是在移情中激活、探索和解决这种特定的倒错的性关系，从而解决性倒错行为本身。在治疗的早期阶段，这类病人往往会因为完全沉浸在对性倒错的理想化中，而贬低普通的性关系。试图"劝阻"病人放弃这种受限制的理想化是没有用的。在移情中激活和解决这种特殊行为才是改变的关键。这就要求治疗师以开放的态度，在其反移情中充分体验病人多形态的性倒错体验，并将其作为性倒错场景（perverse scenario）移情分析的一部分。这意味着治疗师需要有一种内在的自由，例如，能够共情病人的施虐、受虐或露阴癖冲动，并通过反移情成为容忍这种原始退行的一部分。

例如，我曾经治疗过一位女性，她会割伤自己的全身，并因鲜血的出现而兴奋。在治疗过程中，有一次我突然想起最近看过的一部电影，里面一个残忍的杀人犯在一个女人达到性高潮时割断了她的喉咙，于是我产生了恶心和兴奋的感觉。我认为这段记忆既恶心又令人震惊，几周后才意识到，这种反移情的发展与这位病人幻想我应该枪杀她的想法相吻合。她觉得，如果我杀了她，她就会永远留在我的脑海中，她就会带着她的存在将与我的一生联系在一起的想法，快乐地死去。

边缘病人具有强烈的移情付诸行动倾向，这可能会给治疗管理带来问题。例如，病人可能会试图对治疗师进行性攻击，我们的一位女性病人就曾试图亲吻她的男性治疗师，并撕掉他的衬衫。虽然治疗师不得不与她保持一定的距离，但并没有发生肢体冲突，也没有在言语上做出攻击性的反击，他还能够以尚且尊重和中立的（尽管是控制性的）态度停止这次治疗。另一位病人曾与前任治疗师有过性关系，并且与男性有长期的受虐关系史，在一次治疗中，她没有穿内衣，张开双腿，做出了露阴癖的付诸行动。治疗师不得不向她面质，即治疗必须在保持普通的、与社会相适应的界限的前提下进行。

性别、年龄和病理性质影响着情欲移情被激活的临床特征。女性病人更容易在男性治疗师那里发展出完整的情欲移情，这在某种程度上重复了传统父权文化中的社会梯度，即依赖的女性与强势的男性之间的关系。男性病人在接受女性治疗师的治疗时，更难以对其理想化的治疗师充分表达自己的性感觉，这就出现了小男孩无法满足其理想化母亲形象的性暗示的问题。在这种情况下，常见的是，病人通过将情欲行为置换到其他人身上，来将自己的性冲突付诸行动，这需要在移情分析中加以考虑。如果治疗师是异性恋，那么男性治疗师通常会更难处理同性恋病人的性欲化（sexualized）移情，而异性恋女性治疗师则更能忍受同性恋女性的性移情，因为这些移情通常是由强烈的口腔依赖特征凝聚而成的。与年长的女性治疗师相比，年长的男性治疗师在处理青春期女孩在移情中的性激活时可能会遇到更大的问题，而且，正如我们将要看到的，在自恋病理的情况下，情况会完全改变，在这种情况下，一种不同的处理情欲移情和性冲突激活的方式通常将占据主导地位。

正如第12章所述，由于病人在移情中的强烈情欲冲动的激活，而引发治疗师产生的情欲反移情倾向，以及相应的反移情幻想，是一种重要的诊断指标和治疗工具。治疗师的性自由和性成熟——激情之爱的能力——成为治疗中的重要治疗要素。更有经验的分析师和精神分析性心理治疗师会习惯于并更容忍、更有能力管理他们的反移情反应。在这里，有一种从经验中学习的元素逐渐丰富起来，这是因为：对病人的治疗和对他们性生活的分析探索，带来了一种超越治疗师普通性生活的、新的生活体验的可能性。对这种病理现象的治疗开辟了人类性生活的广阔领域，并为治疗师带来了发展潜力。同样的道理，通过治疗，病人的付诸行动也可能成为他们获得新的生活体验的源泉，在这些病人身上，严重的抑制此前限制了病人创造性地处理性生活中的冲突的潜力。有时，重要的积极新生活体验与移情付诸行动之间的界限很难确定。

自恋人格的爱情关系

自恋性人格障碍最突出的问题是缺乏爱的能力（Kernberg, 1995）。有些病人通过性滥交来调节这种缺陷，其特点是短暂的迷恋之后，随即出现失望和贬低，这种循环永无止境。传统上，我们在男性自恋者身上更容易看到这种模式。父权制社会结构中的双重道德文化助长了男性的性自由，同时将女性限制在贤惠的家庭生活中，这也是自恋病理表现形式不同的一个重要原因。从历史上看，女性的自恋病理更多地表现在家庭生活的其他方面。然而，随着女权运动的发展，以及社会功能、性自由和劳动力参与的逐渐平等，这种性模式在女性身上变得更加常见。类似的文化影响也会影响到其他人格障碍，占主导地位的文化传统会影响性格的形成和病理人格的特征。例如，受虐性的爱情关系在女性中比在男性中更常见，而受虐的性倒错（性反常行为）在男性中更常见，在性格方面，有些男性在工作和职业中长期屈从于令人沮丧和痛苦的环境，这比女性中类似的受虐倾向更常见。

通常情况下，由于自恋病人缺乏稳定的客体关系能力，他们会将偶然的性接触、性刺激和性满足作为与他人交往的唯一渠道。有些病人的夫妻关系稳定，从传统的观点来看，他们有时是和一个自恋的伴侣有共同的利益，后者对这种安排很满意，但没有真正的情感投入，通常也很少有性投入。日益频繁的"网络性爱"和随时可以接触到的色情制品可能会满足他们的性兴奋体验，并为自慰满足提供素材，同时避免了"依赖"任何人际关系的需要，因为这种需要会被视为对个人自由的限制。自恋病人会经常出现一种反向三元关系——即通过长期同时拥有两个或两个以上的伴侣来稳定他们的感情生活，这种安排可以保护他们无需对某一个人做出完全的承诺，也不会让他们产生被限制的感觉。这使他们对这些关系有一种控制感，同时也是对俄狄浦斯创伤的报复，这种创伤来自他们是父母关系中被排斥的孩子。因此，边缘人格组织中典型的无意识动机冲突——即在早期攻击性支配下的俄狄浦斯和前俄狄浦斯特征的浓缩——在这种相对常见的三元模式中得到了复制，在这种安排所带来的限制下，这种模式可能会为夫妻关系提供一种表面上的稳定。

自恋人格中性倒错的发展，可能比非自恋性的边缘人格和神经症人格中的性倒错更为严重和危险。在这里，强烈的施虐冲动可能构成自恋人格的一个重要方面，与作为病理性夸大自我发展的主导心理动力的过度嫉羡（envy）有关，可能表现为危险的施虐性倒错，由于没有受到适当的超我特征的充分控制，在最严重的情况下，在恶性自恋的病例中，这种性倒错给病人施受虐关系中的伴侣带来了客观的危险。

在这方面，需要牢记的是，病理性自恋病人的病情严重程度不一：有的病人功能水平非常高，表面冲动控制良好，工作能力和普通社会生活稳定，自恋病理只表现在性亲密关系问题上；有的病人则是另一个极端，工作和职业能力、社会生活能力以及任何涉及性生活的客体关系完全崩溃（见本书第9章）。自恋病理的严重程度决定了这些病人爱情生活中的具体问题的预后，这一点比任何其他因素都重要。有些自恋病人在性兴奋、性交和性高潮方面表现出明显的抑制，这与无意识的不信任和投射出去的攻击性有关，干扰了他们与潜在伴侣的交往。自恋男性可能会出现各种早泄和射精迟缓综合征，而自恋女性也可能会出现不同程度的性抑制。然而，在女性和男性中，最常见的情况是，他们虽然能够保持性兴奋和性高潮的能力，但其投入深度的客体关系的能力严重受限，也就是说，他们没有能力投入爱和激情的关系。病理性自恋最极端的情况，是病人在社会交往中的超我功能完全退化，这往往导致一种完全不受控制的"性自由"，并可能出现危及生命的性倒错。我们的一位反社会人格病人在自慰时从屋顶向街上行走的妇女扔砖头，以此达到兴奋和性高潮。

在诊断性访谈中，自恋人格病人通常会呈现出缺乏爱的能力，承认他们从未恋爱过，只有短暂的迷恋经历。对他们无意识动力的探索显示，他们存在围绕嫉羡和贬低的强烈冲突，这种冲突还表现为嫉羡、过度竞争和贬低他人等有意识的反应，这可能会干扰他们的性生活。例如，他们会经常关心谁在性交中获得的快感更多，是自己还是伴侣。如果他们的伴侣似乎比他们获得更多的快感或性能力更好，他们就会感到不满。这些病人无法忍受自己依赖于所爱的客体，因为依赖意味着羞辱性的低人一等。在病理性夸大的控制下，他们的安全感和幸福感取决于能否通过贬低他人的价值或拥有的东西，来保持一种优越感或免于嫉羡。他们无法依赖任何人，同时也无法让其他人依赖自己：他们之所以无法容忍伴侣依赖自己，是因为依赖自己意味着伴侣是低人一等的，这会让他们感到失望，而且还会觉得这是对他们的剥削。他们把自己的贪婪剥削倾向投射到伴侣身上，认为伴侣的依赖是对他们的危险限制和剥削。伴侣不应该比他们差——那样会拉低他们，但伴侣也不能比他们优越，因为那样会引起他们的嫉羡。伴侣必须在某些方面与他们平等，但又要服从他们的全能控制。潜在伴侣必须保持在这个水平上，这会给发展中的关系带来一种隐性压力，破坏最初的迷恋，并最终导致亲密关系的逐渐恶化。

这些问题在移情中得到了复制，即自恋病人无法依赖治疗师或分析师。病人通过保持治疗关系的冷漠客观和不卷入，给人一种表面上缺乏移情发展的印象。然而，出于同样的原因，他们为严重自恋性移情关系的发展提供了最重要的证据。这些病人可能会将治疗关系脆弱地理想化，认为这是一种"学习经验"，他们希望通过这种经验自己解决困难。从根本上说，他们没有能力依赖分析师，这表现在他们试图将分析师的知识据为己有，将其变为自己的知识，而不必承认任何依赖或感激。治疗师的诠释很容易被否定，或者被当作"学习过程"的一部分而被吸收，这不会导致病人进一步深化所接受的知识，他们也不会根据分析师的诠释进一步自我探索。对分析师无意识的嫉羡也反映在一种特殊的负性治疗反应中。恰恰是在这些病人觉得自己得到了很大帮助的时候，他们的感觉会变得更糟：这种自相矛盾的发展保护了他们，使他们不会因为分析师有能力帮助他们而感到嫉羡。一般来说，自恋病人承认他们对治疗师的嫉羡，比承认他们在其他关系中普遍存在的嫉羡反应要困难得多。

自恋病人的性诱惑表现出一种占有和控制的特质。他们试图占有一个潜在的将其视为令人兴奋和向往的爱情客体，最初会将性客体理想化；但是，一旦他们感觉到新的伴侣真的爱他们，并希望把自己完全托付给他们，这些病人内心对他们崇拜、渴望和嫉羡的东西的贬低，就会摧毁他们最初想要得到的东西的吸引力。在无意识的深层次上，自恋人格羡慕另一种性别，并希望获得两种性别的所有能力和特质。这可能是一些同性恋自恋病人的潜在动力，也包括其他自恋病理的病例，特别是某些病人特别需要否认他们对其他性别的嫉羡。在严重的自恋病理中，对伴侣的攻击性占有和贬低可能会表现为一种公开的施虐行为，他们不断贬低对方，并控制对方的行为自由，这在恶性自恋的病例中相当常见。

一位病人非常嫉羡他的妻子，他的妻子成功地发展了自己的职业和社会地位，而他却觉得自己被妻子的光芒所掩盖，因此他向她建议实行一种开放式婚姻。他利用两人参加群交的机会，诱使妻子在他的监视下同时与五名男子发生性关系，在此过程中，他将妻子完全贬低为"一块肉"。这导致他们在残酷的离婚诉讼中结束了婚姻。在许多情况下，对伴侣的暂时理想化和快速贬低的重复循环会随着岁月的流逝而减少，与二三十岁时的花花公子或花花女郎的愉悦态度形成鲜明对比的是，这种模式可能会逐渐减少，到四五十岁时就会变得无聊和冷漠。这种发展可能会导致病人对性亲密关系完全失去兴趣，并且实际上完全放弃与伴侣建立某种形式的性亲密关系的努力。

在自恋人格的治疗过程中，第一个障碍当然是分析和解决病理性的夸大自我，将其解构为内化的现实和理想自我表征以及客体表征的组成部分，逐渐转化为潜在的边缘结构，即严重分裂的理想化和迫害性客体关系，这种关系更直接地反映了俄狄浦斯冲突和前俄狄浦斯冲突的浓缩。通常情况下，在发展良好的病例中，对自恋移情的分析占据了整个分析或精神分析性心理治疗的大部分时间，只有在移情分析的背景下，他们具体的性幻想和冲突才能得到理解和解决。

一种常见的发展是性倒错综合征（syndrome of perversity），尽管它并不是自恋病理中所独有的，但它是指病人在治疗中无意识地将所获得的美好和有价值的东西转化为对他人的攻击性付诸行动。这是无意识嫉羡的又一种表达，与心理治疗过程的发展相平行，是负性治疗反应的又一种形式，可能会导致强烈的负性反移情反应。显然，这是围绕无意识嫉羡的冲突的又一种表现形式，需要在治疗中加以修通。

性欲完全泯灭的病例

我这里指的是完全没有性活动、性幻想和性关系的病例，这可能会影响到病人的社交生活，甚至导致完全没有社交生活。这里涉及不同的病例，需要进行仔细的鉴别诊断。首先，有一种综合征，包括最严重的边缘人格组织，但并非自恋人格，在这种综合征中，所有的情欲潜能（erotic potential）都被完全抑制。这种病例在气质上具有严重的消极倾向，以及在创伤性环境中压倒性的消极情感激活，在这些病人身上，身体表面的情欲化和正常依恋的情欲刺激方面都没有发生（Laplanche, 1970/1976）。负面情感，尤其是攻击性情感，压倒了原始情欲刺激的可能性。只有在治疗过程中，随着与他人的混乱关系、自残行为、施受虐关系的激活，社会关系的破裂以及亲密关系能力的缺失，边缘病人典型的俄狄浦斯和前俄狄浦斯议题才有可能在移情中得到修通。这使得在生命最初几年几乎消失的情欲冲动，能够逐渐显现出来。经过很长一段时间后，这些病人原始的施虐受虐性幻想可能会出现在治疗中，这些幻想提供了古老的理想化和迫害性的早期关系的重要观点，这些关系与身体插入、融入和破坏的性暗示有关。

我之前提到过一个病人，她产生了强烈的性幻想，希望被我射杀，以便在余生通过我的负罪感与我融合。另一个病人在治疗的后期，幻想自己赤身裸体地躺在一个体育场里，作为修道院的一部分，整个体育场都是修女围着她，而院长在舞台中央用一根巨大的金属阴茎插入她的身体。修女们在观看时会感到性兴奋，这反过来又会使她感到性兴奋。这种幻想让病人生平第一次通过手淫达到了性高潮。在治疗的后期阶段，随着性幻想在这类施虐受虐场景中的出现，对病人性生活移情的全面探索变得非常重要，并有可能带来根本性的改变。

有些病人的情欲反应能力完全受到抑制，在这种情况下，如果由一位精通心理动力学的性治疗师，与一位分析师或精神分析性心理治疗师合作，可能会带来显著的改变。需要强调的是，这指的是极其严重的病例，其中病人的情欲能力受到完全的非压抑性的（nonrepressive）抑制，通常在心理治疗的后期进行。

第二种几乎完全丧失情欲反应能力的病人是自恋人格的病人，他们在多年的性滥交之后，已经丧失了暂时迷恋和性投入的能力，其性生活实际上已经逐渐消失。在这种情况下，对自恋人格结构的分析应该会重新激活病人的性潜能，即性唤起、性兴奋和性高潮的能力。

第三种情况是"死妈妈"综合征，病人具有严重的自恋人格结构，在这种人格结构中，包括自我概念在内的所有内化客体关系都被瓦解，以至于他们内在的情感关系能力似乎被抹去了。这类病人最初由 André Green（1993）描述，在他们出生后的头几个月或头几年里，他们的母亲长期患有严重的抑郁症，这些病人在无意识中将母亲作为一个死亡形象进行了认同，并希望通过情感上死亡的结合陪伴母亲，来维持或重建与母亲之间的关系。在意识上，这些病人的特点是对生活明显缺乏兴趣。生活变成了一种负担，因为他们完全缺乏动力。从表面上看，他们处理普通社会客体关系的能力似乎是适当的，但从根本上说，他们的人际关系是极其疏远和空虚的：所有的攻击性都被用于破坏他们的内部生活。我们可以帮助其中的一些病人重建他们最初与深受挫折的母亲有关的冲突。他们或许可以重新唤起在移情过程中被忽视和遗弃的愤怒：如果能达到这个治疗阶段，预后会有所改善。另一些病例则由于无法激活退行性的移情关系，病人和治疗师都在深深的挫败感和失望中结束了治疗。

在所有这些情况下，在上述那种性欲泯灭的情况下，治疗师的反移情中可能也会出现情色元素的缺失，一种放弃与病人有关的所有情色暗示的想法和感受的倾向。治疗师应该警惕自己对病人的反应中完全没有任何情色特征的问题，并利用这一点与病人一起探讨其生活中的相应缺陷，将其作为一个需要解决的主要议题（如果可能的话）。这与病人与工作、职业、友谊和社会生活的关系同样重要。在这种情况下，必须对可能出现的任何（哪怕是最模糊的）情欲激活表现保持警惕。同样，这种表现可能只出现在严重的施虐受虐特征被激活的情况下，而这些特征在这种情况下已经代表了一种优势。在其他情况下，病人可能会在对艺术或其他文化表现的反应中表现出潜在的情色成分，这会唤起他们一种弥漫的、渴望打开空间和"释放自我"的感觉。在这里，我们会涉及生命的基本困境，即存在的理性与狂喜之间的摇摆——我在前文谈及Bataille（1957；见第12章）的贡献时曾提到过。

参考文献

Bataille G: L'Erotisme. Paris, Minuit, 1957

Green A: On Private Madness. Madison, CT, International Universities Press, 1993

Kernberg OF: Love Relations: Normality and Pathology. New Haven, CT, Yale University Press, 1995, pp 143–162

Laplanche J: Life and Death in Psychoanalysis (1970). New York, Johns Hopkins University Press, 1976

第五部分
否认现实、哀悼与心理治疗师的培训

第 14 章
对现实的否认 ①

　　接下来，我们将探讨严重人格障碍的精神分析性心理治疗中经常出现的一种复杂状况，我们在对这种严重程度的病人进行精神分析时，也会遇到这种难点。当分析师注意到病人的自由联想以及病人幻想和联想中无意识防御操作和冲动的表现时，病人的话语中出现了外部现实的平行、不协调或怪异的因素，这些因素指向病人外部生活中潜在的严重发展，而病人似乎忽略了这些因素，或者只是随意提及，以至于其重要性很容易逃过治疗师的注意。

　　治疗师需要对"整体移情"（total transference）进行分析，包括移情在治疗会谈中的发展，以及移情在病人外部生活中的平行发展，有时明显表现为付诸行动或躯体化。然而，在这里，需要治疗师在自己的脑海里尝试理解病人现实中那些支离破碎、离奇或被忽视的方面，这些方面看起来如此令人费解，以至于，如果治疗师不运用自己的常识来重构（reformulating）病人外部现实的某个方面，那么这些方面就不会成为治疗师直接从病人那里获得的信息的一部分，因为病人在当时是无法理解这个方面的。换句话说，移情的某个方面以这样一种方式被付诸行动，即病人完全否认某些现实，这就需要分析师付出非同寻常的努力，去理解病人所报告的外部现实中一些几乎难以察觉的东西。有时，治疗师的常识可能会帮助对病人现实中明显奇怪的方面产生新的质疑。治疗师需要直接询问病人这些方面的情况，才能弄明白一个完全被否认的、在治疗之外发展的重要过程。

　　分析师倾听自由联想的通常目的是深入病人的心灵，与此时此地发生的无意识冲突建立联系。与此相反，在上述这些不寻常的、奇怪的现象中，治疗师的探究必须包括对病人外部生活的各个方面的澄清，最终发现由于病人对现实的否

① 本章最初作为论文发表于 2016 年 7 月 10 日在德国慕尼黑举行的德国人格障碍学会两年一度的大会上。

认，而被排除在病人意识之外的议题。

让我举几个例子来说明这类发展：

一位三十出头的女性病人是一家极负盛名的研究机构的科学家，她领导的研究小组参与了一个大型项目。她与权威人物的长期冲突影响了她与男性的关系，这种冲突与她对自己敬佩但又惧怕的专制父亲的深刻矛盾心理有关。她先是理想化并臣服于有权势的男人，最后又反叛性地拒绝这些男人，这是移情分析的核心重点。她与男性的关系曾多次以痛苦的分手告终，归根结底是由于她对良好的性关系的一种受虐式不容忍。

在她与一位看似很好的伴侣的动荡关系中，她向治疗师提到了她对研究机构财务办公室虐待她团队中一位成员的愤怒。她曾就这一财务问题向她的项目负责人表示抗议，但没有得到满意的答复。几周来，她偶尔会与团队中的同事提及她对这一情况的讨论，同事们似乎也同意她的看法，并对她所在机构的官僚僵化普遍表示不满。移情中占主导地位的情感情境涉及她的幻想，即病人认为治疗师会自然地总是同情她男友的观点，而不是同情她，"这是典型的男性掌权者联盟"。

起初，她偶尔对自己的研究机构的讽刺或愤怒的提及并没有引起治疗师的注意，因为治疗师已经习惯了她对社会不公的抗议。有一次，病人很随意地提到，她决定约见研究机构的负责人，在后来的一次治疗中，她以胜利者的口吻宣布，她近期就会跟负责人会面。需要强调的是，病人会谈中的所有相关评论都是相当孤立的信息片段，以自由联想的方式表达出来，这些思维过程没有明显的内在连续性。

治疗师回想起，病人在最近的一次治疗中谈及她要跟机构负责人会面，突然感到警觉起来。这是病人对专制权力的反叛抗议的典型表现吗？是否带有深层的、无意识的受虐倾向？治疗师现在向病人提出了一个问题：她的意图是什么？在接下来的治疗中，治疗师发现，病人确实要对其项目财务管理程序中的错误提出重大投诉，这意味着项目主管、整个项目的主管（该项目是整个项目的一个组成部分）以及整个项目发展所在部门的主管都不负责任地忽视了这一情况。治疗师问病人是否与这些主管讨论过这种情况，是否向他们表达过不满，以及是否向他们通报过她下一步打算采取的措施。她没有。

这让治疗师对病人即将与研究机构负责人的面谈感到非常担忧：病人绕过了

三个级别的权力机构，打算直接向该机构的最高层提出抗议，这可能会给她在等级森严的职场的未来带来严重风险。她是一名非常有前途但资历尚浅的员工，目前仍不确定是否有可能获得长期职位。病人现在的整体情境需要在治疗中进行探索，这反映了她的一种反叛抗议的模式。这种模式是她更深层次的受虐冲动的表达，反过来又与无意识地禁止与理想男人建立幸福的性关系有关，这是一种俄狄浦斯冲突。

另一个例子是对一名患有严重自恋人格障碍的病人进行的精神分析治疗，这名病人在一所非常独特的高中获得了一个职位，专门负责教授那些杰出的、有非凡天赋的青少年。这所学校对教师的要求非常高，所有新教师都是在为期一年的"相互了解"的基础上聘用的，也就是说，他是在一种临时的情况下被聘用的，此后他有可能获得一个永久性的职位，也有可能在试用期满后结束教学任务。病人是一位非常有天赋、有魅力的教师，他充分意识到自己有能力激发青少年的热情，并确信自己是学校的理想人选。在给大家留下了非常好的印象之后，他对这份工作感到很有安全感，并通过偶尔的幽默言论和不经意的态度表达了他对管理层和同事的微妙但明确的傲慢和贬低态度，这导致了一些事件的发生，他在自由联想中将这些事件作为他优越感的一种有趣例证。分析师开始担心这是否会威胁到病人在学校的位置。

病人以一种对学校系统的经验比分析师丰富得多的态度，平静地驳回了分析师的担忧。分析师进行了诠释，即病人将自身压抑和分离出去的自卑感以及对失败的担忧投射到了他的身上，但他没有信任自己对病人所处危险处境的整体评估。实际上，治疗师忽略了对一些事件的全面澄清，而从普通社交智慧的角度来看，这些事件本应提醒他和病人注意学校里一些负面互动后的危险后果。到了年底，病人接到通知，他的合同不再续签，这让他感到震惊和沮丧。直到现在，他才意识到这份工作的条件是多么的有利和优厚，而这很可能是病人在其他地方无法获得的。在这里，病人的全能控制阻碍了分析师充分体验自己的担忧和对病人社交处境的现实评估。

第三个例子显然比较简单，但却说明了分析师对一位在社会福利机构工作的病人所提供的信息缺乏常识，即她辞职是因为"感到无聊"。该病人接受分析的时间相对较短，分析师知道她多年来一直在该机构担任重要职务。她在一次会谈中明确表示，她决定离开这份工作是因为"无聊"，这让分析师大吃一惊，但他觉得谨慎起见，还是不要询问病人是什么原因导致她在多年后的今天离开这份工作，而且他也不清楚移情的发展在这个决定中可能扮演什么角色。他没有想到要询问她，她说她感到厌倦是什么意思（即，厌倦什么？这种厌倦是怎么表现出来的？多年来，这份工作并不无聊，为什么现在会无聊？）分析师认为他不应该提出所有这些问题，因为他觉得，一般来说，在分析中应该避免直接向病人提问，尤其是在这个案例中，他认为这位女性对任何批评都非常敏感，这样做会被视为对她的决定的批评立场。

几个月后，病人宣布，她在一家为贫困家庭服务的机构中找到了另一份工作，她希望这份工作的压力会小于她在前一家机构中的工作。几周后，她抱怨说，人们都在谈论她，而且不幸的是，在她的新工作中，又出现了在前一家机构中发生的同样情况，每个人都在背后议论她，这让她无法忍受。现在，"厌烦"的本质变得更加清晰了——即病人对同事，尤其是女同事有一种强烈的偏执反应，与移情中偏执发展的直接联系也变得明显。从某种意义上说，这个例子似乎相当微不足道，她突然决定辞去另一份工作，这本应该被视为一种付诸行动，但并没有进行探索。然而，它与其他例子的联系在于，分析师在诠释病人所处情境时缺乏常识，也没有面质病人对现实的否认，这种否认隐含在病人的行为中，并在分析师的反移情中得到了认可。

一般来说，这些病例的共同点是对现实的扭曲，这些扭曲通常被病人完全忽视，并以突然合理化或支离破碎的方式呈现出来，以至于治疗师很难捕捉到它。通常，这与现实的某些方面的分裂密切相关，这些方面有时被认识到，或只是在理论上得到承认，但在其他时候却与病人的情感生活完全脱节。例如，有一位具有严重自恋人格结构的男性病人，他与妻子达成了"开放式婚姻"的协议，当时这在一些社交圈中代表着"解放"的文化时尚，他似乎很享受自己的性滥交，同时在理论上给予妻子同样的权利。然而，在感情上，他坚信她永远不会对其他男人感兴趣，他的吸引力会压倒她的任何诱惑。然而，她也开始了一段婚外关系，并发展成了激烈的爱情关系。病人感到震惊：他无视了她对他当时提议的愤怒反应，她将这个提议解读为他对他们的婚姻缺乏承诺，这引发了她对他们关系的质疑。他的夸大、对妻子的贬低以及对妻子情感反映现实的否认，所有这一切在病人的话语中逐渐清晰起来，他的妻子最终决定结束他们的婚姻，这导致了他的创伤体验。

有时，病人话语中的一些"花絮"信息看起来很奇怪，也无关紧要，不足以引起分析师的注意。我们应该把它们看作是病人否认的现实的某个方面的可能迹象，并作为反映病人对其现实的防御组织的更广泛图景的一部分呈现。通常情况下，这种否认倾向于掩盖病人的慢性自毁行为，这种行为可能会随着时间的推移而不断累积，最终以意外的创伤情境甚至灾难的形式出现。治疗师只有对所有信息进行检查，才能获取资料，清楚地发现外部现实发展的逻辑进程。有时，现实的一个重要方面被压制了，链条中的一个看似次要的环节被强调了，整个画面要到很久以后才恢复全貌，有时甚至为时已晚。

我所描述的临床意义是，在某些存在严重精神病理的病人中，自由联想可能会被病人无意识地扭曲，以服务于他们对现实的否认，而分析师的任务是需要在治疗中将这种对现实的否认，诠释为情感上占主导地位的某个主题。然而，要诠释病人对现实的否认，就需要分析师在自己的头脑中形成一个超越病人对现实的表述的视野，一个对现实的建构，使治疗师能够澄清其含义，并揭示在病人的沟通中起作用的重要的否认机制。这意味着分析师必须通过病人对超出自己意识觉察和理解范围的那些现实的交流，来关注病人的现实，并做好准备去探索病人对现实的有意忽视，后者是病人防御操作的一部分。如果对现实的否认伴随着病人在治疗外的重大付诸行动，而这些付诸行动本身又会引起分析师对病人外部生活中发生的事情的关注，那么悖论的是，这项任务就反而变得更容易了。但是，当病人似乎没有发生重大的付诸行动，只有一些相对较小、显然不重要的事件，似乎奇怪地穿插在病人自由联想的其他材料中时，任务就变得困难得多。在分裂机制占主导地位的边缘人格组织病人的病例中，这些形式的否认很常见，这表明病人在使用自由联想进行防御，以避免对外部现实，而不仅仅是内部现实的意识觉察。

在这种情况下，分析师的诠释性干预就显得尤为困难。正如前面提到的案例材料所示，澄清病人交流中被掩盖或微妙扭曲的内容，面质病人所否认的信息的含义，以及深入诠释病人所创造的整体情境，可能看起来是对病人外部生活的"入侵"。分析师似乎采取了一种偏离技术性中立的立场，甚至可能看上去像反移情的付诸行动。事实上，在临床实践中，根据我们康奈尔大学威尔医学院人格障碍研究所的经验，我们发现这些担忧是治疗师在对重症病人进行分析时遇到的主要困难。为了保持技术性中立立场，避免对病人否认其现实的重要方面做出反移情付诸行动，许多分析师和治疗师不愿意对病人对现实的否认进行诠释干预。

以下是需要牢记的一个重要区别：一方面，支持性或再教育性的立场可能反映出分析师的反移情问题在行为上的活现；另一方面，分析师需要系统地澄清外部现实，以诠释病人对这些现实的有意否认。这种区分的困难，可能是由于治疗师缺乏对技术性中立的理解，技术性中立是指从病人内心冲突之外的立场进行干预，也就是说，治疗师应该对病人头脑中相互冲突的动态力量保持中立。有时，有力的，甚至是断然的陈述可以澄清现实，这在技术上可能是中性的，而有时，非常谨慎和深思熟虑的诠释，在病人的内心斗争中偏袒了某一方，这就不是中立的了。有时，分析师可能不愿意提出一系列相关的问题来澄清情况中模糊的一面，因为担忧这代表着对病人现实的侵入，或担忧这是分析师好奇心或自身兴趣的付诸行动，但实际上，这也是对技术性中立的一种放弃。

在精神分析界有一种常见的假设，即分析师越能通过对相关问题进行发人深省的诠释，来避免提出直接问题，他或她的分析技术就越纯粹或优雅。此外，这一假设还认为，许多问题的提出反映了分析师在技术使用上缺乏技巧，例如一个微不足道但经常听到的问题："你对此有何感想？"（Busch, 2014）。

对现实的否定，可能是更广泛的将现实分裂为相互对立的体验部分的一个因素，反映了心理内部冲突对外部世界感知的大规模投射性认同。然而，当这一过程足够粗暴（gross），表现为理想化的和迫害性的两方面体验的相互对立时，分裂操作就足够清晰，可以进行诠释性干预。这里所讨论的否认现实的更微妙的方面，通常被病人用于长期的掩盖，尤其是严重的自毁目的，缺乏对它们的感知可能会严重影响病人的生活。在非常严重的情况下，分析师除了关注病人的言语行为、非言语行为、反移情和分析领域的微妙方面之外，还有一项特殊的职责。现在，治疗师的任务还包括"扫描"病人的环境，在自己脑海中再现一个外部世界，这个世界可能由于病人的防御性需求和无意识付诸行动而被扭曲。在精神分析中，这通常是对病人的分析性倾听中一个无声的、相当明显的方面，这是因为病人属于神经症性人格组织，具有较好的自我功能，以及整合的重要他人表征，在这种情况下，对病人生活的社会心理现实的分析性评估是自然就完成的。因此，这个问题在神经症性病人的标准分析中出现得相对较少。只有在严重的边缘病理和自恋病理中，它才会成为一个主要议题，可能需要分析师的积极关注。

积极关注病人的生活现实，似乎有悖于"无忆、无欲"的诠释原则（Bion，1967）。也许我们应该在此再次澄清，"无忆、无欲"的诠释并不意味着治疗师对病人的生活史和问题以及其外部世界的性质视而不见。这意味着在每次治疗中都要真正敞开心扉，接受目前主导整个治疗情境的情感议题的影响和引导。然而，在这种唤起情境中，随着病人无意识现实和冲突的激活，相关的"记忆和欲望"也会出现在治疗师的反移情中，成为需要理解、分析性修通（analytically worked through）和诠释的材料。

在治疗开始时，对病人当前的现实、在工作和职业、爱情和性、社会生活和创造力方面的现实，以及所有这些领域中的主要矛盾进行深入、系统的病史采集和分析探索，可以提供基本的初始信息，在治疗的某个时刻，这些信息将在分析师的意识中浮现出来，从而发挥其作用。传统上，精神分析师已经做好充分准备，在脑海中形成病人婴儿期和童年期的潜在图景，但我们了解到，这必须扩展到对病人当前现实——它的复杂性、潜力和危险——的充分认识，因为正是在当前现实中，病人的无意识冲突和移情才会上演。这些认识有助于治疗师保持警觉，并意识到我们正在探索的病人对现实的否认。

旨在澄清病人现实中一个模糊和被否认的部分的干预措施，可能存在的风险是会干扰自由联想，将其转化为或暂时削弱为一种治疗性"对话"，而这些对话反过来又可能被病人用于防御目的。在分析过程中，病人和分析师之间发生的一些争论不仅表明移情和反移情在发挥作用，而且还可能满足病人正在进行的防御性努力，以避免面对移情中更深层次的无意识冲突的退行体验。分析师的过度提问会增加这种风险，因为这会将病人的思维防御性地导向了分析师想要澄清的那个模糊领域的现实方面。因此，为了保护病人和治疗，对否认现实的诠释必须慎用，并重点用于病人严重的潜在自毁领域。

在某些情况下，分析师对病人当前生活的整体看法也变得尤为重要，因为在这些情况下，某个主要的生活问题已经长期存在于病人的日常生活中，并通过继发的防御性合理化表达出来，以保持整体状况的稳定，以至于分析师忽视了对该问题的持续觉察。例如，有些病人与配偶或性伴侣保持着一种长期的疏离，他们会在无意识共谋中找到双方都感觉舒适的一种共同生活的折衷解决方案，但他们的情感亲密被埋葬，性生活被压制，双方在整体价值观、兴趣和道德承诺方面的深刻差异被否认。

病人可能会因为对自己的生活感到不满而前来接受治疗，并在初始评估中清楚地表达出被无意识冲突所抑制或瘫痪的特定领域。在整个治疗过程中，这些问题又会被习惯和常规模式所掩盖，从而导致病人和分析师之间无意识地共谋，不去探讨相应的问题。这可以看作是Baranger和Baranger（1966）所描述的治疗中无意识合谋堡垒（bastions）的一个例子。病人生活中的急性冲突、症状和创伤性发展可能会掩盖这些潜在的长期问题，这些问题虽然在病人的初始评估中被提及，但随后就被忘记了。分析师应该能够内在地保持一种对病人生活的概览，尤其是从病人未能实现的理想生活状态的角度，因为病人虽然正在遭受痛苦，但可能并没有清楚地意识到自己缺失了什么。

在治疗过程中，对病人外部生活状况的仔细审视，不仅会发现病人在否认现实方面的问题，还会发现病人与工作和职业、爱情和性、社会生活和创造力之间关系变化的整个过程。这常常会在治疗师的脑海中提出这样一个问题："是否有更多的、替代的或更好的方法可以丰富这位病人的生活体验？"很明显，治疗师的反移情反应、内疚感和拯救幻想可能会发挥作用，就像是对病人分离出去的、对于扩展自己生活体验的内疚感的一种投射性反认同（counter-identification）。然而，社会和政治限制也可能在病人的生活中发挥作用，限制了病人的视野，而治疗师可能意识到病人忽视了一些开放的探索之路。

我用TFP治疗了一位的27岁非裔美国女性，她来自纽约市最贫穷的社区。她患有幼稚-表演性人格障碍，吸毒、性滥交、工作不负责任，还有糟糕的人际关系问题。她与母亲和六个兄弟姐妹住在一间破旧的公寓里。她的父亲在她四岁时就抛弃了这个家，现在的家庭氛围十分混乱。尽管如此，病人仍能以稳定的高分从高中毕业，而她的家人似乎都没有注意到这一事实。他们的生活极其贫困。在治疗过程中，我曾一度想到，鉴于她在高中的成绩和她的经济状况，她可能有资格获得大学奖学金，这将大大提高她的长期就业可能性。在我们探讨她与男性关系中的重要受虐特征、她的自我贬低和冲动型生活方式时，我提出了这个问题。她获得了这笔奖学金，最终在当地一所大学学习并毕业，在当地一家企业获得了一个有发展前途的职位，并进入了一个受过良好教育的中产阶级社会群体。她的生活状况得到了极大的改善，找到合适男性的机会也随之增加，同时，她建立深入客体关系的能力也在不断提高。

治疗师的技术性中立立场可能会因这种干预而受到损害，但应该可以探索和诠释这种临时转变的后果。在这里，治疗师旨在澄清某些不理解的问题，以及病人回避澄清的问题，这反映了治疗师真实的、以任务为导向的好奇心，这是治疗师的诊断和治疗功能的一部分。对病人福祉的真正兴趣，作为帮助病人改善其生活体验和状况的显性治疗目标，是分析工作的一个重要方面，也是客观要求。因此，分析师需要在头脑中积极探索病人目前的整个生活状况，警惕病人对现实的否认并进行诠释，以及挖掘病人可能错过的、未实现的生活潜能，即使病人没有无意识地蒙蔽自己的潜能。积极投入的分析师在技术上可能仍然是中立的。

严重人格障碍病人在生活中无意识地表现出自毁的倾向，治疗师要创造性地为他们想象更美好的生活，这是对外界现实进行持续评估的一项重要功能。在对病人的困难进行早期诊断评估时，一个有用的方法是治疗师想象自己处于病人的境况中，处于他的身体里和具体的生活环境中。在这种情况下，我们会怎么做，才能"摆脱困境"，冲破自我设限的精神病理障碍？这种想象的情景可以将治疗目标的视野扩大到病人的预期之外，并保护治疗师的立场在治疗过程中不受病人自毁倾向的污染。治疗师的这种方法完全符合技术性中立的立场。

简而言之，病人对现实的否认既包括否认潜在的自毁付诸行动，也包括对潜在的健康成长和发展机会视而不见。治疗师的技术性中立有利于移情的全面发展和移情诠释，反过来，它又受到持续的反移情分析的保护。这些技术手段的结合可以诊断和诠释病人对现实的否认，这对严重人格障碍的病例尤为重要。技术性中立可能会受到挑战，但在这些条件下可以保持。

病人可能牺牲了自己的创造才能，但随着时间的推移，他发现这是一种无用的、不必要的牺牲，而且与他的自毁倾向有关。病人可能不会或不再意识到这种牺牲，但它仍然影响着他。一位女性可能会因为性抑制而寻求治疗，但多年来，她将这种抑制合理化为与配偶共同生活多年的正常结果，夫妻关系中也缺失了浪漫的方面，而丈夫在她长期缺乏回应的情况下失去性兴趣，又强化了这种缺失。病人可能会在开始分析时表示希望解决某个问题，然后几个月都不再提及这个问题，无意识地让分析师的注意力也远离这个问题。特别是在自由联想明显琐碎化的情况下，在一段时间内会谈似乎没有任何进展的时候，或者当病人谈论的内容总是一些外部现实的日常事务时，治疗师可能会出现某些反移情反应：在此期间，分析师会分心，与病人无关的事情会闯入脑海，而事实上，分析师可能是在对现在活跃于主体间领域的动力做出反应，而不是集中于病人自由联想的言语互动中表达的内容。在这种情况下一个有用的方法是，分析师需要在自己的头脑中思忖病人的整体情境：有哪些重要议题影响着病人的生活，却没有在治疗中被提及？此时病人表面上的平静和肤浅的情感交流，分析师被这种气氛所污染的反移情，以及被分裂出去的、持续存在的重大未解决议题之间，是否存在某些不一致？

这种情况不同于我们之前探讨的病人对现实的否认。现在，病人的整个生活状况成为分析师关注的焦点，分析师可以提出这样的问题：未解决的重大慢性议题与目前治疗中的"琐碎化"之间有什么关系？只要分析师在头脑中提出这些问题，往往就会改变主体间场域的性质，分析师更能够觉察到，在移情和反移情的思维和幻想中，一个被忽视的主题是如何以微妙的方式出现的。当它与移情/反移情发展的其他方面联系在一起时，就可能会成为会谈中的情感主导主题。我认为，这代表了 Betty Joseph（1985）的"整体移情"概念的另一种扩展。"整体移情"包括了在会谈中没有直接表达，但通过分析此时的治疗与病人外部生活之间的总体关系，而痛苦地恢复的心理现实。

将这一议题纳入治疗会谈内容的诠释性干预，可能会被病人视为对其当前生活平衡的创伤性入侵和干扰。重要的是，这种干预必须明确地与病人生活中的重要议题相对应，这些议题的解决可能会提高病人的效能和福祉，而不是代表分析师自己对完美生活安排的意识形态假设，人为地强加于病人当前的生活平衡上。

关于否认现实的评论和分析师对病人生活全部现实的关注，表明了分析师在帮助病人获得更好的生活体验的兴趣，和尊重病人为自己建立的生活平衡之间的微妙平衡。这可能会成为投入与谨慎之间的冲突，而不应该是出于"治愈的狂热"（furor sanandi）的付诸行动。然而，它指出了一项隐含的分析任务，即帮助病人改善生活，而不仅仅是解决促使其接受治疗的症状和困难。通常，这个扩展的目标无法实现，但有时它可以指明治疗的方向。

本章在 TFP 的整体技术方法中提出的技术修改，涉及对奇怪或离奇的信息进行积极集中的询问，这些信息可能反映了病人自毁倾向的无声的或被掩盖的严重付诸行动。无意识地，病人可能会试图阻止治疗师意识到自己正在准备或实施危险的自毁行为。这就需要治疗师澄清、面质和诠释病人对现实的否认。此外，病人对自己的期望、抱负和人生目标的自我设限，构成了一种更广泛、更微妙但却非常重要的自我挫败倾向的表达，治疗师应适时提出这些问题。这也隐含在病人对现实的否认中。

结语

有人可能会认为，本章所讨论的提问和面质干预有利有弊。在其缺点方面，我们可以举出对自由联想的潜在干扰，以及将治疗工作暂时转变为病人与治疗师之间的对话，这可能会被病人用作一种防御手段。提出问题还可能暴露治疗师的意图，降低技术性中立的立场。所有这些都是负面的。

积极的一面是，在前面提到的背景下提出问题，会将探索领域扩展到外部现实中的移情发展，甚至超出 Betty Joseph 所指出的领域。针对病人正在活现严重自毁行为的领域提出有针对性的问题，可能会为病人赢得时间，并保护其免于做出会造成严重伤害的付诸行动。针对病人自我设限的生活目标提出问题，可能有助于扩大和丰富病人的生活。最后，这种方法与 TFP 的整体理念是一致的，后者建议治疗师在每次治疗中都要"不耐心"，但在长期治疗中保持始终如一的耐心。

参考文献

Baranger W, Baranger M: Insight and the analytic situation, in Psychoanalysis in the Americas. Edited by Litman R. New York, International Universities Press, 1966, pp 56–72

Bion WR: Notes on memory and desire. Psychoanalytic Forum 2:272–273, 279–290, 1967

Busch F: Creating a Psychoanalytic Mind: A Psychoanalytic Method and Theory. London, Routledge, 2014, pp 78–87

Joseph B: Transference—the total situation. Int J Psychoanal 66:447–454, 1985

严重人格障碍的治疗：
攻击性的解决与爱的修复

第 15 章
哀悼过程的长期影响①

在早先的一篇论文（Kenberg, 2010）中，我指出了哀悼过程的一些方面，我认为这些方面在文献中没有得到充分考虑。我提出，哀悼是一个永久的过程，对一个人的心智结构、总体客体关系以及加深对自我和他人主观体验的理解的能力都有深远影响。我认为，哀悼过程的最终结果是巩固与失去的客体之间的永久关系，同时仍然将客体的某些特征内化为自我体验的一部分。这一发展指向双重的认同过程：将失去的客体的某些方面纳入自我，以及建立自我表征与失去的客体的表征之间的永久二元关系。自我的这一发展与自我理想的新发展是一致的，在失去的客体的生活愿景（life project）被内化的背景下，超我的功能总体上得到了修改。后者是指在自己的自我理想中认同了失去的客体生前希望实现的目标、会说的话或做的事、会有的反应或感受、会期望自己实现的目标，以及希望悼念者实现的目标。

尽管如此，哀悼的过程仍会继续，因为失去的客体会让人反复感到痛苦，失去的客体会成为一个永久痛苦的"不在场的存在"，与这种体验相关的是，因为生前没有充分了解失去的客体，以及客体在世时被辜负而产生的内疚感被重新激活。过去与客体的关系越矛盾，这种负罪感就越痛苦，以至于可能产生具有明显病理特征的病理性哀悼。在后一种情况下，对无法弥补现实或幻想中的内疚感的绝望会反映在抑郁症状上，并导致可能出现自杀的愿望，作为消除深层内疚感的愿望的表达。内隐的动力可能涉及这样的幻想，即自我毁灭（self-elimination）将使自我中好的部分存活下来，与此同时，自我中所有坏的部分都将被摧毁，这反映了消极的情感，包括对失去的客体的憎恨，以及相关的将所憎恨的客体部分

①本章最初于2013年1月20日美国精神分析学会冬季会议上作为论文提交；本章最初发表为Kernberg OF: The Long-Term Effects of the Mourning Process, in *Grief and Its Transcendence: Memory, Identity, Creativity*. Edited by Tutter A, Wurmser L. London, Routledge, 2016, pp.89-94. 版权所有 © 2016 Routledge/Taylor & Francis Group. 经许可改编。

无意识地内摄为自我的一部分。在极端情况下，对永久性丧失的绝望与但丁《神曲》中的"地狱入口"所刻文字象征的定罪一样："凡是进入这里的人，将放弃一切希望。"

不过，本章的目的是描述在理想条件下的哀悼过程，在这种条件下，矛盾心理没有那么明显或极端，哀悼过程重新激活了 Freud [1917(1915)] 和 Melanie Klein（1940）所描述的正常哀悼过程，按照 Melanie Klein 的理论，这也引发了抑郁心位的重新激活和重新修通，后者是这种哀悼的核心过程。

在我与我在早些时候的文章（Kernberg, 2010）中描述的那些人（他们在共同生活了几十年后失去了配偶，并再婚，我对他们进行了广泛的访谈）初次接触大约 5 年后，我再次访问了他们，想知道在这 5 年中他们身上可能发生了哪些进一步的变化。（我联系到了他们中的大多数人，此外我进一步回顾了病人的资料和我自己的经历，我自己的生活也经历了类似的变化。）

首先，我在之前的工作中总结的主要观察结果基本上仍然成立。再一次，在这些采访中，哀悼反应被重新激活，受访者提供的信息与他们在 5 年前的初次采访中报告的经历相似，在某些情况下可能有所减弱，尽管如此，在当前日常生活状况引发的过去经历突然出现的情况下，哀悼反应仍强烈而活跃地重新激活。然而，除此之外，还出现了以前没有被如此清晰地观察到的新元素。

首先，我发现这些人对潜在的重病和死亡的态度普遍发生了变化。当他们预料到自己和身边的人可能患上重病或死亡时，他们的焦虑情绪不再那么严重。这种对死亡和临终恐惧的减少有时令我的调查对象自己都感到惊讶。他们说："如果他能经历这些，我也能做到。"在想象自己的死亡过程时，他们有一种与逝去的爱人相伴的感觉，甚至在没有任何宗教倾向或信念的人身上，他们也会幻想自己死后可能与逝者重逢。死后重逢的感觉在应对自己的死亡时具有重要的功能，尤其是当他们对于逝去的伴侣对自己的爱具有强烈的信念时。从精神分析的角度来看，这可能源于俄狄浦斯期和前俄狄浦斯期的经验，是内化母亲形象的爱的持久性的保证。对于那些有宗教信仰并已再婚的人来说，他们会产生这样的幻想和疑问：在两个人（过去的配偶和现在的配偶）的爱相互竞争的情况下，他们会发生什么。C.S.Lewis在其戏剧性的自传体散文《哀悼记录》（*A Grief Observed*; Lewis, 1961）中也探讨了同样的问题，在这篇文章中，他为自己解决了这个痛苦的问题，假定在上帝的爱中，所有其他的冲突都可以调和。从心理动力的角度来看，我们可以认为这意味着，俄狄浦斯期的三元关系在死后被投射到幻想的世界中，以及围绕直接和反向三元关系的冲突的防御性否认或升华性解决的相应努力（Kernberg, 2012）。

给我留下深刻印象的是，所有接受访谈的人似乎都对冲突持一种更普遍的宽容态度，同时也更能理解曾与他们发生过严重冲突的其他人的观点，并更能原谅那些曾让他们失望或对他们怀有敌意的人。这种更大程度的宽容似乎与对一般人际关系的矛盾性的更大宽容、对其他人的体验和动机的更大好奇心，以及对正在经历哀悼过程的其他人的更理解和更自由的帮助感密切相关。虽然其中一些变化可以归因于一般情感的成熟和自我反思的加深，这是基本正常的个人发展过程的一种表现，但在我再次访谈的对象中，这一过程的强度在他们看来显然与对失去的客体的长期哀悼这一持续的微妙过程有关。

这种更大程度的宽容可能会延伸到对失去的客体的幻想中。例如，在内疚感尚未消除的情况下，被悼念的客体也可能会对幸存的伴侣表现出更多的宽容和原谅。在幸存者死后渴望重逢的幻想中，可能会包括这个更加仁慈和宽容的失去的客体。在病理性哀悼的情况下，可能会出现相反的情况：作为抑郁症状的一部分，病人可能会体验到一种可怕的幻想，幻想自己在来世的这种重逢中会遭到拒绝，从而导致恐慌性的被遗弃感扩大。

回到访谈上来，几乎所有的受访者都有一个共同的体验，那就是对生活中其他丧失的思考和反思增多了，他们重新回顾了最初可能几乎是边缘性的、几乎没有被注意到的哀悼过程，这些哀悼过程涉及的不是关系密切的亲戚和朋友，但对自己哀悼的父母、子女或兄弟姐妹的哀悼过程尤其如此。重温过去的哀悼过程，往往伴随着过去失去的爱的客体（特别是自己的父母）出现在梦的显性内容中，通常是在幼年或青春期的场景中，做梦者既是孩子，又是现在的成年人，与失去的客体的活生生的形象联系在一起。旧有的冲突被重温，同时在梦中的互动中表达了对这些冲突的新的认识，因此，过去的生动重复和今天对过去的反思都浓缩在梦境体验中。在这些生动的梦境中，经常涉及与失去的伴侣之间戏剧性的、现实性的新体验，这在梦醒后自然会令人感到痛苦。

一位受访者告诉我，他觉得自己生活在两个世界里：一个是日常现实世界，他沉浸在当下人类世界的现实中；另一个是梦境世界，在梦中，他已故的妻子会自然而然地与他当下的经历联系在一起，与他当下的亲密关系网络相关联——在梦中，这种情景会显得非常逼真。

受访者对当前的亲密关系和友谊的细微差别有了更敏感的认识，这似乎是与上述过程同时发展起来的：对亲密关系的重要性和友谊的相互性有了更深入的理解和认识。我的一位研究对象提到了Octavio Paz关于"友谊是生命之树上的叶子"的论述，这在他丰富日常生活的具体体验中得到了体现。

虽然时间体验的加速是人类衰老过程中的一种普遍体验，但对于那些因失去与自己有着多年亲密关系的人而感到悲痛的人来说，这一过程似乎更加突出。在童年和成年早期，外部现实似乎是稳定的，而个体的经历却处于快速变化的时期；在晚年，外部现实的变化让人感觉到一种存在的短暂性，这两者之间的正常对比似乎由于严重的丧失而得到加强，让人对变化和体验的短暂性更加敏感。这反过来又加深了人际关系的强度和价值，以及更理解自己和他人人格的复杂性。至少在我再次访谈的一些人中，这也加深了他们对艺术的体验，以及对道德和审美领域永久价值的追求。一个人提到了Dali的著名雕塑"背负时间的马"（Horse Saddled With Time），在这件雕塑中，达利的一个毯子状的柔软表面的时钟拥抱着一匹疲惫、紧张和惊恐的奔马的背部，这反映了体验的短暂性。另一个人简明扼要地指出，在不断变化的世界中，与所爱之人的关系是唯一稳定的现实。显然，个人冲突、焦虑和挑战决定了一个人对时间流逝的各种反应，但对时间流逝的强烈意识似乎与长期的哀悼过程有关。

与人们对体验和外部现实的短暂性的高度认识形成对比的是，我采访的一些人提到了他们对与逝者具体相关的物品所产生的意想不到的反应。对逝者来说很珍贵的物品——一件首饰、一幅画、一首歌、与逝者兴趣密切相关的艺术品或文学作品——的意义和影响会得到增强，引发短暂而深刻的哀悼反应。这些就像是瞬息万变的现实海洋中的一种记忆"礁石"。大多数受访者都对自己遇到这些物品时突然产生的强烈哀悼反应感到惊讶。有一个人提到了 Paul Klee 在他疾病晚期创作的一幅天使画，这幅画是他的亡妻在去世前几个月送给他的。在他办公室的墙上，这幅画成了他与妻子直接联系的桥梁，成了他们关于 Klee 艺术和生活的对话的记忆，也成为了他们之间一种无声的交流。

对于精神分析师和精神分析性心理治疗师来说，深刻哀悼过程的个人经历可能会提高他们对病人哀悼过程做出反应的能力。这可能会让他们更加明白，病人需要一个开放的空间，治疗师需要有能力完全容忍、理解和陪伴病人的痛苦，而不是过早地对这一过程进行安抚或封闭（foreclosure）。在这个关键时刻，帮助病人的最佳方式是允许他们与治疗师充分分享他们对失去的客体的体验，即在治疗的内容中，允许这个"不存在的客体"的存在。这会使得失去的客体在双方的情感体验中变得鲜活起来，随着这些记忆成为治疗中的一个共同现实，失去的客体在病人精神生活中的永恒性就会日益增强。治疗师对病人不能容忍哀悼过程的敏感性可能会增加他们对偏执退行的诊断，这种偏执退行表现在：病人将死亡归咎于他人，并以愤怒和复仇的愿望作为反应；以及病理性的哀悼反应——严重的、非现实的内疚感和自责，并伴有抑郁症状和潜在的自杀冲动。无法容忍正常哀悼的这些表现的分析性解决，可以帮助病人容忍和体会正常的哀悼过程。在这种情况下，也许最大的治疗挑战是对哀悼过程的否认，这是自恋病理的一个方面。病人可能会对外界看来的重大丧失表现出一种冷漠感，这可能会引发治疗师强烈的负性反移情反应。分析师深刻地意识到，在无意识地贬低失去的客体的同时，病人也在削弱自己的内在生活，这可能会增加分析师对这种反移情反应的容忍度和修通能力。当然，这种彻底的冷漠不应与对难以忍受的哀悼的防御性躁狂反应相混淆，后面这种对抑郁的否认似乎更容易整合和修通。

总之，如果所有真正的学习本质上都是痛苦的，那么从哀悼过程的长期影响中获得的学习，可能是深入了解亲密人际关系及其对丰富生活的贡献的最痛苦的一种学习。其基本机制包括：在爱胜过恨的背景下，与重要客体的关系被内化到自我和超我结构中；能够容忍抑郁心位，而不是陷入自恋和偏执结构的退行防御或病理性哀悼；相应的修通抑郁心位的能力，以及在心智结构中恢复和加深与内化的好客体的关系的能力。

参考文献

Freud S: Mourning and melancholia (1917[1915]), in Standard Edition of the Complete Psychological Works of Sigmund Freud, Vol 14. Translated and edited by Strachey J. London, Hogarth Press, 1957, pp 237–260

Kernberg O: Some observations on the process of mourning. Int J Psychoanal 91(3):601–619, 2010 20590930

Kernberg OF: The Inseparable Nature of Love and Aggression: Clinical and Theoretical Perspectives. Washington, DC, American Psychiatric Publishing, 2012, pp 263–264

Klein M: Mourning and its relation to manic-depressive states. Int J Psychoanal 21:125–153, 1940

Lewis CS: A Grief Observed. San Francisco, CA, HarperCollins, 1961

第16章
关于精神分析教育创新的建议①

在本章中，我提出精神分析教育需要朝着两个表面上相互矛盾，但本质上相互联系、不可或缺的互补方向发展：

1.一套清晰、准确、以科学为基础的理论体系，反映其对心理科学及其应用的特殊贡献，一门真正的动力无意识科学，而不是"普世"地容忍未经证实的平行或矛盾的信仰体系。这种科学方法也应适用于治疗技术干预系统，该系统应敏锐、精确、全面，并能接受科学的实证检验。

2.对治疗情境中的情感反应和互动进行诚实、开放、无愧于心的主观和存在性探索，即在技术框架内，对治疗过程中实际存在或消亡的东西采取一种浪漫的态度。本讨论将详细阐明实现这些目标的步骤。

精神分析教育结构的革新

我认为，精神分析教育的停滞不前和潜在的专制结构在很大程度上源于当今的培训分析系统，它是抑制教育过程的一个主要来源。在早先的研究（Kernberg, 2006a, 2007）中，我探讨了对我们的教育方法论变革的防御性保守主义、对理论和技术的概念方面的教条主义方法，以及将培训分析师作为优秀的临床医生、理想的督导和研讨会领导者以及机构的行政领导者等无法解决、无法分析的理想化问题，是如何紧密联系在一起的。精神分析机构与科学和学术机构之

①本章最初作为论文提交给2014年10月9日在冰岛雷克雅末克举行的国际精神分析大会。

间的保护性隔离，师资队伍的限制使得相关学科的学者无法参与到核心教育事业中来，候选人的幼稚化（他们对培训分析师的理想化无法完全解决），对不同于任何特定机构主导方法的其他想法和思想流派的不信任——所有这些都是培训分析系统的主要症状，并在最近的文章中得到了相当广泛的分析和记录。

我建议，通过建立一个类似于精神病学专业认证委员会的精神分析专业委员会，来确保对精神分析师毕业生进行符合现实的质量控制。这样一个委员会将为所有经过一定年限（5年左右）的毕业生提供精神分析认证，这将为毕业生在毕业后增加"一代"高级或已完成的精神分析提供可能性。尽管我们迫切需要对精神分析治疗能力的客观标准进行研究，但在实践中，对所有毕业生的能力进行评估应该是可能的。近年来，作为培训分析师选拔方法发展的一部分，我们在评估他们在进行精神分析性治疗方面的技术专长的掌握情况方面积累了经验。有了这些经验，再加上对他们的理论知识进行评估相对容易，如果认真尝试的话，应该可以对他们的能力进行评估。Körner（2002）令人信服地指出，精神分析能力可以从理论知识、技术专长和精神分析态度三个方面进行评估。开发理论知识工具应该不会有太大困难；而且，有经验证据表明，精神分析性心理治疗的技术经验水平是可以评估的（Mullen et al., 2002）。此外，关于精神分析的态度，Tuckett（2005）提出了一种令人信服的方法来评估分析师的态度，即分析师对病人材料的直观理解、分析师在头脑中形成相应构想的能力以及分析师以适当干预方式传达这种构想的能力。这种建议的方法与目前评估培训分析师候选人的做法相吻合，即让候选人展示其分析工作中的部分对话，并做好准备讨论病人的动力，以及他在此背景下的理解和干预。

要获得认证的候选人需要在其毕业后的5年工作经验中完成足够的分析工作，这种期望可以通过其他途径得到现实的扩展，以达到临床能力的要求。这些途径包括适当的精神分析治疗以及精神分析性心理治疗的经验、精神分析相关的出版物，或者其他的研究来证明毕业生继续使用他的精神分析教育来进一步发展知识和深度，以理解无意识冲突以及它们对人格和心理功能的动机影响，并将这些知识应用于精神分析取向的治疗。

严重人格障碍的治疗：
攻击性的解决与爱的修复

同样，尽管我们承认在分析能力标准的可操作性方面进展甚微，因此无法完全消除相应决策过程中的随意性，但从现实情况来看，通过结合知识、技术成熟度和分析性态度，再加上毕业后一段时间内兴趣发展的性质，应该可以确认这些精神分析师的专业性，以证明认证的合理性，并随之获得对候选人进行分析的授权。

　　在我所建议的这个模式中，督导职能将与临床精神分析师的认证完全脱离。对于有才能的督导师的选拔将从他们的候选年级就开始，如果他们在小组研讨会中发挥创造性和澄清功能，其能力将得到认可，在毕业时，通过进一步能力评估后，他们可以被任命为助理督导师。督导师也可以从其他渠道选拔，如通过在学会研究小组中担任督导师的公认同行，或在临床心理学或精神病学部门中担任精神分析性心理治疗的督导师的公认同行。

　　强调对精神分析机构的学术生产力和研究的评估，会引出一个相关的问题：精神分析机构与大学之间的关系。我曾在其他地方更详细地探讨过这个问题（Kernberg, 2011），我只想在此总结一些主要结论。我认为，精神分析教育中的研究功能和学术性对于精神分析作为一门专业和科学的生存至关重要。从长远来看，它们将增加精神分析机构在大学环境中重新定位的必要性和客观压力。这种关系的替代模式已经存在，包括在精神病学或临床心理学系内设立精神分析研究所，或将精神分析学院作为精神分析"中心"的一部分——在大学内设立各种分支机构，或作为独立的大学研究所与多个大学学院建立联系（Ferrari, 2009; J.Körner, Personal communication, 2009; Levy, 2009）。无论如何，这些不同的整合或联合模式将通过把精神分析机构的专业和临床资源，与大学机构的研究专长和财政资源相结合来促进研究，从而推动与精神分析理论、技术和应用相关的或代表了精神分析理论、技术和应用的联合研究项目。

　　同样的道理，这种关系也会打破精神分析学院在知识上的孤立，允许任命杰出的大学教授担任学院研讨会的负责人和常驻学者，并向那些可能没有接受过精神分析训练，但对精神分析这门科学有着浓厚兴趣的学者和研究方法专家开放精神分析学院的行政机构。这样，精神分析学院内的理论、临床和应用研讨会就能带来跨学科研究的深度和激情，并通过向大学师生开放学院的研讨会而得到进一步提高，这样，只有精神分析技术的高度专业化研讨会才会保留给精神分析候选人（希望到一定时候，精神分析性心理治疗方面的资深学员也可以参加）。

该精神分析教育模式的另一个重大变化是，候选人的分析师将不再自动在学院的组织结构和领导职能中占据一席之地。我的建议是，学院的行政领导层由监督机构代表、研讨会负责人、研究机构代表和学生代表组成。全体教师将参与学院院长的遴选。学院领导者有权任命各委员会的领导，并对学院、精神分析学会和精神分析学院可能运作的大学环境负责。虽然学院执行委员会和全体教职员工之间可能会有不同的安排，但这种模式强调"功能性地"（以及民主地）选择督导师、研究教师、研讨会负责人和学生会代表作为精神分析学院执行委员会的成员。

研讨会负责人的任命将与认证程序分开。精神分析的理论、临床、科研和应用等科目应由该领域公认的专家讲授，包括对相关学科的精神分析理论感兴趣的非分析师专家和科研方法专家。

我曾多次提到，在学院的整个教育活动和组织结构中，科研人员（包括分析师和非分析师的专家）都应参与学院的学术生活。在每个精神分析研究所内设立一个专门的科研部门是非常可取的，一旦人们认识到发展新知识的根本重要性，并将其视为精神分析教育的一个重要组成部分，这个目标应该不难实现。包括执行委员会在内的整个学院委员会结构中都有科研型教师的代表（无需考虑这些科研专家是否为精神分析师），他们应支持研讨会负责人提出重要的科研兴趣问题，并邀请和促进候选人和教师参与具体的研究项目，为候选人提供研究咨询和辅导，为特别有研究兴趣的候选人提供指导，并举办专门的研讨会，作为研究方法的选修课（Kernberg, 2006b）。

我所建议的模式还意味着要选择对学术感兴趣、积极进取的候选人，并在对他们进行精神分析教育的同时培养他们的学术事业。这与过去许多机构几乎只致力于精神分析培训和实践，将"培训分析师"理想化为激励精神分析候选人的唯一理想职业阶梯的倾向形成了鲜明对比。

精神分析机构的另一个主要但目前尚未充分发展的功能是，将精神分析理论和技术应用于广泛的衍生心理治疗方法的教学和研究：基于精神分析原则的个人、伴侣、家庭和团体心理治疗——简而言之，发展广泛的心理治疗模式和专业知识，从而提高精神分析与心理健康专业的相关性。这种努力的一个自然结果，就是研究不同治疗方式的有效性及其适应证和禁忌证，从而消除目前的一大矛盾：即一方面，当今精神分析培训几乎完全以教授标准精神分析技术为目的，而另一方面，精神分析师在其主要的日常实践中使用的精神分析性心理疗法却恰恰在传统精神分析教育中没有被教授，或仅给予粗略关注且普遍被低估。

精神分析理论的当代方法

我建议，在讲授弗洛伊德的最终理论观点所反映的经典精神分析理论的清晰轮廓的同时，还应该讲授对这些理论表述的各个方面所提出的当代修改、问题和争议。这包括自我心理学方法与克莱因学派、英国独立学派、关系学派和拉康学派之间的当代争议。这一探讨将包括对心理装置理论，它的动机、结构和发展，无意识过程的本质，地形学理论以及防御机制的范围的考虑。这一审查将重新评估结构理论、驱力理论、俄狄浦斯情结和本我的本质，特别是与婴儿性欲的关系，以及攻击性的作用。对自我的结构和功能的研究应包括对身份认同和自我理论的考虑，以及超我在正常和病理中的作用。

我想强调的是，所有这些领域的教学任务都必须包括临近学科中发展出来的替代、补充或质疑方法，从神经生物学的发展、进化心理学、发展心理学、实验心理学、社会心理学以及与精神分析理论的各种假设相关的社会学和文化人类学的当前研究的角度，对精神分析理论进行持续的探索。显然，这些内容大部分都需要由专家来讲授，而精神分析学院可能没有这些专家，因此应该聘请这些领域的专家来贡献他们的专业知识。总之，需要结合其他相关领域的现代科学发展来研究精神分析理论。

让我用一个例子来说明这种方法：对弗洛伊德双重驱力理论的当代分析，其本身在精神分析方法中就存在争议。驱力理论提出了一个问题，即关于该理论与神经生物学中不断发展的对人类动机系统的当代研究之间的关系。具体来说就是，情感作为主要动机系统的神经生物学起源、结构和功能，以及从生命之初开始的遗传倾向、大脑结构和环境影响之间的早期相互作用的发现（Kernberg, 2012）。简而言之，情感神经科学必须在驱力理论分析的背景下进行探讨。显然，在心理机制的临床研究中，特别是冲动和防御压力、情感驱动的欲望和倾向于控制、抑制或压抑它们的相反机制之间的关系，一直是精神分析研究的对象。例如，Rainer Krause 等人对投射性认同机制进行了实证研究，并将其与情感交流的探索联系起来。对早期认知和情感互动及其与原始防御行动关系的研究，特别是对依恋的研究，是另一个从精神分析、行为和神经生物学角度进行平行研究，有时甚至是结合研究的例子。

发展和精神病理学是一个广阔的领域，精神分析的临床观察和理论可以在与相关科学的互动中得到丰富、对比和发展。

动力无意识理论及其对有意识生活的影响是所有精神分析方法的核心和统一概念。动力无意识运作的实证证据似乎已经足够充分，表明精神分析理论在当代关于不同意识状态以及陈述性记忆和程序性记忆之间关系的一般研究中，能够发挥关键作用。总之，一般精神分析理论、发展理论和精神病理学理论需要与相关的当代科研方法相互联系起来。在精神病理学方面，抑郁症的精神分析理论显然必须与抑郁症神经生物学方面的新知识联系起来，而性格病理的精神分析理论则必须与人格障碍发展过程中的神经生物学和社会心理影响方面的发展知识联系起来。同样，精神分析可能对其他科学做出了根本性的贡献，而这些贡献尚未被利用，只是以假设或假定的形式表达出来，在目前的情况下，由于缺乏精神分析教育机构发起的实证和跨学科研究，以及忽视了对科研的投资，这些假设或假定没有得到其他科学领域的重视。

精神分析技术及其应用

我认为，缺乏对精神分析技术及其在精神分析衍生心理疗法中的应用的教学和认识，是精神分析教育的一大失败。重要而又戏剧性的是，时至今日，还没有任何关于精神分析技术的综合性文本！考虑到运用精神分析技术的能力是一个人在学院内毕业和晋升的客观标准，所以并不奇怪的一点是，这一过程被充分神秘化，在评估这种能力的标准方面存在着巨大的不确定性和模糊性，并在"培训分析师"系统中体现出这些评估的巨大主观性。

我相信，我们已经有足够的证据来证明不同流派的精神分析技术原则的基本共性，以证明存在一种明确的、共同的、基本的精神分析技术，并界定不同的精神分析方法在使用核心技术上的差异。在本章中，我将不再详述对这一问题的分析，但我认为，诠释、移情分析、技术性中立和反移情分析构成了精神分析技术方法的基本要素，而这四种技术的综合运用又被应用于精神分析情境的其他方面，如性格分析、梦的分析、付诸行动、活现、强迫性重复和修通的分析；以及治疗结束时的分析（见第4章和第6章）。在治疗病人时采用这种技术方法的先决条件，是指导病人进行自由联想，而分析师需要保持一种均匀悬浮注意。明确了这四种基本技术的定义，我们就可以界定其他精神分析方法对它们的具体修改。在这一领域，我们确实已经掌握了大量关于治疗有效性的实证证据，这些证据不仅来自精神分析性心理疗法的研究，这些疗法已经使用了这些技术并进行了特定的修改，而且还来自精神分析本身的实证临床研究，以及精神分析和精神分析性心理治疗之间的比较。在精神分析机构中，与教授精神分析技术的教育过程相关的证据也正在积累。令人沮丧的是，这些实证证据很少被用于精神分析教育。

现代教育技术的使用，结合对精神分析对话内容的计算机分析，以及通过录音和录像（直到几年前还遭到精神分析教育机构的强烈反对）对治疗互动的直接研究，并未被证明对分析过程有害。与支持性的心理动力学疗法相比，诠释的特定效果已经得到了清楚的证明。对移情的系统分析已被证明是治疗严重人格障碍的重要治疗手段，而在大约30年前，除克莱因学派外，各学派的精神分析假设都认为，对这种非常严重的病例采取分析方法是有风险的，而且大多是不适用的。现在，我们已经掌握了各种精神分析性心理疗法治疗严重人格障碍的适应证和禁忌证的证据。

现在，根据精神分析的理解和原则，发展精神分析性心理疗法和支持性疗法的精确技术是现实可行的。我们的培训机构一直不愿意教授这些方法，以努力保持精神分析技术的"纯粹文化"，而不顾所有证据表明这些方法有可能被区分开来，以及精神分析原则有可能在大量不可能或不适合进行精神分析的情况下得到更广泛的应用。这导致了专门从事这些特殊技术的心理治疗机构的发展，与纯粹的精神分析文化竞争，并导致了这一领域的社会混乱，也导致了我们所目睹的这一职业声誉的丧失。

保留和丰富精神分析的主观性、主体间性和存在主义方法

精神分析与其他科学工作之间协同作用的主要障碍源于这样一种假设，即每一种精神分析情况都是两个人之间的独特关系，因此不适合客观的科学测量。有一种天真的假设认为，分析师在倾听的过程中均匀地悬浮注意力，或者努力在每次治疗中"无忆、无欲"，对病人的材料敞开遐想，这将为精神分析的理解和诠释提供基本的、唯一的先决条件。我认为，这种假设是一种偏见，它源于对清晰准确的技术方法的含义缺乏认识。对病人和治疗师之间正在发生的事情的直觉，显然是所有理解和分析工作的基础。自由联想的内容、病人的语言交流和情感表达、其行为的非语言表现以及沟通的情感基调都会影响分析师，并构成其直觉理解的基础。语言交流、非语言交流和移情结合在一起，构成了治疗师进行诠释和移情分析所依据的原材料。对移情的分析是重要信息的来源，分析师从技术性中立（这并不意味着漠不关心或疏远，而是一种带着关切的客观性）的角度进行干预，为病人在分析过程中引入的特定情感体验的表达开辟了领域。精神分析

师对这一经验的开放态度，与对如何获取和使用这一知识的清晰理解并不矛盾，也与精神分析师如何将其理解转化为新的理解并传达给病人并不矛盾。正如 Fred Busch（2014）所指出的，近期的所有技术分析方法都已发展为主要关注"此时此地"移情中活现的客体关系，以及将分析师直观捕捉到的材料转化为病人的表征意识，以反映之前无法体验和反思的东西。我认为，关于"什么是正确的诠释？"的主要争论通常与病人所活现的内容的起源学因素有关，在这方面，治疗师的理论取向显然会影响其分析技术，应该加以阐明，并接受实证调查。我指的是，冲突是源于前语言发展时期，还是源于古老或高级俄狄浦斯期的发展和支配水平。通过对此时此地互动中发展的无意识过程的最佳理解，起源学的问题可以在整个治疗中得到澄清。我的观点是，在一个人的理论取向中，对当前精神分析情境的开放、直观的认识不仅是必要的，而且是可以仔细研究的。理论上的差异，不应成为临床和应用精神分析研究的障碍。理论决定一切，关于人格、发展、精神病理学和治疗的精神分析理论的科学性及其科学评价，以及对治疗干预技术及其理论基础的评价，将决定这一行业以及理论本身的未来。

参考文献

Busch F: Creating a Psychoanalytic Mind: A Psychoanalytic Method and Theory. London, Routledge, 2014

Ferrari H: IUSAM-APdeBA: a higher education institute for psychoanalytic training. Int J Psychoanal 90(5):1139–1154, 2009 19821859

Kernberg OF: The coming changes in psychoanalytic education: part I. Int J Psychoanal 87(Pt 6):1649–1673, 2006a 17130087

Kernberg OF: The pressing need to increase research in and on psychoanalysis. Int J Psychoanal 87(Pt 4):919–926, 2006b 16877244

Kernberg OF: The coming changes in psychoanalytic education: Part II. Int J Psychoanal 88(Pt 1):183–202, 2007 17244574

Kernberg OF: Psychoanalysis and the university: a difficult relationship. Int J Psychoanal 92(3):609–622, 2011 21702747

Kernberg O: The Inseparable Nature of Love and Aggression: Clinical and Theoretical Perspectives. Washington, DC, American Psychiatric Publishing, 2012

Körner J: The didactics of psychoanalytic education. Int J Psychoanal 83(Pt 6): 1395–1405, 2002 12521538

Levy ST: Psychoanalytic education then and now. J Am Psychoanal Assoc 57(6):1295–1309, 2009 20068242

Mullen LS, Rieder RO, Glick RA, et al: Testing psychodynamic psychotherapy skills among psychiatric residents: the psychodynamic psychotherapy competency test. Am J Psychiatry 161(9):1658–1664, 2004 15337657

Tuckett D: Does anything go? Towards a framework for the more transparent assessment of psychoanalytic competence. Int J Psychoanal 86(Pt 1):31–49, 2005 15859220

专业名词英中文对照表

A

accretion　浓缩

acting out　付诸行动

affiliative　亲附性

agentic panic system　代理恐慌系统

agreeableness　宜人性

alternation　角色反转

analytic field　分析性场域

analytically worked through
　　分析性修通

antisocial personality disorder
　　反社会性人格障碍

archaic　原始

attachment-separation panic system
　　依恋-分离恐慌系统

aversive perceptions　嫌恶感觉

aversive　厌恶性

avoidant personality disorder
　　回避性人格障碍

awake life dreaming　清醒生活梦

B

bastions　堡垒

borderline personality disorder
　　边缘性人格障碍

borderline personality organization
　　边缘人格组织

C

categorical　类别

central phobic position　核心恐惧位置

characterological features　性格特征

chronic enactment　慢性活现

clinging　纠缠

clinical test batteries　临床测试组

common sense　常识

complementary identification
　　互补性认同

compromise formations　妥协形成

concept of the self　自我概念

concordant identification　一致性认同

confrontation　面质

conscientiousness　尽责性

constellation　组合

contagion　传染

contradiction　矛盾律

conversion reactions　转换反应

counter-disqualification　反贬低

counter-identification　反认同

counterphobic　反恐惧

counter-transference　反移情

D

"dead mother" syndrome
　　"死妈妈"综合征

day residue　白日残留

declarative memory　陈述性记忆

defensive hypomanic reaction
　　　防御性的躁狂反应

denial　否认

de-objectalization　去客体化

depressive personality disorder
　　　抑郁性人格障碍

depressive position　抑郁心位

devaluation　贬低

direct and reverse triangulation
　　　直接的和反向的三角关系

displacement　置换的

dissocial syndrome　社交紊乱综合征

dissociated　解离

dominant affect　主导情感

dyadic relations　二元关系

dynamic unconscious　动力性无意识

E

effortful control　意志控制

ego ideal　自我理想

ego identity　自我认同

ego-dystonic　自我失调的

ego-syntonic　自洽的

embodied self　具身自我

emotional enactment　情感活现

emotional valence　情感效价

enactment　活现

enmeshed　纠缠型

envy　嫉羡

equivalency　等同

erotic potential　情欲潜能

erotic system　情色系统

excluded　被排除在外的

existential approaches　存在主义方法

existential decisions　存在决定

extratransferential　额外移情

extraversion　外向性

F

feeding system　进食系统

fight-flight system　战斗 - 逃跑系统

five-factor system　五因素系统

foreclosure　封闭

furor sanandi　"治愈的狂热"

G

gating function　门控功能

gaze perception　注视感知

genetically determined　基因决定的

grandiose self–devalued self
　　　夸大自我 - 被贬低自我

H

here and now　此时此地

historical self　历史自我

histrionic personality disorder
表演性人格障碍

holographic　全息

homeostasis　内环境稳定

hyperreactivity　过度反应

hypochondriasis　疑病综合征

hysterical personality disorder
癔症性人格障碍

I

identity diffusion　身份认同弥散

identity formation　认同形成

identity　身份认同

impatience　不耐心

infantile personality disorders
幼稚性人格障碍

instrumental memory　工具性记忆

intentional states　意图状态

internalized object relations
内化客体关系

internalized value systems
内化价值体系

interpretation　诠释

intersubjective　主体间性

L

latency years　潜伏期

life project　生活愿景

linguistic self　语言自我

M

masochistic intolerance　受虐式不容忍

masochistic scenarios　受虐场景

mentalization-based therapy
心智化治疗

moralistic　道德说教的

moral　道德的

N

narcissistic Pathology　自恋病理

narcissistic personality disorder
自恋性人格障碍

negative therapeutic reaction
负性治疗反应

negativism　消极能力

neurotic personality organization
神经症性人格组织

neuroticism　神经质

nonavailability　不可得

nonrepressive inhibition
非压抑性的抑制

non-self-recognition　不认识自己

O

object constancy　客体一致性

obliteration of sexuality　性欲泯灭

obsessive-compulsive personality disorder

强迫性人格障碍

omnipotent control　全能控制

openness　开放性

oracles　神谕

organized perversions　有组织倒错

orientation　定向

P

paranoid personality disorder

偏执性人格障碍

paranoid stance　偏执立场

paranoid-schizoid position

偏执 - 分裂心位

parental relationship　父母式关系

partial　部分

part-object relations　部分 - 客体关系

past unconscious　过去的无意识

pathological mourning　病理性哀悼

peak affect states　高峰情感状态

personality constellations　人格集群

personality features　人格特征

personality traits　人格特质

perverse scenario　性倒错场景

play-bonding system　游戏 - 联结系统

preconscious　前意识

pregenital　前生殖期

present unconscious　现在的无意识

primitive dissociative　原始解离

primitive idealization　原始理想化

private self　私人自我

projection　投射

projective identification　投射性认同

proto-self　原型自我

pseudo stupid　假愚蠢

pseudopsychopathic schizophrenia

假性精神病态型精神分裂症

psychic functions　心理功能

psychoanalytic psychotherapy

精神分析性心理治疗

psychodynamic　心理动力学

psychopathic　精神变态

psychopathology　心理病理

psychopathy　精神变态

Q

quasi-delusional　准妄想

R

reaction formations　反应形成

reactive reinforcement　反应性增强

reformulating　重构

relational approach　关系方法

relationist　关系主义

repetition compulsion　强迫性重复

representations of self　自我表征

representations of the object　客体表征

reproduce　再现

reverie　遐思

role reversal　角色反转

S

sadomasochistic　施受虐

schizoid personality disorder
　　分裂样人格障碍

schizotypal personality disorder
　　分裂型人格障碍

selected fact　选定事实

self psychology　自体心理学

self-determination　自我意志

self-direction　自我导向

self-elimination　自我毁灭

self-mutilating　自残性的

separated　分离

sexual identity　性认同

sexual involvement　性卷入

sexual openness　性开放

sexualized　性欲化

social pathology　社会病态

sociopathic personality disturbance
　　社会病态人格障碍

somatization　躯体化

spectrum　连续谱

split　分裂

strategic　策略性

subjective experience　主观体验

subjectivity　主体性

superego deterioration　超我恶化

superego　超我

syndrome of arrogance　傲慢综合征

syndrome of perversity　性倒错综合征

T

tactical　战术性

technical neutrality　技术性中立

temperamental predispositions
　　气质倾向

thick-skinned　厚脸皮

thin-skinned　薄脸皮

tiefenpsychologisch fundierte psychotherapie
　　基于深度心理学的心理疗法

total transference　整体移情

trait-specified　特质指定型

trait　特质

transference-dominant　移情主导

transference-focused psychotherapy
　　移情焦点治疗

transference　移情

traumatogenic associations　创伤性联想

triadic relations　三元关系

triadic situations　三元情境

triangulation　三元关系

V

view of oneself　自我概念

W

without memory or desire　无忆、无欲

working through　修通

严重人格障碍的治疗：
攻击性的解决与爱的修复